간호 철학과 지식 개발

Developing Nursing Knowledge

이은희 · 이명선 · 고문희 · 김주현 · 정면숙 역

도서출판 대학서림

DEVELOPING NURSING KNOWLEDGE PHILOSOPHICAL TRADITIONS AND INFLUENCES
by Rodgers, Beth L., PhD, RN, FAAN

서 문

간호사들에게 철학은 색다른 영역을 탐색하려는 것처럼 보일 수 있다. 간호사들은 간호를 제공하고, 대상자들의 건강 욕구를 설명하고, 복잡한 병태생리학, 심리학, 공공보건, 관리, 리더십, 정치학, 재활 등과 같은 기본적인 지식과 효과적인 간호를 제공하기 위한 다양한 기타 영역에 대한 지식을 이용한다. 그렇다면 어떤 점에서 철학이 그러한 분야에 적합하겠는가?

철학은 어느 곳에서나 적합하다는 것이 답이다. 간호사의 생각과 행위는 간호철학과 주변 사회철학을 반영한다. 철학은 진리, 지식, 탐구, 미덕, 위엄, 그리고 건강과 관련된 중요한 이슈에 영향을 준다. 간호사가 적절한 간호를 제공하고 의미있는 탐구에 초점을 두게 되면 어떻게 철학이 간호사가 하는 모든 것의 기초가 되는가, 간호사가 어떻게 목표를 설정하고 환자와 가족들과는 어떻게 상호작용하며, 지역사회를 어떻게 구성하는지, 실무 세팅에 어떠한 영향을 주는지, 그리고 건강정책에 어떠한 영향을 주는 지 등 간호사가 하는 모든 것에 철학이 기초가 된다는 사실을 놓치기 쉽다. 철학이 이러한 간호의 측면을 어떻게 구성하는 지에 대하여 탐구할 시간과 기회를 갖는다면 간호가 어떻게 작동하는지, 어떻게 접근하는 것이 가장 효과적인지, 그리고 미래에 어떤 형태로 발전할 것인지에 대하여 좀 더 풍부하게 이해할 수 있게 될 것이다.

개발될 수 있는 가장 중요한 기술들 중의 하나는 다른 사람들의 견해를 비판적으로 분석할 수 있는 능력으로, 다시 말하면, 자신만의 논쟁을 만들 수 있는 능력이다. 단순히 다른 사람이 말한 것을 인용하거나 견해를 정당화하는 참고문헌과 적당한 자료를 찾을 수 있는 것이 충분한 것이 아니다; 그러한 수준으로 제한된다면, 학습은 다른 사람들의 생각을 축적하는 것 이상이 아닌 것이다. 대체로 일반 대중과 마찬가지로 간호학은 더 나은 것을 위하여 세계를 이해하고 변혁시킬 수 있는 새롭고 더 좋은 방법을 탐색하여 개혁하고 개선할 수 있고, 창조할 수 있거나 그렇게 하려는 의지가 있는 사람들을 필요로 한다. 철학은 간호사들이 미래를 적극적으로 형성해 나갈 수 있는 근거와 기술을 제공할 뿐만 아니라, 그것을 예견하고, 준비하거나 또는 탐구할 수 있게 한다.

철학이 간호학과 관계가 있을 때, 철학 탐구에 착수할 수 있는 방법은 여러 가지가 있다. 철학은 자주 주제별로 제시되는데, 예를 들면 언어, 진리 또는 미학에 대한 저술과 함께 조사하게 된다. 나는 *간호 철학과 지식개발에서* 다소 연대기적인 발전과정을 선택하였고, 서구 사회를 형성하는데 도움이 되었던 주요 전통들 중의 몇 개에 초점을 두었다. 내가 이러한 양식을 선택하게 된 데에는 몇 가지 이유가 있다. 첫째로, 연대기적인 접근은 지적인 역사의 흐름을 제공하고, 철학이 수세기 동안 어떠한 노선을 따라 변화해 왔는지를 더 쉽게 이해하게 한다. 예를 들어, 이러한 배열에서는 20세기에 지식에 관한 초기의 관심이 어떻게 과학에 중점을 두는 것으로 변화하게 되었으며, 후에 지식의 창조에 있어서 중요한 요소로 인간의 행위와 사회적 구조를 강조하는 것으로 개혁되었는가를 명백하게 해준다. 또한 연대기는 철학자들이 그들 자신의 견해를 제시할 때, 진행된 의견 교환과 같은 것으로 시작하면서 그들이 작업을 어떻게 수행했는지를 설명한다. 철학자들은 자신들을 이끌었던 철학자들의 저서를 읽고, 영향을 받으면서 자주 반응을 보였다. 이러한 형태의 의견 교환은 간호학자들이 분과학문을 발전시키는 논쟁과 논박의 중요성을 제시할 때 좋은 예가 된다. *간호 지식의 발달*은 그러한 의견 교환에 가담하기 위한 시작점을 제공한다. 마지막으로 연대기적 접근은 그 시기와 연관된 사건과 사회적 상황과, 철학자들의 맥락과 관련된 다양한 철학을 조사하는 것을 쉽게 한다. 모든 인간과 마찬가지로 철학자들은 그들의 생각을 발달시키는 데 있어서 사회적으로 영향을 받는다.; 이러한 맥락에 대한 이해가 저자와 철학적 전통에 대한 중요한 시각을 제공할 수 있다. 물론,

원작을 읽으면 이러한 교과서를 통하여 얻어지는 시각보다 더 깊은 차원을 추가할 수 있다.

그러나 지적인 역사 접근은 철학에서 발전된 아이디어들이 부드럽고 유연성이 있다는 인상을 심어 주는 제한점을 가지고 있다. 몇 개의 지속되는 줄거리와 경향들이 있긴 하지만, 또한 간호학 발달과 관련되어 사고에 영향을 주었던 시대에 발생했던 방대한 양의 철학적 발달의 사조가 있었다. 이 교과서에 포함된 전통과 철학자들은 간호'과학'과 관련된 가장 중요한 전통들 중의 몇 개에 대하여 소개하고, 비판과 논쟁의 기술을 발달시키는 수단으로서 철학적 사고를 증진시키기 위하여 선택되었다. 가장 중요한 것은, 이 교과서가 다른 사람들을 생각하는 것과 매일 우리를 둘러싸고 있는 이데올로기에 대해 질문하고, 우리 자신에 대하여 질문하는 것을 학습하기 위한 욕망과 기술의 발달을 쉽게 하려고 의도하였다는 것이다.

이 교과서를 만들면서, 나는 간호사들이 우리의 지식과 관련하여 존재하는 커다란 의문들 중의 몇 개를 지적하고, 그리고 일부 영향력 있는 철학자들이 그들의 폭넓고도 다양한 방법으로 이러한 질문에 어떻게 답을 하려고 시도하였는지를 알아내기를 희망한다. 그렇게 함으로써, 나는 세계를 바라보고, 간호를 바라보는 방법들이 얼마나 많이 존재하는가를 명백하게 하기를 희망한다. 무엇보다도 나는 탐구 정신, 질문하기, 창조성 그리고 개혁성의 정신을 증진시키기를 희망한다.

이 교과서를 준비하면서, 어떠한 전통과 철학자들을 포함시켜야 하는지, 다른 시기를 기다려야 하는지에 대하여 결정해야 했다. *간호 철학과 지식 개발*의 의도는 서구 철학에 서론적 수준의 친밀성으로 호기심을 주는 아주 단순한 전통들을 선택하였다. 나는 우리의 분야에서 가장 광범위한 영향을 주었고 친밀한 철학자들을 포함시켰다. 이 교과서의 독자는 과학과 지식발달과 관련된 주요 이슈의 몇 개에 대해서는 다른 사람들과 대화할 수 있는 충분한 배경을 가지고 있어야 한다. 불행하게도, 나는 간호학에 영향을 줄 수 있는 몇 개의 철학을 제외시키는 선택을 했다. 이것과 관련하여 간호학에서 신봉하고 있는 인간과 건강에 대한 견해가 아주 풍부한 중국과 인도 철학을 제외하였다. 우리가 서구에서 우리의 교육을 경험하고 있는 현재 널리 퍼져있는 인식론과 과학철학에서조차 이러한 철학은 함께 나란히 고려되고 있다. 결과적으로, *간호 철학과 지식의 개발*은 간호사로서 우리에게 영향을 주었거나 주었을지도 모르는 철학으로의 여행의 출발점으로 고려되어야 한다.

나는 수년 동안 많은 훌륭한 학생들과 학문의 길을 함께 하는 기회를 공유하는 행운이 있었다. 그들 중의 몇 명이, 이 교과서를 읽는 다른 사람들과 함께, 언젠가는 우리의 지식 기반의 발달과 본성을 탐색하는 동료가 되어 주기를 희망한다. 나는 그들의 탐구심, 변화하는 질문들, 그리고 높은 이상에 박수를 보낸다. 이 책은 그들을 위한 것이며, 그것을 믿는 누군가를 위한 것이며, 우리의 반성으로 완벽해짐으로써 그리고 다양한 방식으로 사물을 보는 것을 배움으로써, 우리는 이러한 복잡한 세계에서 작은 위치를 차지하고 있는 인간으로서 그리고 간호사로서 더 많은 잠재성을 성취할 수 있다. 이 작업을 함께 하고, 간호사들이 철학을 탐구할 필요성을 이해해준 Lippincott Williams & Wilkins 출판사의 탁월한 직원들에게도 감사하고, 이 교과서를 준비하는 동안 내내 지지와 원조를 해준 것에도 감사한다. 편집에 대한 귀중한 조언과 명백하고도 도덕적인 지지, 부드러운 자극, 그리고 가장 필요했던 기막힌 유머를 제고해준 Dr. Kathleen Cowles에게는 영원한 빚을 지게 되었다.

Beth L. Rodgers, PhD, RN, FAAN

역자서문

간호는 오래된 실천적 전문직 영역이지만 학문으로서의 역사는 짧다. 이에 간호학자들은 하나의 독립적인 분과 학문으로 간호학의 지식기반을 다지기 위하여 치열한 노력을 기울여 왔다. 간호학의 분명한 실체와 정체성을 규명하고 과학의 옷을 입히는 작업을 하면서 많은 논쟁이 있었고 현재도 창조적인 논쟁은 계속 되고 있으나, 이제 다양한 지식체가 형태를 갖추기에 이르렀다.

간호 지식체는 필연적으로 인간, 우주, 진리에 대한 다양한 관점과 시대적으로 변화하는 사회적 가치와 요구의 영향을 반영한다. 그런데 서구 학자들이 개발한 다양한 이론을 탐구하고 적용하는 연구를 하면서, 근간이 되는 철학적 사조에 대한 이해의 부족으로 길 없는 숲 속을 헤매는 듯한 갑갑함은 우리 모두가 경험하였으리라 생각된다. 이런 가운데 최근 서구의 철학적 사고의 흐름을 간호학자의 안목에서 저술한 Beth Rodgers 교수의 역작 **Developing Nursing Knowledge** : *Philosophical Tradition and Influence* 를 만난 것은 눈이 번쩍 뜨이게 하는 일이었고, 부족한 역량이지만 이 책을 번역하여 소개하고 싶은 열망을 갖게 하였다.

이 책은 소크라테스와 아리스토텔레스로 대표되는 고전철학에서부터 합리주의, 경험주의, 실증주의, 포스트모던, 그리고 페미니즘에 이르기까지 서구 사회의 근간이 되었던 주요 철학적 사조의 흐름을 연대순으로 고찰하면서 간호'과학'과의 관련성을 조명하였다. 각 사조를 대표하는 철학자들이 살았던 시대의 사회상과 사고의 초점을 간결하게 추려 소개하면서도 원저의 인용문을 풍부하게 제공하여 이해의 깊이를 추구하였고, 관련있는 간호 현상과 관심 주제 및 연구 사례를 제시하여 간호학의 본질과 연결점을 쉽게 파악하도록 하였다.

번역은 가능한 원문에 충실하도록 하였고 인용문은 이미 출판된 서적이 있을 경우 찾아서 그대로 하려고 노력하였다. 일부 지나치게 난해하거나 다소 매끄럽지 못한 부분은 독자들의 양해를 바란다.

본 책의 저자 Rodgers 교수가 서문에서 밝혔듯이 한국의 간호학자와 학생들이 이 책을 통하여 간호와 인간, 그리고 세계를 바라보는 다양한 인식론과 사유의 방식을 이해하고 간호학 지식 기반의 발달과 본질을 탐색하는 방향을 얻기 바란다.

끝으로 이 책이 출판되도록 따뜻한 지원을 아낌없이 베풀어준 대학서림의 윤 진영 사장님과 편집부에게 감사드립니다.

2006년 겨울 함춘원에서

역자 일동

CONTENTS

제1장 간호 지식의 이해

제2장 고전 철학에서의 지식

제3장 내부로부터의 학문(데카르트의 합리주의)

제4장 현대과학으로 가는 길(영국의 경험주의)

제5장 임마누엘 칸트 선험적 관념론

제6장 현대 과학(현실의 거울)

제7장 맥락으로 본 과학(과학에 대한 역사주의 개념화)

제8장 개념의 레퍼토리와 도약

제12장 간호지식 개발의 문제와 실제

제13장 간호지식 개발을 위한 모형

제14장 간호지식의 미래

CHAPTER 1

간호지식의 이해

주요 개념

지식의 차용(borrowing of knowledge)
인식론(epistemology)
간호학적 견해(nursing perspective)
과학(science)
학문(discipline)
지식(knowledge)
패러다임(paradigm)

간호사들은 종종 '간호사가 무슨 일을 하는가?'라는 중요한 질문에 답을 해야 할 때가 있다. 간호사들의 업무를 잘 설명할 수 있을 때 대중이나 다른 학문분야에 대해 간호의 본질과 실무에 대한 이해를 보다 폭 넓게 제공할 수 있을 것이다. 그러나 이 질문에 분명하고 간결하게 답을 제시하기는 어려우며, 특히 간호 업무를 효과적으로 포착하여 해답을 만들기는 쉽지 않은 일이다. 간호사들이 수행하는 업무는 예를 들어 건강사정, 투약, 교육, 심리 사회적 지지, 가족 중재, 퇴원환자 준비 및 환자 연계 등과 같이 간호사의 활동에 대한 리스트를 작성함으로써 설명할 수도 있을 것이다. 오늘날의 간호 분류학(taxonomies)은 이러한 중재유형의 제공과 함께, 연구 및 결과 측정의 기반을 제공하며 발전되어왔다(Coenen, Ryan, & Sutton, 1977 ; Ellis, Brown, & Pichert, 2001 ; Henry, Holzemer, & Miller, 1997 ; Moorhead & Delaney, 1997 ; Thoroddsen & Thorsteinssen, 2002). 간호사가 아닌 사람들도 이러한 간호사들의 활동에 대해서는 쉽게 이해하고 있을 것이다. 아마도 대부분의 간호사들은 이 리스트에 추가해야 할 활동 항목들을 많이 갖고 있겠지만, 간호사들이 자신의 업무에서 가장 중요하다고 생각하는 활동이 일반인에게는 중요한 활동이라고 이해되기 어려운 경우가 많다. 즉, 누군가를 위해 '그 곳에 있어주는 것' 이라든지(Steeves, Cohen, & Wise, 1994), '함께 있는 것(being present)' (Gilje, 1992), '자기 자신을 치료적으로 사용 하는 것(therapeutic use of self)'(Cumbie, 2001 ; Gallop & O'Brien, 2003 ; Sherman & Ouelette, 2001 ; Uys, 1980), '공감적 이해'(Ruffing Rahal, 1986), '의식의 확장을 촉진'(Newman, 1986), '전인적 돌봄', 또는 '돌봄'(Watson, 1979, 1988 ; Watson & Smith, 2002) 같은 행동은 간호업무의 많은 부분을 포함하며, 이 것이 간호의 가장 중요한 가치의 일부를 차지하고 있다.

이러한 설명에도 불구하고, 아직 관심을 요하는 중요한 간호의 구성요소가 있다. 간호사를 가치 있게 만드는 것은 단지 간호사들이 무엇을 하느냐가 아니다. 그것은 간호사들을 다른 보건의료 전문가들이나 단순한 일반인들과 구분하게 하고 간호활동을 지지해 줄 수 있는 **지식**이다. 사실상, 간호사들에게 가장 중요한 질문은 그들이 무엇을 *하느냐*가 아니라 그들이 무엇을 *아느냐*와 관계가 있는 것이다.

간호사들이 무엇을 아느냐에 대한 이해와 설명을 위해서는 단지 교육 프로그램이 제공하고 있는 내용의 영역을 리스트로 만드는 능력 그 이상을 필요로 한다. 간호의 지식기반에 대한 논의는 일상에서 간호사들이 어떻게 결정을 내리는가를 설명하는 능력 이상을 요구한다. 간호사들은 자신의 지식에 의문을 갖고 가정과 편견을 규명하며, 여러 상황에서 대안적인 사고방식을 인정할 수 있어야 한다. 또한 간호사들은 자신의 지식 기반에 대해 비판적이고 통찰력을 가짐으로써 지속적인 발전을 증진시키고 심도 있는 탐구를 할 수 있어야 한다. 이러한 간호지식을 알고 발전시키는 과정에서 철학의 주요 전통을 이해하는 것은 중요한 일이다.

간호지식의 본질

간호 학자들은 그동안 간호지식에 관한 물음에 많은 관심을 기울이지 않았다. 마찬가지로, 실무에서 일하는 간호사들 역시 자신들이 갖고 있는 지식의 본질을 논의하는 것에 익숙하지 않고 단지 자신들이 알고 있고 할 수 있는 것에 대해서만 논의를 하는 경향이 있어왔다. 예를 들면, 급성기 환자를 돌보는 현장에서 일하는 간호사는 아마도 빠른 시간 내에 환자를 돌봐야 할 것이라는 것을 확실히 인지하고, 환자의 병실과 가까운 곳에 응급 장비들을 준비해야한다는 것을 '알고 있을 것'이다. 간호사는 아마도 환자 가까이에 조용히 앉아서, 단지 '그 곳에 있어주는' 것만으로도 치료적인 효과가 있음을 '알고' 있을 것이다. 그렇게 귀를 기울인 후, 간호사는 힘이 고갈된 대상자에게 에너지를 전달하기 위해서 치료적 접촉을 시도할 것이다. 만약 간호사에게 어떻게 이러한 일들을 '알고 있느냐'고 묻는다면, 흔히 '그냥 안다'고 대답을 할 것이다.

간호사들의 역할에 대해 정확하게 설명을 하기 위해서는 현장에 있는 임상 간호사들이 자신이 소유한 지식에 근거해서 간호에 대한 이해와 묘사를 잘 해 주어야 한다. 지식기반에 대한 자각은 간호사로서의 특수한 교육과 경험을 가능하게 할 뿐 아니라 간호사가 제공하는 보살핌에 대한 책임의 토대를 제공한다. '그냥 안다'는 논리만으로는 간호사가 수행하는 활동들이 적절한 것이며 옹호될 수 있다는 보장을 해 주지는 않는다. 하지만 간호사들이 아는 것과 함께 그것을 어떻게 알게 되었는지를 설명하고 강조를 하는 일은 그들의 행위에 대한 책임 뿐 아니라 보건의료 분야에서 간호사들의 의미 있는 기여를 다른 사람들에게 설명하는데도 중요한 토대를 제공해 준다.

간호 지식의 본질과 기반에 관한 이해는 또 다른 목적을 지닌다. 간호사들이 가치를 두고 있는 많은 일과 함께 규칙적으로 수행하고 있는 업무들이 간호사 자신이나 다른 보건의료 전문가들에게 잘 이해되지 못하고 있으며, 연구결과에서도 간호사들이 수행하는 활동의 효과성이나 적절성을 잘 제시해주지 못하고 있다. 예를 들면, 간호사들은 종종 임상실무에서 직관력이 얼마나 중요한 역할을 하는지, (Agan, 1987 ; Kenny, 1994 ; King & Appleton, 1997 ; Paley, 1996 ; Salvimäki & Stenbock-Hult, 1996), 또는 치료적 접촉이나 치유적 접촉(Begley, 2002 ; Daley, 1997 ; Meehan, 1998 ; Peters, 1999 ; Thomas, 2002 ; Tuner, Clark, & Williams, 1998 ; Wright, 1987 ; Yamashita, Jensen, & Tall, 1998)을 수행할 때, 에센샬 오일이 치유제나 일상적 간호수행의 보조제로 활용이 된다는 설명을 한다. 간호사들은 비록 '마음(spirit)'이 무엇인지 정의 내리기 쉽지 않지만 돌봄의 기본적인 초점을 인간의 '마음'에 두고 설명을 한다(Lawson & Horneffer, 2002). 간호사들은 인간을 총체적이며 생물학적, 심리사회적 존재라는 전제하에 실무와 기술을 수행하고 있다(Flaskerud & Halloran, 1980 ; Kim, 1987). 간호사들은 이것을 어떻게 알고 있는가? 수행, 교육, 배움, 돌봄 등은 모두 지식을 필요로 한다. 이러한 분야들이 지속적으로 성장하고 발전하기 위해서는 간호사들이 필요로 하는 지식이 어떻게 만들어지는지를 이해하는 것이 필수적이다.

실무에 있는 간호사들만이 학문적 지식기반과 지식개발의 방법에 관심을 가져야하는 것은 아니다. 연구자들도 지식과 관련된 이슈에 관심을 기울이고 간호학의 지식기반 확장이라는 일차적인 목적을 가지고 연구를 진행해야 한다.

결과적으로, 연구자들은 지식과 함께 지식 개발에 활용되는 방법론에 내재된 다양한 관점의 함축성을 잘 알고 있어야 하는 것이다. 그러한 주의를 기울이지 않는다면, 부적절한 방법론을 사용하거나, 방법론을 부적절하게 사용하거나, 또는 자신의 업적을 간호학계와 과학계에 정당화시키는 일에 제한을 받을 가능성도 있다. 지금까지 간호학문의 역사를 통해 볼 때, 지식과 관련된 철학적 이해의 부족으로 인해 간호의 지식기반 확장에 사용되는 방법론이나 관심 영역이 제한되었던 예를 많이 볼 수 있다. 연구 활동이 내포하고 있는 지식 생성에 대한 강조는 학자들로 하여금 지식 생성의 의미가 무엇인지에 대한 깊은 인식을 갖도록 하는 것이다.

간호지식의 역사

간호사들이 그동안 실재적인 지식기반없이 간호활동을 수행해 오지는 않았지만 과거 여러 간호 학자들은 간호지식의 많은 부분들이 진정한 '간호지식'이 아니고 다른 학문으로부터 '차용된 학문'이라는 입장을 취해왔다(Feldman, 1981; Johnson, 1968; Visintainer, 1968). 간호사들은 다른 학문분야에서 만들어진 정보를 다양한 방법으로 사용한다. 예를 들면, 심리학은 간호사들에게 질병을 경험하고 인생의 변화를 체험하는 환자들의 스트레스와 대처반응을 이해하는데 필수적인 기반을 제공한다. 그러나 간호사들은 간호 중재에 중요한 근거를 제공하는 생리학, 의학적 치료, 약리학, 감염 관리 등과 관련된 지식의 발견이나 개발에 대한 기여를 거의 하지 않았다.

간호교육

간호학이 고유한 지식인가 다른 학문으로부터 차용된 지식인가에 관한 논쟁은 간호의 역사를 통해 살펴 볼 필요가 있다. 조직화된 간호의 발달은 비교적 최근에 이루어졌고, 초기의 간호는 단순한 돌봄 제공이나 종교적 목적에서 허약한 사람들을 도와주기 위한 목적으로 시작되었다. 아픈 사람을 돌보기 위해 시작되었던 종교적 간호기관들은 오늘날의 병원과 비슷하였다. 보통 가정에서는 의무와 책임감 때문에 가족에게 돌봄을 제공하도록 동기부여 되었던 반면에, 종교기관에서는 이타주의와 선행심이 종교인들로 하여금 돌봄을 제공하도록 이끌었다. 그러나 시간이 흐르면서, 미국과 유럽의 사회적, 경제적, 정치적 환경의 다양성은 보건의료를 점차 선행 목적의 출발과 멀어지게 했다. 17, 18세기의 미국과 유럽에서는 대부분의 병원에서 매우 좋지 않은 환경에서 환자 간호를 제공하였다. 공식적인 의학교육을 받은 의사들은 거의 없었고, 대부분 바람직하지 못한 일을 했던 사람들이 '간호사'의 일을 하였다. 아프거나 약한 사람들에게 일차적인 서비스를 제공하던 종교적 기반의 서비스 제공자 대신 부도덕한 사람이나 범죄자들이 점차 이들의 역할을 대신하기 시작하였다.

플로렌스 나이팅게일이 간호의 혁신, 특히 학교와 간호훈련에 대한 혁신을 이루어내기 전까지 간호사들을 위한 정식 교육은 존재하지 않았다. 간호사 교육을 하기 위해서 초기에는 어느 정도 기본적인 준비를 해 나갔지만 여전히 근대적인 교육 표준에는 미치지 못하였다. 초기의 프로그램은 우선 간호사가 될 만한 젊은 여성들을 신중하게 선발하는 일에 관심이 집중되어 있었다. 학교 관계자들은 특히 '순수해 보이는' 젊은 여성들을 선발하기 위해 노력하였고, 이러한 개인적 외모가 교육의 내용보다도 선행되어 있었다. 초기의 일부 간호 연구는 좋은 간호사가 되기에 적합한 외모에 대해 역점을 두었으며, 간호 교육은 지속적으로 교육이라기 보다는 '훈련'이라는 용어를 사용하였다. 이러한 훈련 프로그램은 초기의 도제 제도를 본뜬 것이었다. 그 후 점차, 간호사들에게 정식 교육의 필요성이 강조되기 시작하였고, 특히 생물학과 해부학 분야에 대한 교육의 필요성이 대두되었다. 이에 1800년대 중반 후기, 미국에서 처음으로 의사들이 교육을 제공하였다. 실제로 간호사들을 위한 '간호'의 실질적인 기술은 현장경험을 통해 제공되었다.

간호사들에 대한 요구의 증가와 훈련의 중요성이 강조되기 시작하면서 서구에서부터 서서히 간호교육기관이 늘어나기 시작했다. 이러한 학교들은 학문적 배경보다는 병원과 연계되어 있었고, 훈련 간호사들을 파견하듯이 주로 병원에 간호 인력을 제공하였다. 구조적인 교육 내용은 대부분 의학과 기초 과학에 대한 것이었던 반면, 실질적인 간호 업무의 대부분은 '일을 함(doing)'으로써 배웠다. 사실상 간호학교는, 간호의 내용이 확장되는 것을 억제하였다. 간호는 신성한 '부름'에 의한 것이라는 인식이 많았기 때문이다. 의사인 Gilman Thompson(1908)은 *New York Medical Journal*에서 간호학이 전문직에 맞는 고유하고 특별한 지식이 없기 때문에 전문직이라고 할 수 없다는 주장을 하였다. 대신에, 그는 간호를 '소명' 이라 보았으며, 어떤 여성이라도 쉽게 의사의 지시를 따르는 법을 배울 수 있다고 하였다. 20세기 초, 미국에서 간호가 단순한 직업의 위치를 넘어서서 전문적 교육현장으로 들어가기 전까지 간호학교는 학문적인 교육을 제공하지 못했다. 그러므로 간호 교육자들이 학문적인 준비를 위해 교육을 받기 까지는 수십 년이 흘러야 했다.

비슷한 상황이 대학원 과정 교육에도 재현되었다. 대학원 수준의 간호교육에 대한 준비가 1930년대 초기에 시작되었음에도 불구하고, 이 수준의 프로그램 발전은 매우 느렸다. 간호사들에게 박사학위를 취득할 프로그램이 있었음에도 불구하고 이러한 운동의 진정한 성장은 1960년대 전까지 뚜렷하지 않았다. 최초의 프로그램은 교육학 분야에 개설된 프로그램과 연계되어 있었다. 그래서 초기에 박사학위를 마친 간호 교육자들은 교육학적 방법론으로 사회화 된 경향이 있었다. 그 후, 미국에서는 공중위생국에서 개발한 간호과학자 양성 프로그램을 통해 보다 많은 간호사들이 박사 수준의 교육을 받을 수 있도록 지원을 했으므로, 많은 간호 학자와 지도자들이 이 당시 인접한 학문분야에서 박사 학위를 취득하였다. 간호 교육에 대한 책임을 가진 사람들이 간호학 내에서 '간호학적 시각'을 가지고 교육을 시작한 것은 겨우 1970년대 또는 1980년대 초반부터 이었다.

공유된 지식

실질적으로 간호사들은 그 동안 여러 훈련 프로그램을 통해서 동료와 멘토들로부터 지식을 공유해왔다. '현장학습(on the job learning)'은 확실히 경험의 공유와 관련이 있고 개인적인 통찰력 또한 수년간 열심히 간호를 제공하면서 얻을 수 있었다. 이 당시, 간호 업무와 그 기반을 제공하는 간호지식은 연구되거나 문서화 된 것이 아니었으며, 상호작용을 통해 간호사들에게 세대를 거쳐 내려오면서 전달이 되어오던 것이었다.

이러한 지식의 형태는 간호의 발전과 현재의 실무에 있어서 중요하다. 프리셉터제도나 기타 형태의 경험적인 학습은 학생들로 하여금 교실이나 기타 교육 프로그램을 통해 배운 내용을 실습해 보는 기회를 제공할 뿐 아니라 멘토링과 경험적 모델을 통해 학습이 가능하도록 한다. 이러한 모형은 간호학의 전문적 사회화와 적정 환자 간호 제공의 기본이 되는 간호학에서의 '구전 전통(oral tradition)' 을 형성하고 있다. 그러나 이러한 종류의 학습은 '과학'의 모형과는 달리 구조적인 부분과 함께 합리적이고 가치 있다고 인식하게 하는 특성이 결여되어 있다. 근대 과학의 모형은 현대에 들어 서구사회에서 지식의 표준이 되어왔고 학문과 전문직으로서의 간호 발전 요구에 기여하였다.

차용된 지식

많은 학자들은 간호지식의 토대에서 '간호학문'의 부재는 초기 간호지식 발전단계에서 심각한 문제를 가지고 있다고 보았다. '차용된' 지식의 문제는 다른 목적이나 필요에 의해 다른 학문 분야에서 개발된 지식을 직접적으로 응용한다는 함정에 빠질 가능성을 포함하고 있다. 일부 저자들은 그러한 지식이 간호의 시각에서 재해석 또는 대체되거나, 최소한 간호학에 적합한지 검증되고 증명되어야 한다고 주장한다(Hardy, 1978 ; Johnson, 1968). 개념이나 의미는 문맥에 따라 달라짐은 물론이고, 다른 분야나 목적을 위해 생성된 지식이 새롭고 독특한 방법으로 쓰일 때에도 달라지기 마련이다.

간호사들의 특별한 요구와 그들의 여러 역할에서 직면한 특수 현상에 따라 또 다른 의미 있는 관심사가 생겨났다. 만약 간호사들이 다른 학문에 의지하여 그들이 필요한 지식을 생성하려 한다면, 간호학에서 필요한 중요한 의문점들이 언급되지 않을 수 있다는 위험이 따르게 된다. 왜냐하면 간호사들은 자신이 갖고 있는 건강과 질병에 대한 전문적인 시각을 가지고, 다른 학문 분야의 사람들이었다면 그저 지나칠 문제점이나 간호사들이 사용하기에 부적절한 방법들을 볼 수 있을 것이기 때문이다. 예를 들면 생리학자는 노인의 기동성 문제를 인체의 구조적, 기능적 측면과 운동역학에 영향을 미치는 여러 가지 신체적 문제의 측면에서 볼 것이다. 하지만 간호사는, 신체적 구조와 기능 또한 중요하지만 각 개인의 동기부여와 태도를 사정하고, 가능한 환경의 변화가 대상자의 기동성 증진에 놀랄만한 일을 할 수 있음을 알고 있을 것이다. 만약 다른 학문 분야의 사람들에게 이러한 탐구 과정이 맡겨진다면 대상자의 이동성과 관련된 환경의 변화는 전혀 언급이 되지 않았거나, 간호사가 필요로 하는 정도가 아니었을 가능성이 높다.

간호의 업무와 학문적 발전을 지원하는 실질적인 간호학적 지식체가 만들어져 왔다. *Annual Review of Nursing Research*는 지난 20년간 출판되고 있고 광범위한 현상을 다루며 간호연구의 포괄적인 통합체로서의 역할을 해 왔다. 간호 업무의 본질과 관련 결과를 파악하는데 유용한 분류체계의 개발 역시 오랜 시간 동안 지속적인 발전을 이루어 왔다(Johnson, Mass & Moorhead, 2000 ; McClosky & Bulechek, 2000). 이러한 활동은 간호사의 중요한 일에 대한 증거이며 학문적 지식 기반의 발전 과정을 가속화 시킨다. 탐색과 지식 개발은 계속되어야한다. 하지만 이 작업은 간호사들이 일을 하고 연구를 수행하는 다양한 범위와 역동적 상황뿐 아니라 학문 분야의 변화하는 요구에 부응하도록 유용성이 있어야한다.

간호는 지식기반의 평가에 있어 '과학'에 대한 관념이 종종 부족한 듯이 보인다. 결과적으로 간호사들은 지식 기반의 다른 필수적인 구성 요소들을 간호의 '예술(art)'로 묘사하고 있다. 그러나 간호학은 간호 지식의 논의에 있어서 학문의 정당성을 결정하고 지식개발의 타당한 근거가 될 수 있는 '과학'의 기준에 따른 검토와 평가, 합법성의 결정, 그리고 지식 개발에 있어서의 여러 가지 타당한 방식의 고려 등이 부족하다. 오직 '과학'과 일반적인 '지식'에 대한 철학적 검토만이 간호사들에게 적합한 평가와 간호지식근거의 발전에 필요한 토대를 제공할 수 있을 것이다. 다른 분야의 지식을 사용하는 것은 '과학'의 분야에 대한 문제를 해결할 수도 있을 것이다. 하지만 그러한 접근은 지식 전체에 대한 이해가 필요하다는 위험성을 안고 있다. 원래의 작업에 대한 고려 없이 일부의 지식만 가져다 쓰는 것은 지식이 분해 되어버릴 수도 있는 것이다. 이것은 사용자에게 중대한 해석상의 오류를 가져다줄지도 모른다.

그렇지만 이것들은 모든 지식에서 고려되어야 하는 경고일 뿐이다. 간호사들이 최상의 실무를 수행하기 위해서는 가능한 모든 정보의 장점을 취할 수 있어야 한다. 물론 차용해 온 지식을 너무 많이 신뢰할 경우에는 간호사들로 하여금 문제해결에 있어서 다른 분야의 연구자들에게 책임을 전가시키도록 하기도 한다. 발생한 문제와 간호사가 필요한 지식이 알맞게 접목되었다는 확신을 가지는 방법은 지식의 발전과 발견에 적극적으로 임하는 것 밖에 없다. 간호사들에게 필수적이고 유용한 지식을 충분히 제공할 수 있음에도 불구하고, 다른 분야의 연구자들은 간호사들에게 필요한 확실한 지식근거를 많은 부분 전해주지 못하고 있다(글상자 1-1).

글상자 1-1 간호지식 발전의 중요성

- 과제보다도 간호사의 지식기반을 명확히 하라.
- 간호사와 관련된 문제를 다루어라.
- 학문의 지속적인 발전에 책임감을 가져라.
- 간호학적 관점에서 탐색을 하라.

지금까지 보았을 때, 간호사들은 다른 분야에서 개발된 지식도 물론 사용하고 있지만 스스로도 간호 지식을 발전시켜 왔으며, 자신들의 학문영역과 실무범위 내에서 고유의 초점과 문제에 맞추어 전문화된 지식을 개발해 왔다. 간호사들은 간호사들이 알고 있는 것은 무엇인지, 어떻게 지식에 대한 요구를 납득시킬 것인지에 대해 설명할 수 있어야 하고, 정의를 내리는 것은 물론 자기변호도 할 수 있어야 한다. 최종적으로 미래의 연구를 가장 적합하고 효율적인 방향으로 결정짓기 위해서는 지식이 발전될 수 있는 여러 분야에 대한 고려도 있어야 할 것이다. 간호학은 그 발전 수준을 태아기, 혹은 초창기, 미성숙 단계 등 명확한 구별이나 설명 없이 '간호는 예술과 과학' 이라는 독단적인 진술에 기대기에는 현재 너무나 진보해 있다. 간호의 일부 요소들이 기존의 '과학' 기준에 부합하지 않는다고 해서 지식의 설명에 있어 비과학적인 요소들을 단순히 '예술'이라고 이분법적 표현을 해서는 안 되는 것이다. 대신 이러한 견해에 대한 관찰은 간호사들이 과학의 기준을 재고할 수 있도록 즉각적으로 이루어져야 한다.

지식의 개발

학문으로서의 간호

간호의 지식 기반 발전을 촉진시키기 위한 노력으로서 많은 학자들은 학문 발전의 방향을 제시할 수 있는 가이드라인이나 목적을 제시하였다. 그러한 논의는 학문의 본질에 대한 강조이며, 무엇이 학문을 구성하는 가에 대한 자각은 학문으로서의 간호학 발전으로 이끌어 가는데 필요한 이해를 제공할 것이다.

Donaldson과 Crowley(1978)는 간호의 학문적 특성을 설명하면서, 간호연구의 본질과 규명할만한 지식체와 관련성이 있는 요소와 특징의 본질을 찾아 낼 필요성이 있음을 지적하였다. 그들은 간호학의 토대가 대부분 '명백하기 보다는 암묵적' 이라는 논쟁에 접해서 간호연구는 결국 간호사의 행위가 단지 '다른' 학문에 적합한 연구가 아닌, '간호' 연구임을 확실히 할 수 있도록 간호학의 학문적 본질을 명백히 하려는 노력에 자신들의 힘을 실어 주었다. 간호의 학문적 본질에 대한 딜레마 문제는 미래의 발전에 명백한 방향을 제시하기 위한 의도로써 학문의 구조적 논쟁을 불러 일으켰는데 Schwab(1964a, 1964b)이나 Shermis(1962)에 의한 발표도 그 중의 하나이었다.

Schwab(1964a, 1964b)이나 그 분야의 다른 학자들에 의하면 학문분야는 실제적인 구조(structure)와 구문(syntax)으로 특징 지워진다. 한 학문 분야의 실제 구조는 내용(contents), 다시 말하면 개념화, 이론, 원리 등으로서 관심분야와 연구의 시각을 정하게 하는 내용이다. 구문은 해당 학문 내에서 발전해 온 지식의 적합성 및 신뢰성을 결정짓는 방법론과 수단을 포함하는 것이다. 두 가지 모두 학문을 특징짓는 광범위한 시각을 가질 때 생겨난다.

Carper(1975)는 또 다른 접근으로서 간호를 특징짓는 지식의 종류를 정의하였다. '간호문헌의 체계적 분석'(초록)이라는 제목의 글에서 Carper는 간호에서 사용되는 지식을 경험적 지식(empirics), 미학적 지식(esthetics), 개인적 지식, 윤리학의 4가지로 분류하였다. 이러한 앎의 방식(pattern of knowing)은 학문의 구조에서 중요한 부분을 의미하는 것으로 간주가 된다. Carper(1978)의 업적은 학문의 복잡성을 보여줌으로써 간호의 이론적 논쟁에 대한 중대한 자취를 남긴 것이다. 지식의 유형에 대한 조명은 의학적 구성이나 질병 용어를 기반으로 한 간호학의 분류가 부적절 했음을 보여 주었다. Carper는 '간호과정'이 간호학에서의 '초기 연구방법'이므로 (p.108), 학문의 구문상 중요한 부분이라는 주장을 하였다.

다른 학자들은 간호의 학문적 기반에 대한 아이디어를 간호만이 갖는 독특함에서 찾았다. 기초과학과 응용과학간의 차이는 이러한 논의에서 공통된 주제가 되었으며 (Donaldson & Crowley, 1978 ; Johnson, 1959), 학자들은 간호학이 '실천적' 또는 '전문적' 영역의 학문이므로 전통적인 과학과 간호를 분리할 필요가 있음을 주장하였다. 이론의 유형에 대한 Dickoff's & James(1968)의 논쟁은 이러한 중요성과 일치가 되었는데, 그 것은 이들이 지식 기반의 발전단계와 목적과 관계된 서로 다른 유형의 이론이나 수준을 규명하였기 때문이다. 이들은 4단계의 가장 높은 수준의 이론을 '상황생성' 이론으로 설명하였으며, 이것이 간호학의 이론 개발에 가장 적합한 유형이라고 보았다(Dickoff & James, 1968).

이론 개발

1960년대 후반, 간호학에 합당한 지식의 체계적인 확대를 자극하고 과학 공동체 내에서 간호의 위상을 높이기 위한 메카니즘을 찾기 위하여 간호 지도자들과 학자들은 학문의 본질적인 구조에 초점을 맞추기 시작했다(Flaskerud & Halloran, 1980 ; Kim, 1987). 이 시기의 많은 학자들은 학문의 본질적인 내용이 간호학 고유의 이론적인 조직화에 필요한 것이어야 한다는 믿음에 근거해서 이론 개발을 우선적으로 중시하였다. 실제로 많은 과학 철학자들은 '과학'의 산물로서의 이론에 초점을 맞추었다(Ayer, 1959 ; Hempel, 1953 ; Kuhn, 1962 ; Popper, 1972). 간호학의 실제가 **과학**이 되기 위해서, 간호 학자들은 실무와 연관되어 있고 학문의 시각과 목적에 일치하는 명확한 이론을 발전시킬 필요가 있었다(Nursing Theories Conference Group, 1980). 1960년대에 시작되어 1980년대까지 지속되어온 이론개발에 있어서 이러한 중요성은 20여년이 넘는 기간 동안 간호계의 두드러진 주제였다.

그런데 이 시기 동안, 여러 요인들이 이론에 초점을 둔 활동에 혼란을 야기 시켰다. 앞에서 논의되었던 바와 같이, 명백한 영향력 중 하나는 '독특성'이라는 개념이었고, 또 간호의 이론적 발전이 보건의료전달체계 내에서도 지속적인 간호사의 지위를 보장할 것이란 믿음이었다. 생존력의 확보 이외에도 간호사들은 전문직으로서의 보다 높은 지위를 찾기 시작했다. 사회학 분야에서의 초기 연구에 의하면 독특한 지식기반은 전문직의 필수적인 특징이다(Dingwall & Lewis, 1983). 이러한 측면에서, 많은 간호 지도자들은 간호사들이 자신의 지식과 독특한 기여도를 묘사할 수 있는 능력없이는 그들이 원하는 '전문가'로서의 지위에 도달하지 못할 것이고, 보건의료 기관에서 노동자로서의 위치와 비슷한 '직원(staff)'으로 보일 뿐이라고 주장하였다.

대학에서 대학원 수준 프로그램의 성장은 간호학이 학문적 모형으로 바뀌어야 하는 상황을 만들었다. 이 시대 학문 세계의 주도적인 철학적 이데올로기는 간호학의 지식 발전의 초점을 두 가지 방향으로 이끌었다. 먼저, 간호사들은 단지 지식뿐만이 아니라 '과학'도 발전시켜야 할 필요가 있었다. 과학은 가장 정밀하고 높은 수준의 지식 형태로 받아들여지고 있었으므로 간호학이 다른 학문과 경쟁을 하기 위해서, 특히 의학이나 다른 확고한 분야와 경쟁하기 위해서 간호사들은 필히 그들의 실무가 '과학'의 확실한 토대 위에 있다는 것을 분명히 할 필요성이 있었다. 이렇듯 과학을 발전시키려는 의도를 확실히 하기위하여 학자들은 과학의 구성요소와 확실한 과학적 방법론을 찾아 과학철학으로 방향을 틀었다. 여기 그들이 찾은 간호발전을 위한 두 번째 규칙이 있다. 이 시기의 지배적인 이데올로기에 따르면, 대표적인 '과학'의 특징이란 잘 정의된 '이론'의 실체 여부였다. 간호사들은 동 세기의 과학철학자들이 다양한 지위에 있음에도 불구하고, 과학적인 활동의 산물인 이론에 우선적인 초점을 맞추고 있다는 것을 알게 되었다. 이론의 개발에 대한 이러한 강조는 이 당시 간호학계에서 높은 인기를 누렸던 간호학 저서에 잘 반영되어 있다(Reynolds, 1971). Reynold의 저서는 이 당시의 간호학자들과 이론가들의 저술작업에 광범위하게 인용되었다. 이것은 이 시점에서 그러한 아이디어가 간호의 역사에 미친 영향을 보여준다. 그리하여 간호학의 이론기반을 개발하기 위한 경주는 시작되었다.

학문의 실제적 토대를 제공하기 위한 이론발전의 중요성이 강조되면서 폭 넓고 다양한 이론이 만들어졌다. 많은 책들이 이론을 상세하게 제공하였으며, 이러한 운동의 비평과 이론적 결과물 또한 많았다(Fawcett, 1988 ; Frederickson, 1993 ; Fitzpatrick, 1987, 1988 ; Murphy & Schmitz, 1979 ; Rawls, 1980). 이 책의 목적은 이러한 이론들을 상세하게 다루기 위한 것은 아니다. 좀 더 중요하게 이러한 전반적인 개관을 통하여 간호학의 지식기반을 개발하는 맥락에서 일어난 여러 사건들을 고찰하고 학문 발전의 한 부분으로서 이론의 역할과 중요성을 인식하는 것이다.

이처럼 간호역사에 있어서 중요한 의미를 지니는 이 시기 동안, 간호 지도자들은 '이론'의 발전을 통하여 간호의 실질적인 기반을 찾아 나섰다. 그들은 명확하게 구분이 되는 이론의 존재가 여러 가지 면에서 간호계의 필요와 맞아 떨어질 것이라 추정하였다. '간호 이론'은 간호사가 무슨 일을 하는지에 대한 근거를 제공하고, 보건의료분야에서 자신들의 위치를 유지 시켜줄 고유한 지식 기반이 있기를 기대하는 간호사들의 요구를 만족시킬 수 있을 것이다. 마찬가지로 간호이론의 발전은 고유한 지식의 토대뿐 아니라, 더욱 중요한 것은 간호가 '과학'임을 증명함으로써 학문 세계에서 간호학의 지위를 상승시킬 것이다.

간호학계의 이론적 운동은 학문의 지식 기반을 명확하게 하고 발전시키는데 지속적인 관심을 두고 있음을 알리는 시작을 의미한다. 이론을 둘러싼 논의는 철학에 대한 언급과 함께, 무엇이 이론을 구성하는가, 무엇이 '좋은' 이론을 만드는가, 이론개발을 위해 적절한 방법론은 무엇인가 하는 그 것이 제공하는 방향이 포함되어 있었다. 많은 간호 교육기관들은 교과과정 구성을 위해 특정 이론을 선택하였고, 보건의료 기관들은 조직의 철학이나 사명에 이론을 통합시키는 단계를 밟았다. 많은 이론들이 처음 개발된 이후 몇 십 년 동안 계속적으로 사용되고, 검증되었으며 발전과 확산이 이루어졌다 (Fitzpatrick, 1988 ; Frederickson, 1993 ; Johnson, 1980 ; King, 1971, 1981 ; Levine, 1966 ; Murphy & Schmitz, 1970 ; Newman, 1972, 1986 ; Orem, 1971 ; Orlando, 1961 ; Parker, 1991 ; Parse, 1981 ; Rawls, 1980 ; Rogers, 1970 ; Roy, 1970, 1971 ; Watson, 1979 ; Yamashita, Jensen, & Tall, 1998).

활동에 대한 초창기의 혼란과 이론개발에 대한 관심이 널리 받아들여진 이후, 이론에 대한 관심의 쇠퇴가 있었다. 사실, 이러한 운동에 대한 일부 명백한 거부반응과 간호사가 발전시킨 이론이라는 지나친 관심이 그 이후 학문 내에서 뚜렷하게 나타났다. 아마도 생성된 이론에 대해 지나치게 높은 기대감을 가졌지만 간호사들의 모든 활동과 생각들을 설명해 낼 수 있는 목적을 달성하지 못했기 때문일 것이다. 그들은 직접적인 간호 실무에서 필요한 특수성이 부족함을 비판해왔다. 일부는 대중 앞에서, 또는 여러 학문 간의 토론회에서 간호사의 역할에 대한 의사소통을 할 때 사용하기 어려운 용어들을 포함하고 있다. 대부분은 실제 상황에서의 검증을 통하기보다는 논리와 추론, 숙고를 통하여 연역적으로 발전되었으므로, 실무와의 연결에 있어 많은 경우 곡해의 여지가 있었다. '과학적' 검증에 따른 타당성 확보의 부족은 그 이론의 개발을 촉진하였던 기본 철학과의 불화를 초래하였다. '이론'이라는 말보다도 '이론적 기틀'이나 '개념 틀'이라는 말이 이러한 의미를 설명하는데 종종 사용되었다. 간호사들이 찾고 있던, 즉, '간호란 무엇인가'라는 물음에 대한 완전하고 최종적인 답도, 이러한 이론 개발에 반대로 작용을 하였다. 학문에서의 유용성을 증진시키기 위해 그들을 발전시키는 노력이 부족했었다.

간호지식의 발전에 있어서 흥미진진하고 자극적인 시기였던 최근 몇 십 년간은 격앙된 시기이기도 했다. 간호학에서 대학원 이상의 상급 교육을 받은 간호사들의 수는 급격하게 늘어났지만 기존의 박사학위 취득은 다른 분야에서 수행해져 왔던 것이다. 이러한 현상은 다른 학문의 방식이 계속적으로 유입되었던 것보다도 간호지식에 대한 새로운 시각의 출현에 더욱 기여하였다. 간호사들은 또한 철학의 변화를 더욱 가까이 받아들였다. 이것은 전반적으로 학문과 과학, 지식에 관한 여러 가지 생각의 방식을 제공하였다.

이 시기 동안, '과학'을 구성하는 철학과 관념 또한 변화되었다. Kuhn은 '패러다임' 이라는 개념을 과학의 특징으로 소개하였다. 그는 과학자들이 널리 알려진 '패러다임'에 의해 제공되는 준거의 틀

안에서 일한다는 사실이 과학을 다른 것들과 구별한다고 주장하였다. '*이론*'의 존재 자체가 과학을 출중하게 만드는 것은 아니다. Kuhn에 의하면, '**패러다임**'은 '학문적 기반(disciplinary matrix)'으로서 기능하며 학문 분야의 구성원들이 수행하는 지적 작업에 적합한 개념과 역할을 포함하고 있다. 여전히 이론은 과학 활동의 마지막 결과물이라고 보고 있지만, Kuhn은 간호학의 '패러다임' 해석은 간호학을 고유한 학문으로, 적어도 과학과 같은 중요도를 가진 학문으로 차별화시켜 줄 것이라는 믿음에는 이유가 있다는 내용의 사례발표를 하였다. 기존에 간호의 요점으로 특징지어졌던 주요한 생각과 이론들은 간호의 '패러다임'에 따른 그들의 표현 덕분에 재고되고 있다. 간호, 건강, 환경, 그리고 '인간(man)'(최근에는 person이라는 개념의 '인간')의 기본적인 개념에 대한 믿음 아래 현존하는 이론과, 이러한 것들이 간호의 일차적인 관심 개념이라는 합의 간에는 일관성이 있다. 이론들은 보통 아주 일반적인 의미에서, 간호란 인간이 높은 단계의 발전을 달성하고 최대한 웰빙의 상태에 도달하며 총체적인 인간으로 성장하고 발달할 수 있도록 건강과 질병, 두 가지 측면에서 인간을 돕는 것으로 설명을 한다. 간호이론의 입장과 목적에 대한 논쟁이 있음에도 불구하고, 이러한 노력은 전체적인 간호의 방향과 철학, 가치 사이에 일치를 가져오는데 중대한 기여를 했다. 최근, 특히 이론으로서 그들의 가치는 철학에서 소위 '이론'이라고 부르는 접근 방식으로 변경한 것과 같이 발전이 되어왔다.

지금까지 간호학이 지식의 개발과 구축 활동에 있어 과학철학이 설정한 방향을 따라가는 경향이 있었음은 명백하다. 종종, 학문의 지식기반이라고 생각되었던 것이 철학에서 설정된 기준에 미치지 못하는 경우도 있다. 간호사들은 그동안 자신들이 일상적인 실무나 정신적인 측면을 탐구하는데 활용하고, 실제로 간호사들의 돌봄을 수행하는데 중요한 구성요소인 '직관(intuition)'에 대해 적절하고 조건에 맞는 연구 방법을 찾지 못하였다. 전통적인 과학적 연구방법은 예컨대 감정 이입, '있어주기(presence)', 또는 대안적 돌봄 양식에 대한 관심의 증가와 같은 간호의 여러 중요한 측면에도 적합하지가 않았다. 비슷하게, 어떤 지식이 이용 가능하거나 만들어지건 간에 간호사들은 그 상황에서 무엇을 할 것인지 결정을 하는데, 반드시 간호사가 *어떻게*(*how*) 행동해야 하는 가를 서술 하거나 자신의 특정한 활동에 대해 설명을 해야 할 필요는 없다. 다른 말로 하면, 지식은 무엇을 할 것인지 생각하고 결정하는데 도움을 주지만, 간호사들로 하여금 이러한 행동을 할 때 어떻게 하면 능숙하게 되는가를 반드시 설명하게 할 필요는 없다. 현존하는 '과학'에 대한 시각의 한계 때문에, 간호학자들은 간호학을 과학과 '예술'로 규정짓는 경향이 있는데, '예술'은 간호학에 있어서 전통적인 '과학'모형에 맞지 않는 측면들을 설명하는데 사용되었다.

간호실무와 연구 기반으로서의 간호지식

간호사들은 지속적으로 자신의 영역을 '예술(art)'과 '과학(science)'으로서 설명을 해오고 있다 (Rogers, 1991 ; Rogers, 1988 ; Smith, 1997 ; Watson, 1994). 그러한 학문적 성격의 묘사는 몇 가지 일을 성취해 내었다. 먼저, 간호 실무를 뒷받침하는 지식을 기술하는 방법을 제시하였다. 그 것은 '과학'이라는 틀안에서 정확하게 설명되지 않는 간호학의 많은 측면을 설명한다. 그 다음은 간호사들이 이러한 지각과 자신들의 업무를 기술하는 공통된 방식을 공유함으로써 학문분야 내에서의 단결을 촉진시킨다.

그러나 그것은 수많은 문제점을 제기하기도 한다. 예술 뒤에는 지식이 없는가? 간호사들은 어떻게 그 지식의 타당성을 인정할 것인가? 그 예술에 대한 연구는 어떻게 이루어질 수 있는가? 예술은 어떻게 교육할 수 있는가? 환자들과의 상호작용에 있어서 '예술'의 사용에 대해 간호사들이 어떻게 책임을 질 수 있는가? 보건의료 분야에서 간호사들이 자신들의 기여한 부분 가운데서 그러한 '예술'의 결과를 제시하고 자신들의 기본적인 업무를 정당화시키는 능력은 경제적인 맥락과 간호학 고유의 평가와 성장을 위해서 특히 중요하다.

철학의 역할 : 새로운 지식의 이해

예술에 대한 심층연구로의 시작보다는 한 발자국 뒤로 가서 간호지식의 전체적인 영역을 보다 넓게 보는 것이 가장 현명하다. 과학과 예술의 차이는 과학과 지식에 관한 새로운 아이디어에 의해서 오랫동안 대체되어 왔던 철학으로부터 발생을 한다. 예술과 미학은 간호사들에게 이러한 이분법을 유지하는 것이 간호를 설명하는데 갖는 약점의 일부를 영속시킬 수 있다는 것을 제공해 주었다. '예술'이라는 이름으로 남게 되는 많은 일들은 간호사들이 가장 가치 있게 생각하는 경향이 있는 일이기 때문에 비생산적인 일이기도 하다. 그러나 주변의 문화는 지식에 대한 '과학'적인 접근을 필요로 하였다. 철학은 간호사들이 간호의 지식 기반을 재평가할 수 있고 보다 더 강하고 유용한 학문으로의 성격묘사를 해 나가는데 있어서 넓은 시각과 논의를 제공한다. 이것은 단지 '간호과학'이 아니고 '간호지식'을 보다 넓게 바라보는 하나의 시각으로서의 시험을 요구한다. 무엇이 지식을 구성하고, 어떻게 창조되며 정당성을 인정받는지, 그리고 다양한 유형의 사용가능한 지식을 이해하는 일은 간호사들이 질 높은 간호실무와 학문적 성장을 위한 기반을 발전시키는데 필요한 배경과 기술을 제공한다.

이러한 이해는 간호사들로 하여금 학문적 주도층과 기타 간호학과 별로 유사성이 적은 학문분야를 따르기 보다는 지식을 향한 간호학 자체의 고유한 방향 설정이 가능하도록 해 주는 중요한 일이다.

지식의 본질에 대해서는 **인식론(epistemology)** 이라는 철학의 한 특수 분야에서 주된 관심을 갖는다. 인식론에 대한 정의를 살펴보면 바로 지식에 대한 연구이다. 일반적인 입장에서 보면 지식은 정당화 된 진실한 신념으로 정의된다. 그것은 다양한 측면을 포함한다. 예를 들어서:

우리는 어떠한 조건에서 무엇인가가 '지식'이 된다고 생각할 수 있는가?
언제 '나는....을 안다' 라고 말하는 것이 적절한가?
'나는...을 안다' 라는 말을 사용할 때 우리는 진정으로 무엇을 말하는 것인가?
지식은 습관, 관습, 직관, 견해, 또는 신념과 어떻게 구별되는가?
서로 다른 유형이나 형태의 지식이 존재하는가?
지식의 정당화나 타당화의 수단은 무엇인가?
'진실'을 구성하는 것은 무엇인가?

지식의 요소를 설명하기 위한 진술문에서, 진술문이나 사실은 철학적으로 방어 가능한 방법을 사용해서 정당화가 되어야만 한다. 그것은 '사실(true)'이어야 하며, 대부분의 견해에 따라 어느 정도 '확실성(certainty)'이 있어야한다. 다시 말하면, 간호사는 신뢰할만 하거나 상황의 정확한 반영이 이루어진 정보에 의지할 수 있어야만 한다.

이런 모든 용어들– 정당화, 방어 가능한, 진실, 확실한– 은 지식에 대한 논의와 간호학문을 위한 지식 기반의 개발에 매우 중요하다. 궁극적으로 개념적 문제는 외형적인 것으로서 이러한 용어들은 여러 가지 다른 방법으로 정의가 될 수 있다. 채택된 특정 정의는 간호의 지식기반을 개발하고 정당화하는데 활용되는 전략에 다양한 영향을 미칠 것이다. 이것은 단지 간호사가 어느 정도 편안한 상태에서 '나는 안다'고 말할 수 있다는 사실이 아니고, 그 진술문에 신념을 가질 수 있으며 그 지식을 갖지 않은 다른 사람들에게 방어를 할 수 있는 것을 말한다.

지식과 과학

이 시점에서 철학에 대한 이해는 매우 중요하다. 지금의 논의에서 규명된 질문들은 지식에 대한 연구에 의해 생성된 단지 일부에 불과하다. 지금까지 간호사들은 자료수집, 서술, 실험 등에 의해 예증된 전통과학이라고 간주된 입장에서 이러한 질문들에 대한 답을 해 왔다. 간호사들에게 제시된 많은 질문들에 대한 답이 간호학문의 입장에서 볼 때 매우 부적절하게 제시되어 왔음을 알 수 있다. 과학은 간호사들이 자신들에게 관심이 있는 많은 일들에 관해 '내가 안다'고 말하도록 해 주지 않는다. 철학과 지식개발에 대한 여러 가지 접근 방식에 대한 이해를 통해서 '과학'만이 간호사들의 업무에 대한 실제적인 기반을 만들어 주는 유일한 길이 아닐 수도 있다는 것이 명확해진다. 아마도 과학이 재 정의되어서 간호사들에게 관심 있는 영역이 과학으로서 받아들여질 수 있을 것이다. 비록 일부는 전통 과학과 같지 않더라도 간호사들이 자신의 지식에 대한 확신을 가질 수 있는 과학의 대안이 가능할 것이다. 철학에 관한 연구는 간호학에 대해 적절하고 방어 가능한 수단을 형성해 내는데 필요한 재료와 논거를 제공해 줄 수 있다.

그 밖에도 철학은 간호학이 채택해 온 수많은 지식과 과학의 우월한 개념들을 변화시켜 왔다. 간호학문의 발전을 위한 정당화된 지식개발과 접근방식을 보는 방식은 다양하다. 오늘날 간호학이 접한 도전은 특별히 우세한 접근방식에 굴복 하는 것이 아니고 합리적이고 방어 가능한 논거를 간호학의 발전을 위해 만들어 내는 일이다. 간호학의 지식 기반과 본질에 대한 질문에 대해 유일하고, 영원하며 '옳은' 답은 없다. 일부는 방어가 가능하고 또 어떤 경우는 설득하기 어려운 논쟁거리들이 이러한 모든 중요한 이슈들에 관해 제시될 수 있을 것이다.

결론

무엇이 지식과 과학만큼 중요하고 또 어떻게 생겨났는지에 대한 연구는 철학자들의 초기 관심사항 중 하나였기 때문에 철학에 대한 연구는 이러한 노력에 매우 도움이 될 수 있다. 기존의 '과학'에 대한 시각이나 연구를 토대로 하지 않고도 간호의 업무와 학문에 대해 정의내릴 수 있는 많은 방법들이 있다. 간호가 발전할 수 있는 지식의 구성에 있어서 폭 넓은 시야는 필수적일 것이다. 지식을 생산하고, 지지하고, 이해할 수 있는 다양한 방법이나 옵션을 찾는 것은 간호사들에게 필요한 방향을 제시할 것이며 학문의 발전을 촉진할 것이다.

간호사들은 간호의 지속적인 발전을 위하여 그에 대한 철학적인 사고를 할 수 있어야 하며, 옳은 판단을 내려야 한다. 철학과 그것이 지식의 본질에 미친 기여도와 영향에 관해 이해하는 것은 쉽지 않은 일이다. 하지만 이해가 없다면, 간호사들은 불안정한 지위에서 간호와 간호지식과는 상관없는 다른 학문에 이끌려 다녀야 할 것이다. 아마 더 부정적으로 보자면, 이러한 잠재적인 결과는 철학자나 다른 학자들이 수 세기동안 바쳐왔던 노력에 따른 이익을 누리지 못하고 간호사들이 일과 지식에 대해 논쟁해야하는 상황이 올지도 모른다. 이러한 이해가 없다면, 간호사들은 겨우 그들 고유의 학문과 전문성의 발전에 대해 파악할 것이다. 이 발전은 그들이 어쩌면 인식할 수도 인식하지 않을 수도 있는 철학의 영향을 받아왔기 때문이다. 철학 고유의 시간과 간호 역사의 전후관계를 봤을 때, 철학은 간호 지식에 좋은 토대를 제공해 주고 있다.

초기 역사시대 이래로(어쩌면 그 전부터) 인간은 그들 주변의 세계에 대한 이해와, 세상이 어떻게 돌아가고 어떤 일이 펼쳐질지에 대한 확실한 감각과 지배력을 갖고 싶어해 왔다. 현재의 간호 이론가들이나 연구자들, 학자들이 직면해있는 의문들은 사고의 시초에서부터 인간을 곤혹스럽게 만들어왔다. 불행하게도, 지식에 대해 학습한 대부분은 근대에 와서 교육된 방식대로 과학의 전통적 방식에 제한되어 있었다(즉, 최근 2세기). 아직 다른 방법은 구상되어있지 않다. 서구 지식계급의 역사에서 주요 사상이나 운동에 대한 검토는 지식이 보여준 다양한 방식의 통찰력, 이러한 시각의 장점과 한계점, 그리고 간호학적 지식 기반에 대한 고찰과 발전에 대한 대안 등에 대한 통찰력을 제공한다. 확실한 연구 기술은 간호의 지식토대 발전에 필수적이다. 철학에 대한 이해와 그러한 기술을 '견고하게' 만드는 것은 또 다른 과정의 중요한 부분이다.

다음에 이어질 내용은 일종의 탐구이자 생각을 발전시키기 위한 것이며 주된 관심은 지식의 기반을 확장하고 창조하려는 간호사들의 노력을 곤혹스럽게 하는 것이 무엇인가에 대한 답을 찾는 것이 아니다. 과연 당면한 문제가 확실한 것인가에 대한 것조차 의심스럽다. 노력은 우선 전망을 넓히고 지식의 검증과 발전 방법들을 인식하는 것에 노력이 집중되어야 한다. 탐구의 기반은 실제적인 지식이나 답이 아니고, 의문과 논의 그리고 호기심과 함께 간호지식의 성장을 가져올 철학이 제공할 기반이다.

토의 과제

1. 간호학문 내에서 명확하다고 생각되고(self evident), 사고와 발전을 형성하는 간호학과 관련된 진술문의 예를 제시하고 분석하시오(간호학적 도그마 nursing dogma).
2. 지식이 학문 분야 간에 공유되는 방법을 논의하시오. 다른 학문에서 활용될만한 간호학적 지식

의 예를 제시하시오.

3. 간호학적 지식기반과 다른 관련된 학문분야 간에 존재하는 관계를 조사해 보시오.
4. 간호학을 독특한 학문으로 만드는 간호학의 요소를 규명해 보시오. 어떤 요소들이 간호학을 덜 독특하게 만든다고 생각되는가?
5. '간호사들은 무엇을 아는가?' 라는 질문에 대해 내릴 수 있는 답을 논의하시오.

참고문헌

Agan, R. D. (1987). Intuitive knowing as a dimension of nursing. *Advances in Nursing Science, 10*(1), 63–70.

Ayer, A. J. (Ed.). (1959). *Logical positivism*. Glencoe, IL: Free Press.

Begley, S. S. (2002). The energetic language of therapeutic touch: A holistic tool for nurse practitioners. *Advance for Nurse Practitioners, 10*(5), 69–71.

Carper, B. A. (1975). *Fundamental patterns of knowing in nursing*. Doctoral disseratation, Teachers College, Columbia University. University Microfilms Cat. #76–7772.

Carper, B. A. (1978). Fundamental patterns of knowing in nursing. *Advances in Nursing Science, 1*(1), 13–23.

Coenen, A., Ryan, P., & Sutton, J. (1997). Mapping nursing interventions from a hospital information system to the Nursing Interventions Classification (NIC). *Nursing Diagnosis, 8*(4), 145–151.

Cumbie, S. A. (2001). The integration of mind–body–soul and the practice of humanistic nursing. *Holistic nursing practice, 15*(3), 56–62.

Daley, B. (1997). Therapeutic touch, nursing practice and contemporary cutaneous wound healing research. *Journal of Advanced Nursing, 25*, 1123–1132.

Dickoff, J., & James, P. (1968). A theory of theories: A position paper. *Nursing Research, 17*, 197–203.

Dingwall, R., & Lewis, P. (Eds.). (1983). *The sociology of the professions*. Cambridge: Macmillan Press.

Donaldson, S. K., & Crowley. D. M. (1978). The discipline of nursing. *Nursing Outlook, 26*, 113–120.

Elasy, T. A., Ellis, S. E., Brown, A., & Pichert, J. W. (2001). A taxonomy for diabetes educational interventions. *Patient Education and Counseling, 43*, 121–127.

Fawcett, J. (1988). Conceptual models and theory development. *Journal of Obstetric, Gynecologic, and Neonatal Nursing, 17,* 400–403.

Feldman, H. R. (1981). A science of nursing–to be or not to be? *Image: Journal of Nursing Scholarship, 13,* 63–66.

Fitzpatrick, J. J. (1987). Use of existing nursing models. *Journal of Gerontological Nursing,* 13(9), 8–9.

Fitzpatrick, J. J. (1988). Theory based on Rogers' conceptual model. *Journal of Gerontological Nursing, 14*(9), 14–16.

Flaskerud, J. H., & Halloran, E. J. (1980). Areas of agreement in nursing theory development. *Advances in Nursing Science, 3*(1), 1–7.

Frederickson, K. (1993). Using a nursing model to manage symptoms: Anxiety and the Roy adaptation model. *Holistic Nursing Practice,* 7(2), 36–43.

Gallop, R., & O'Brien, L. (2003). Re–establishing psychodynamic theory as foundational knowledge for psychiatric/mental health nursing. *Issues in Mental Health Nursing, 24,* 213–227.

Gilje, F. (1992). Being there: An analysis of the concept of presence. In D.A.Gaut(Ed.), *The presence of caring in nursing* (pp. 53–67). New York: NLN Publications (Publication No.15–2465).

Hardy, M. E. (1978). Perspectives on nursing theory. *Advances in Nursing Science, 1*(1), 27–48.

Hempel, C. G. (1952). *Fundamentals of concept formation in empirical science.* Chicago, IL: University of Chicago Press.

Henry, S. B., Holzemer, W. L., & Miller, T. J. (1997). Comparison of nursing interventions classification and current procedural terminology codes for categorizing nursing activities. *Image: Journal of Nursing Scholarship, 29,* 133–138.

Johnson, D. E. (1959). The nature of a science of nursing. *Nursing Outlook, 7,* 291–294.

Johnson, D. E. (1968). Theory in nursing: Borrowed and unique. *Nursing Research, 17,* 206–209.

Johnson, D. E. (1980). The behavioral system model for nursing. In J. P. Riehl & C. Roy(Eds.), *Conceptual models for nursing practice* (2nd ed.). New York: Appleton–Century–Crofts.

Johnson, M., Maas, M., & Moorhead, S. (Eds.). (2000). *Nursing Outcomes Classification* (NOC) (2nd ed.). St. Louis: Mosby.

Kenny, C. (1994). Nursing intuition: Can it be researched? *British Journal of Nursing, 3,* 1191–1195.

Kim, H. S. (1987). Structuring the nursing knowledge system: A typology of four domains. *Scholarly Inquiry for Nursing Practice, 1,* 111–1114.

King, I. M. (1971). *Toward a theory for nursing: General concepts of human behavior*. New York: John Wiley and Sons.

King, I. M. (1981). *A theory for nursing: Systems, concepts, processes*. New York: John Wiley and Sons.

King, L., & Appleton, J. V. (1997). Intuition: A critical review of the research and rhetoric. *Journal of Advanced Nursing, 26,* 194–202.

Kuhn, T. S. (1962). *The structure of scientific revolutions*. Chicago: University of Chicago Press.

Lawson, K. L., & Horneffer, K. J. (2002). Roots and wings: A pilot of a mind-body-spirit program. *Journal of Holistic Nursing, 20,* 250–263.

Levine, M. E. (1966). Adaptation and assessment: A rationale for nursing intervention. *American Journal of Nursing, 66,* 2450–2454.

McCloskey, J. C., & Bulechek, G. M. (Eds.). (2000). *Nursing Interventions Classification* (NIC) (3rd ed.). St. Louis: Mosby-Year Book.

Meehan, T. C. (1998). Therapeutic touch as a nursing intervention. *Journal of Advanced Nursing, 28,* 117-125.

Moorhead, S., & Delaney, C. (1997). Mapping nursing intervention data into the Nursing Interventions Classification (NIC): Process and Rules. *Nursing Diagnosis, 8*(4), 137-144.

Murphy, J. F., & Schmitz, M. (1979). An operationalization of Martha Rogers' theory throughout the nursing process. *International Journal of Nursing Studies, 16*(1),7-20.

Newman, M. A. (1972). Nursing's theoretical evolution. *Nursing Outlook, 20,* 449–453.

Newman, M. A. (1986). *Health as expanding consciousness*. St.Louis: C. V. Mosby.

Nursing Theories Conference Group. (1980). *Nursing theories: The base for professional nursing practice*. Englewood Cliffs, NJ: Prentice-Hall.

Orem, D. E. (1971). *Nursing: Concepts of practice*. New York: McGraw-Hill.

Orlando, I. (1961). *The dynamic nurse-patient relationship*. New York: G. P. Putnam's Sons.

Paley, J. (1996). Intuition and expertise: Comments on the Benner debate. *Journal of Advanced Nursing, 23,* 665–671.

Parker, M. E. (Ed.). (1991). *Nursing theories in practice*. New York: National League for Nursing.

Parse, R. R. (1981). *Man-living-health: A theory of nursing*. New York: John Wiley & Sons.

Peters, R. M. (1999). The effectiveness of therapeutic touch: A meta-analytic review. *Nursing Science*

Quarterly, 12(1), 52-61.

Popper, K. R. (1972). *Conjectures and refutations* (4th ed.). London: Routledge and Kegan Paul.

Rawls, A. C. (1980). Evaluation of the Johnson behavioral model in clinical practice: Report of a test and evaluation of the Johnson theory. *Image: Journal of Nursing Scholarship, 12*(1), 13-16.

Reynolds, P. D. (1971). *A primer in theory construction.* New York: Bobbs-Merrill.

Rodgers, B. L. (1991). Deconstructing the dogma in nursing knowledge and practice. *Image: Journal of Nursing Scholarship, 23,* 177-181.

Rogers, M. E. (1970). *An introduction to the theoretical basis of nursing.* Philadelphia: F. A. Davis.

Rogers, M. E. (1988). Nursing science and art: A prospective. *Nursing Science Quarterly, 1*(3), 99-102.

Roy, C. (1970). Adaptation: A conceptual framework for nursing. *Nursing Outlook, 18,* 42-45.

Roy, C. (1971). Adaptation: A basis for nursing practice. *Nursing Outlook, 19,* 254-257.

Ruffing-Rahal, M. A. (1984). The spiritual dimension of well-being: Implications for the elderly. *Home Healthcare Nurse, 2*(2), 12-13, 16.

Sarvimäki, A., & Stenbock-Hult, B. (1996). Intuition-a problematic form of knowledge in nursing. *Scandinavian Journal of Caring Science,* 10, 234-241.

Schwab, J. (1964a). Structure of the disciplines: Meanings and significances. In G. W. Ford & L. Pugno (Eds.), *The structure of knowledge and the curriculum.* Chicago: Rand McNally.

Schwab, J. (1964b). The structure of the natural sciences. In G. W. Ford & L. Pugno (Eds.), *The Structure of knowledge and the curriculum.* Chicago: Rand McNally.

Sherman, D. W., & Ouelette, S. C. (2001). Patients tell of their images, expectations, and experiences with physicians and nurses on an AIDS-designated unit. *Journal of the Association of Nurses in AIDS Care, 12*(3), 84-94.

Shermis, S. (1962). On becoming an intellectual discipline. *Phi Delta Kappan, 44,* 84-86.

Smith, K. (1997). Let's put the art back into the science of nursing. *Nursing Times, 93*(48), 21.

Steeves, R., Cohen, M. Z., & Wise, C. T. (1994). An analysis of critical incidents describing the essence of oncology nursing. *Oncology Nursing Forum, 21*(Suppl. 8), 19-25.

Thomas, D. V. (2002). Aromatherapy: Mythical, magical, or medicinal? *Holistic Nursing Practice, 16*(5), 8-16.

Thompson, W. Gilman (1908). The over-trained nurse. *New York Medical Journal, 83,* 845-849.

Thoroddsen, A., & Thorsteinssen, H. S. (2002). Nursing diagnosis taxonomy across the Atlantic Ocean: Congruence between nurses' charting and the NANDA taxonomy. *Journal of Advanced Nursing, 32,* 372–381.

Turner, J., Clark, A. J., & Williams, M. (1998). The therapeutic touch on pain and anxiety in burn patients. *Journal of Advanced Nursing, 28,* 10–20.

Uys, L. R. (1980). Towards the development of an operational definition of the concept 'therapeutic use of self'. *International Journal of Nursing Studies, 17,* 175–180.

Visintainer, M. A. (1986). The nature of knowledge and theory in nursing. *Image: Journal of Nursing Scholarship, 18,* 32–38.

Watson, J. (1979). *Nursing: The philosophy and science of carsing.* Boston: Little, Brown & Co.

Watson, J. (1994). *Applysing the art and science of human caring: Introduction.* (Pub. No .42–2647). New York: National League for Nursing Press.

Watson, J., & Smith, M. C. (2002). Caring science and the science of unitary human beings: A transtheoretical discourse for nursing knowledge development. *Journal of Advanced Nursing, 37,* 452–461.

Watson, M. J. (1988). New dimensions of human caring theory. *Nursing Science Quarterly, 1*(4) 175–181.

Wright, S. M. (1987). The use of therapeutic touch in the management of pain. *Nursing Clinics of North America, 22,* 705–714.

Yamashita, M., Jensen, E., & Tall, F. (1998). Therapeutic touch: Applying Newman's theoretic approach. *Nursing Science Quarterly, 11*(2), 49–50.

CHAPTER 2

고전 철학에서의 지식

주요 개념

원인(cause)
연역(deduction)
경험주의(empiricism)
본질주의(essentialism)
관념(ideas)
직관(intuition)
특정자(구체적 사상, particulars)
소피스트(Sophist)
보편자(universals)
우주론자(cosmologist)
논증(demonstration)
본질(essence)
형상(forms)
귀납(induction)
유일론과 다원론(the one and the many)
회의주의(skepticism)
삼단논법(syllogism)

간호학의 지식 발전에 대한 욕구는 역사를 거쳐 내려오는 동안 인간에게 존재해 왔던 지식에 대한 탐구와 맥을 같이한다. 아리스토텔레스(1947a)는 '*형이상학*(*Metaphysics*)'이라는 그의 저서 첫 번째 줄에서, 이러한 인간의 특징을 '모든 인간은 본질적으로 알고 싶어 한다'라고 정확하게 지적하고 있다(BK.1.1장, P243). 사회적, 역사적인 맥락에 따르면, 지식은 세계에 대한 이해를 얻기 위해, 그리고 당면한 문제를 해결하기 위하여, 또는 단순하게 그 자체의 목적을 위해 필요로 하게 되었다. 간호사들은 환자간호 상호작용의 성과를 증진시키기 위해서 뿐 아니라 보다 넓은 사회적, 국제적 배경 안에서 자신들의 위치를 이해하기 위해서 우선적으로 지식을 추구하였다. 특정한 지식에 관계없이, 고대 그리스인들은 서양 문명에 철학적 사고의 중요한 역사적 기반을 제공하였다. 고대 철학자들의 기록과 사상은 동 시대 철학과 연구의 많은 부분에 계속적인 영향을 끼쳐왔다. 이 시대 가장 저명하고 영향력 있는 철학자 중 하나는 다 방면에 걸쳐 많은 저서를 내었던 아리스토텔레스이다. 서양 사상의 발자취를 돌아볼 때 아리스토텔레스 업적의 중요성은 현대 통용되고 있는 과학과 철학 용어의 많은 부분이 그의 저서에 의존하고 있는 것만 봐도 알 수 있다.

아리스토텔레스의 업적에 대한 자세한 고찰을 통해 간호지식의 발전을 심층적으로 알아보기 위하여 이 고전적 시기의 핵심적 사고에 관한 대략적인 개관을 살펴보고자 한다. 지식과 과학에 있어 현대적인 시각과 가장 차이가 나는 점은, 초기 그리스 인들이 과학과 지식 그리고 철학 간에 차이가 없다고 보았다는 것이다. 그들은 우선적으로 지식의 본래적 가치, 즉 '지식 그 자체를 위한 지식(knowledge for knowledge's sake)'을 추구했다. 현대의 과학자나 학자들과는 달리, 초기 그리스 인들은 그들의 특수한 학문이나 목적, 기존 이론을 탐구하고 확장하는데 관심이 없었다. 하지만 이러한 가치가 그들을 둘러싼 세계에 대한 인식 없이 단순한 자기반성이나 명상을 통해 지식을 추구하였다는 뜻은 아니다. 단지 알고자 하는 욕구에 따라, 그들의 열정을 바쳤다는 뜻이다.

고대 그리스의 우주론

초기 그리스인들이 지식을 얻기 위한 노력은 그들 주변의 세계에 초점이 맞춰져 있었다. 우주(cosmo) 본질의 이해에 대한 관심 때문에 초기 **우주론자(cosmologists)**들이라 불리던 이들은 세계를 구성하는 것들이 무엇인지-세상을 구성하는 '물질'- 또한 어떻게 작동하는지를 알고자 하였다. 그들은 주위를 둘러싼 세계가 끊임없이 변하고 있다는 것을 깨달았고, 그 영향은 기원전BCE (글상자 2-1, BCE와 CE 약자에 대한 간략한 설명 참고)에 5~6세기에 저술활동을 하였던 소크라테스 이전의 그리스 철학자인 헤라클리투스(Heraclitus)의 글에 나타나 있다. 헤라클리투스의 관찰 결과는 왜 같은 강물에 두 번 발을 담그는 것이 불가능한가에 대한 유명한 문장으로 표현되어 있다. 그는 자신의 저서 Fragments에 다음과 같이 썼다.

'사람은 같은 강에 발을 내 딛지만, 물은 계속해서 다른 물이 흐르고 발에 차오른다 (Heraclitus, Frag.12, p.17).

글상자 2-1 BCE AND CE

많은 철학자와 역사학자들은 BC 와 AD, 대신에 BCE 와 CE라는 표기를 사용하였다. BCE는 Before Common Era의 약자이고 CE는 Common Era, 또는 Current historical Period를 말한다.

그들의 세계를 통해 고대인들이 깨달았던 이러한 지속적인 변화와 다양성에는 어떠한 내재된 조화가 있는 듯이 보인다. 나무가 먼지로 분해되고, 먼지로부터 새로운 생명이 태어나는 것처럼, 사물은 또 다른 원소로 변화하여 다시 새로운 형태로 생겨난다. 세상 각각의 사물 간 다양성과 수많은 변화들 사이에서, 과연 무엇이 일치와 조화의 근원으로서 존재하는가? 이와 유사하게, 간호사들도 사람이 모두 다르고 세상은 계속적으로 변화하는 가운데에서 어떻게 일정수준의 안정성이나 예측성을 획득할 것인가에 대해 고민해왔다.

철학자들은 이러한 *다양성 속의 통일성*에 대하여 '**유일론과 다원론**'의 문제로 보았다. 어떻게 그 많은 각각의 사물들이 하나로, 또 전체로 기능할 수 있는가? 그리스의 초기 철학자들 중 일부는 세상에 존재하는 모든 것들의 공통적인 기본 성분을 찾아내려는 노력을 통하여 이러한 조화에 중요한 역할을 하는 통일성을 설명하는 데 초점을 맞추었다. 기원전 636~546년 경 살았던 탈레스(Thales)는 물이 세상의 근원적 물질이라 믿었다. 이 시대의 우주론자였던 헤라클리투스(기원전 535~475)는 핵심적 물질이 불이라 보았으며, 연소의 과정을 인간 생활은 물론 세상의 다른 모든 면에서 필수 불가결한 근원적인 것이라 보았다. 같은 시대에 저술활동을 하던 아낙시메네스(Anaximenes)는 핵심적 물질을 공기라 주장하였는데, 이는 공기를 불과 물의 중간 매개 물질이라 보았기 때문이었다. 아낙시메네스는 역사상 탈레스나 헤라클리투스 만큼 저명하진 않으나, 공기를 세상의 근원적 물질이라 보았던 그의 생각과 작업은 기억될 만한 것이다.

소크라테스 철학의 시대

모든 사물이 공통적으로 가지고 있고 세상을 결합하는 필수 물질이나 부속 물질을 알아내는 것, 즉 '유일론과 다원론'의 문제에 대한 답을 찾는 일에 초기 우주론자들이 성공하지 못했다는 것은 놀랄

일이 아니다. 그들의 실패는 이러한 문제를 해결하는 것이 가능한지 아닌지에 관한 **회의론(skepticism)**의 발전에 기여하였고, 결과적으로, 철학자들은 자연에 대한 관심에서 초점을 돌려 *인간*, 사회, 그리고 관습에 대해 흥미를 갖게 되었다. *인간*으로의 초점 전환은 소크라테스 철학의 특징이며, 순회하며 철학을 가르치던 이 시대의 철학자들은 소피스트라고 알려지게 되었다. 우주론자들은 주로 연역법을 통하여 지식에 대해 접근하였다. 반면에 일반적인 법칙과 믿음에 근거하여 활동해왔던 **소피스트**들은 보다 경험적이고 귀납적인 모형을 사용하였다. 그들은 다양한 종류의 사실과 정보를 축적하여 이 자료를 필요할 때마다 논증 구축에 끌어들이고자 하였다. 우주론자들과는 다르게, 소피스트들은 객관적인 진실에 도달하려는 의도가 없었다. 오히려, 그들은 실용적인 목적에 관심이 있었다. 그리스 구석구석을 돌아다니며 여러 과목들을 가르치던 그들은 수사학에 대한 강의로 특히 잘 알려져 있다.

페르시안 전쟁 이후[1], 정치에 대한 관심은 높아졌지만 이 시대의 일반인들은 여전히 정치적인 삶에 입문하거나 이해할 준비가 덜 되어 있었다. 수사학에 대한 공부를 통해 얻어지는 웅변, 논증과 설득의 기술은 정치적인 일에 있어서 매우 중요했고, 이러한 능력의 중요성에 대한 자각은 사람들을 소피스트들의 가르침을 얻고자하는 청중으로 만들었다. 마침내 능숙한 웅변가인 궤변론자들은 그들이 부풀려낸 '사실들'과 수사학술의 힘을 토대로 지지하거나 반박할 수 있는 논쟁을 만들어낼 수 있었다. 물론 궁극적으로는 그들 나름대로의 고유한 형식의 회의론이 생겨났고 비교적 짧은 시간 안에 '궤변론자'라는 호칭은 감탄의 대상이기보다는 경멸의 의미로 불리웠다.

이러한 회의론의 경향은 지식에 대한 새로운 탐색, 확실성에 근거한 전제, 그리고 다시 절대적 진리에 대한 탐구로 이어졌다(글상자 2-2)[2]. 소크라테스는 이러한 새로운 탐구의 조류에 핵심적 인물이었다. 특별한 가르침과 끊임없는 질문을 유발하는 연구 형식으로서 그 이름이 인용되는 소크라테스는 사실 그 만의 어떠한 생각이나 가르침도 저술된 형식으로 남겨놓지 않았다. 그런 까닭에 그의 업적에 대해 알려진 것은 그의 추종자들, 학생, 그리고 당연하게도 비평가들로부터 나온 것이다. 플라톤은 소크라테스에 대한 최고의 기록물 중의 하나를 썼고, 아리스토텔레스는 소크라테스가 두 가지 면에서 근본적인 공헌을 했다고 생각했다. 그 것은 '귀납적 논증과 보편적 정의'의 사용이었다(Aristotle, 1958, Book XII, Metaphysics).

---

1) BCE 500~449년 그리이스와 페르시아 사이에 일어난 일련의 전쟁
2) 이 책 전체를 통해 절대 진리(Absolute Truth)는 진리(Truth)로, 반면에 상대적 진리(relative truth)는 모두 소문자로 표시하였다.

글상자 2-2

진리는 일반적으로 절대적이거나 상대적으로 이야기할 수 있다. 절대 진리는 의심이 없는 보편적인 진리이며 변화가 쉽지 않다. 상대진리는 그와 반대로 정황에 달려 있으며, 특수한 정황이나 상황에 대해 '상대적'이다. 구어적으로, 대화에서, 절대 진리는 때로 'Big T' 또는 Truth(대문자 T)로 사용하며, 상대진리는 'little t'로 표시하며 truth로 말한다. 글을 쓸 때 절대 진리는 T_A로 쓸 수 있다.

플라톤의 '형상'

이러한 초기 그리스 철학의 간단한 개관을 살펴보면, 외부 세계에 대한 최초의 관심, 회의론으로의 귀착, 논증과 웅변의 기술을 가진 *인간*을 향한 변화, 그리고 객관적인 진실과 외부 세계에 대한 이해를 위한 회귀 등을 들 수 있다. '유일론과 다원론'의 문제와 '다양성 속의 통일성'의 문제는 여전히, 그리고 또 다시 그리스 철학적 사고의 주요한 중심점이 되었다.

우주론자들의 초기 중요한 업적은 이 시대 초기 철학자들이 정의한 특정한 '재료'가 아니라, 사실과 자료를 넘어서 보편적 실체(universal entity)에 대한 인식으로 옮기려 했다는 시도였다. 이 초기 사상가들은 오늘날[3]의 과학자들과는 다르게, 물리적 근거에만 몰두하지 않았다. 그러나 현대인들처럼 세계에 대한 보편적이고 객관적인 사실에 도달하려 애썼으며 그들이 알고 있는 것에 대해 가능한 확실하도록 노력하였다. 하지만 즉각적인 딜레마에 직면하게 되었는데, 그러한 확실한 지식을 물리적 세계에 관해서는 얻을 수 없다는 사실이었다. 이 초기 철학자들은 주로 관찰이나 *보는 것*(*seeing*)과 같은 감각적인 자료를 통하여 가능한 경험적 현실을 항상 변화하는 것으로 보았다. 관찰될 수 있는 물리적 대상(physical objects)들은 언제나 변화하였다. 결과적으로, 지식에 근거한 진실이나 확실성에 대한 초기 철학자들의 탐구는 눈에 보이는 현실이 아닌 뭔가 다른 곳에 집중 될 수밖에 없었다. 이는 볼 수 있거나 계량 할 수 있는 사물에 초점을 맞춘 통상적인 과학적 접근과는 반대되는 것이다. 오늘 날, 일반적으로 *과학*(*science*)이라는 말과 같이 쓰이는 **경험론**이라는 말은 경험(*experientia*)이라는 라틴어, 특히 감각적(*sensory*) 경험을 뜻하는 말에서 유래하였다. 그러나 아직 고대 그리스 인들은 눈에 보이는 물리적 현실의 초점과 관련지어 한계를 인식했고 다른 수준에서 지식

---

3) 이 책을 통해서, *현대* 또는 *현대과학*이란 용어는 철학에서 *모더니즘*으로 사용되었다. 역사적으로 볼 때, 현대는 17C중반부터 20C중반까지를 말한다. 모더니즘의 특성은 여기서 논의하기에 충분하며 베이컨과 논리실증주의 작업의 논의로부터 우선적으로 찾아볼 수 있다. 4장과 6장 참조.

을 탐구하고 있었다.

플라톤의 형상이론에서 진실에 대한 이데아란 매일 존재하는 물리적 현실과 다른 수준에 존재하는 것이다. 플라톤은 지식이 보편적인, 어떠한 대상의 본질을 구성하는 **이데아**(*Idea*)(소크라테스가 언급한 바와 같이)나 **형상**(*Forms*, 플라톤)과 관계 지어 고려되어야 한다고 생각했다. 이데아나 형상은 물리적 현실을 뛰어넘는 실존의 수준이나 초월적 영역에 존재한다. 그것들은 보거나 만질 수 없음에도 불구하고, 플라톤은 아주 실제적으로 보았다. 또한 단지 사람이나 사상가의 지각에만 존재하는 것이 아니고 객관적이라고 주장하였다. 실제로 현대 과학자가 대상에 접근하듯 보거나 만져지거나 계량할 수 있는 것들은 계속적인 변화 때문에 틀리기가 쉬웠다. 지식은 이러한 대상과 분리되어 관여해야 하고, 이성 한가지만으로 얻어질 수 없으며 즉, 사유나 생각의 힘을 통하여 그리고 아무런 감각의 개입이나 도움 없는 논리적 논쟁을 통해 얻어질 수 있다.

아리스토텔레스의 논증

아리스토텔레스는 소크라테스와 플라톤의 뒤를 이어서 현대 이데올로기에 널리 보급되어 있는 지식 철학을 마련하였다. 이 당시, 그보다 앞서 갔던 많은 철학자들처럼, 아리스토텔레스는 **과학**과 지식, 그리고 철학을 다르게 구분 짓지는 않았다. 사실, 철학과 과학이라는 단어는 사고의 다른 범위를 칭하기 위해 널리 쓰였다. 여러 가지 연구를 통해, 아리스토텔레스는 과학의 세 가지 부문을 구별 지었다[4]. 그에 의하면, *사변(또는 이론)과학*(*speculative science*)은 지식의 창조에 목적이 있다. 여기에는 '제1철학'(형이상학), 물리학, 그리고 수학을 포함하며 이들은 모두 사색이나 이론화를 지향한다. *실무과학*(*practical science*)은 단지 지식이나 알아내는 것뿐 아니라 지식적 판단을 통해 행동할 수 있는 능력에도 초점을 맞추고 있다. 이러한 과학에는 윤리학, 정치학, 그리고 경제학이 포함된다. 마지막으로 그는 *생산 과학*(*productive science*)를 정의했는데, 이것은 무엇인가를 생산해내는 데에 목적이 있다. 미술이나 의학, 건축, 수사학과 같은 것을 포함하며 이것은 상황에 따라 중요해진다.

과학의 조직화에 대한 이러한 논의는 오늘날의 학문적 조직화와 비교하여 해석되었을(그리고 잘못 해석되어져 왔을) 것이다. 아리스토텔레스는 각각의 과학 유형이 명백히 다른 것들과 연결되어졌다고 보았기 때문에 학문에 대한 논의를 더 이상 발전시킬 필요가 없었다. 간호사를 포함한 현대의 사상가들이 적어도 조직이나 관리적 측면에서의 요구는 과학과 분리될 필요가 있다고 보는 측면과 달리, 아리스토텔레스는 모든 지식에 존재하고 있는 관계를 강조하였다. 각 유형의 과학은 주관적 질

4) 아리스토텔레스의 저서 The Topics 참고.

료, 원하는 목적, 그리고 기본적 원칙에 따라 분화될 수 있다. 그럼에도 불구하고 아직 각각은 관련이 있다. 원칙과 주관적 질료는 공유될 수 있지만 다르게 사용되거나 다른 목적으로 사용된다.

아리스토텔레스는 지식과 학문 분야의 조직화와 관련된 최근의 딜레마에 대해 독특한 견해를 제시하였고, 차용된 지식인가 아니면 간호학만의 독특한 지식인가에 대한 최근 간호학계의 논쟁에 대해서도 도움이 될 만한 견해를 보여주었다. 이러한 시각에서 볼 때 지식은 어떤 한 그룹의 영역도 아니고 특별한 초점에만 국한되어 있는 것이 아니다. 비록 지식을 창조하고 활용하는 최종적인 목적이 다를지라도, 지식은 널리 공유되고 발전되어진다. 아리스토텔레스는 또한 '과학'이라는 용어를 매우 넓게 응용하여 사용했다. 이것은 '간호가 과학인가'라는 물음과 관련된 요즈음 간호계의 사고와는 매우 다른 것이다. 그런 구분은 아리스토텔레스에게는 의미가 없는 것이었다. 사실, 독특하고 특히 가치 있는 지식으로서의 *과학*의 발전은 20세기 초부터 시작된 비교적 최근의 경향이라 할 수 있다.

플라톤의 형상이론에 대한 여담

앞서 언급했듯이, 과학에 있어 플라톤은 실제 경험 또는 일상적인 현실의 범위를 넘어서는 '*형상*(*image*)'에 초점을 맞추었다. 플라톤에 따르면, 형상이란 것은 다른 수준의 세계에 존재하고 있고 이상적이고 본보기가 되는 전형으로서, 감각을 통해 우리가 지각하는 느끼기 쉬운 사물들은 단지 불완전한 형태의 사본일 뿐이라고 설명하였다. 또한 느끼기 쉬운 사물들의 불완전한 본질과 변화하려는 성질 때문에 지식은 감각을 통해 발전될 수 있는 것이 아니라고 주장하였다. 대신 감각은 의견이나 추측을 가능하게 할 뿐이라고 하였다. 이러한 주장은 **보편성(universals)**과 **특수성(particulars)**이라는 철학의 오래된 이원론의 한 예가 되 수 있다. 이 이원론은 세계를 특수성(감각을 통해 찾아낼 수 있는 느끼기 쉬운 실재물이나 사물)과 보편성(개별적인 것들과는 따로 존재하는 추상화 또는 일반화 된 것)이라는 두 가지로 나누어진 현실로 인식한다. 곧, 철학자들에게는 딜레마가 생겨났다. 그렇다면, 어떻게 보편화된 지식이 얻어질 수 있는가? 플라톤에 의하면 명백하게도, 지식은 감각을 통해 생겨나지 않는다. 대안으로서 플라톤은 근거 또는 심상의 힘이 지식의 발전에 적합하다고 제안하였다. 하지만 심상 하나만으로 그 것을 이룰 수 있는가? 어떻게 그러한 지식이 객관적이고 확실성을 제공하는 중요한 기준을 충족시킬 수 있나?

아리스토텔레스는 이 문제의 중요성을 알고 있었지만, 그는 주로 보편적인 범위와 일상적인 현실의 사물 간 분리에 의미를 두는 플라톤의 형상이론에 신경을 썼다. 그는 플라톤의 형상 관념에 냉소를 보내면서, 특수화된 일상적 존재의 세계와 사물 안에 존재하는 알기 쉬운 형태를 분리가 아니라 조화시키려고 애썼다. 이렇게 연합을 함으로써 사람들이 일하며 살아가는 일반적인 범위를 초월할 필요 없이 일상 경험과의 접촉을 통해 지식이 어떻게 얻어질 수 있는가를 보여줄 것이다. 간호사들에게 매우 흥미가 있는 몇 개의 예에서 볼 수 있듯이, 정의, 아름다움, 위엄, 그리고 개성 등은 검증될 필요가 있는 대상이나 특별한 것이 아니고 물리적 세계 전반에 걸쳐 발견할 수 있는 것들이다.

아리스토텔레스에게 있어서 지식은 추상적인 것이 아니고 보편적인 것이며, 주변의 변화하는 대상이었다. 하지만 지식은 사물의 형상을 정신적으로 수용하는 과정을 통해서, 즉, 개별적인 것들에 존재하는 형상을 인정함으로써 습득된다. 플라톤이 제시한대로 형상은 지적인 교육이 아니고, 관찰과 논리(아리스토텔레스가 시연이라 불렀던)를 통해 알게 될 수 있다. 물질과 형상은 결코 서로 분리되지 않는다. 물질 없이는 순수한 형상이 있을 수 없으며, 물질은 형상 없이 존재할 수 없다. 인간은 경험적 실재의 세계에 살고 있기 때문에, 그러한 경험을 모두 무시하는 것은 적당하지 않아 보인다. 사람들은 그들이 느끼는 것들에 의해 영향을 받으면서, 또 감각을 이용하면서 살아가고 있는 것이다. 도전은 경험이 계속적으로 변화함에도 어떻게 지식이 그 경험을 통해서 일반화 될 수 있는가를 결정하는 것이다.

경험적 또는 감각적인 경험의 세계가 중요하긴 하지만, 아리스토텔레스는 이것이 지식과의 관계에 있어 비교적 낮은 위치를 차지한다고 보았다. 아리스토텔레스에 의하면 지식은 보편자에 초점을 맞춘 것이다; 경험적인(감각적인) 경험만이 특정자에 대한 앎을 제공한다. **보편자와 특정자**의 간격은 궁극적으로 마음에 의해 기여하는 비 경험적 요소를 필요로 한다.

아리스토텔레스는 동 시대(현대)의 과학에 대한 시각에서 급진적인 이탈을 시도했다. 특징적으로 오늘날의 과학은 측정, 감각, 사실, 우리 주변의 대상들, 우리가 관찰할 수 있는 것에 근거하고 있다. 과학의 연구자들과 수요자들은 감각과 도구들이 정밀하다고 가정하고, 과학자들은 관찰과 측정이 표준화되어있고 타당하다는 것을 인정하는 것에 큰 괴로움을 느낀다. 현미경을 통해 관찰된 것과 우울이나 적응의 측정을 통해 얻은 수치들은 현실의 진짜 상태를 반영한다. 연구자들은 과정 밖의 사고방식을 지키도록 무수한 통제를 강요한다. 어떤 구성에서든 마음의 투영(the mind's interjection)은 연구에 잘못된 선입견을 부여하고, 객관적이기 보다는 주관적으로 연구 결과를 표현하는 것처럼 보일 것이다. 하지만 아리스토텔레스는 귀납법과 연역법을 구분 지었고, 어떻게 전통과학의 근본적인 전제와 객관성이 실제로 잘못된 결론을 이끌어 낼 수 있는가를 보여주었다. 이것은 정확하다고 추정되는 것과 갈망하는 것과는 다분히 반대된다.

귀납법과 연역법

귀납법은 일반적으로 각각의 것에 대한 관찰로부터 보편적인 결론을 유도하는 과정이라고 정의될 수 있다. 귀납법을 사용할 때, 연구자는 각각의 사물을 조사하고 특수한 각각의 예들에 대한 측정을 한다. 이러한 자료들을 사용하여 연구자는 좀 더 넓게 적용할 수 있는 결론으로 재구성 한다. 간결하게 말해서, 귀납법에 대한 개념은 특수한 것에서 일반적인 것으로의 이동으로 생각할 수 있다. 반대로, **연역법**은 일반적인 위치에서 좀 더 특수화되고 개별적인 것으로의 이동과 관련된다. 예를 들어 연구자들은 이론으로부터 연역법을 통해 가설을 검증하기 위해서 종종 가설을 설정한다. 이러한 연역적 단계에 이어서, 과학자들은 보통 귀납법을 통해 자료를 수집한다. 귀납법의 과정을 이용하여 간호사는 수술 후 조기 이상을 하는 환자가 침상에 계속 남아있는 환자들보다 회복이 빠르다는 사실을 관찰하게 될 것이다. 간호사는 많은 환자들에 대한 관찰을 통해 조기 보행이 치료적이라는 좀 더 일반적인 결과를 도출해 낼 수 있다. 연역적으로 접근을 한다면 간호사는 생리학의 일반적인 법칙으로부터 정신 신체 의학까지 포괄할 수 있고, 빠른 회복을 증진시키기 위한 중재로써 조기 보행을 지지할 수도 있을 것이다.

전통의 과학에 따른 일반적인 절차와는 반대로, 아리스토텔레스는 귀납법이 지식을 발전시키는데 충분하지 못하다고 주장하였다. 귀납법을 통해 유도된 결론은 보편적인 법칙에 합당해야하며 그 이유는 일반적인 수준에서 응용될 수 있어야 하기 때문이다. 그러한 결론은 법칙을 만들 수도 있지만, 모든 특정자들이 실험을 거쳐 확실성을 가진 사실일 때에만 가능하다. 그러나 그런 일은 절대 일어날 수 없다. 왜냐하면 무엇에 대한 모든 사례를 자세히 조사하는 것은 불가능하기 때문이다. 이러한 이유에 근거하여, 아리스토텔레스는 귀납법이 과학적인 증거를 산출하는 데에 적합하지 않다고 주장했다.

삼단논법과 논증

아리스토텔레스에 따르면, 확실성과 사실 탐색의 정도는 오직 **삼단논법**을 통해 획득할 수 있다. 논리의 근본이 되는 요소인 삼단논법은, 논리가 좀 더 수학적인 성향을 보였던 20세기 초까지 전통적인 정식 논리 교육의 기초를 형성하였다. 삼단논법은 세 개의 문장으로 이루어져 있다. 삼단논법은 사실인 전제로 시작하고, 이 전제를 각각의 특수한 실례에 적용시키며 마지막으로 논리적 연역에 의해 결론을 도출해 낸다. 아리스토텔레스는 삼단논법의 이 세 가지 단계를 다음과 같은 순서로 설명하였다. 맨 처음, 삼단논법은 더 이상 사실을 증명할 수 없는 가장 간단한 사실로부터 출발한다. 이것들은 오직 지성을 통해서만 알 수 있는 자명한 이치이다. 마지막 문장은 좀 더 포괄적인 사실 또는 일반적인 결론이다. 가운데 문장은 '중명사(middle term)'로써 이 두 가지 끝 부분을 연결하는데 쓰인다. 이 중명사가 지식에 대한 아리스토텔레스의 진짜 목적이다. 간단한 전제의 자명한 사실과 나머지 지식간의 연결고리를 형성하기 때문이다(Aristotle, 1947b, Book II, pp.72–109).

간단한 삼단논법의 예를 통해 아리스토텔레스가 제시한 논법의 사용이 지식에 어떻게 기여하는 가를 이해하는데 도움을 얻을 수 있다. 먼저, 보편적인 사실이 삼단논법의 기초를 형성한다. 사례로써 자주 사용되는 문장은 '모든 인간은 죽는다.' 라는 간단한 문장이다. 아직까지 누구도 영원히 살아있지 않기 때문에, 일반적으로 이 문장은 보편적인 사실로 받아들여진다. 모든 가능한 증거들이 이것이 확실하고 사실인 진술임을 말해준다(적어도 미래의 발전을 배제한 이론적인 단계에서는). 실제로 죽음은 모든 인간에게는 보편적인 사실이다. 다음으로 우리는 플라톤이 사람이었다는 것을 말할 수 있을 것이다. 이것은 우리가 인간에 대해 알고 있는 지식에 근거하여, 무엇이 플라톤을 사람으로서 구성하는가에 대한 이데아의 적용과 플라톤의 특징과 인간의 특징이 일치하는지의 결정을 통해 설명될 수 있고, 결과적으로 확실히 플라톤이 사람임을 결론짓는다. 즉, 플라톤은 인간의 '필수요소'를 포함하고 있다는 특성을 보여준다. 그는 인간임을 나타내는 규정된 기준을 가지고 있다. 삼단논법의 이러한 두 가지 부분을 완성했으면, 우리는 플라톤도 죽는다는 논리적인 결론을 낼 수가 있다. 이 삼단논법을 적어보면 다음과 같다:

모든 인간은 죽는다
플라톤은 인간이다.
(그러므로) 플라톤은 죽는다.

철학자들과 다른 논리학자(practitioners of logic) 들은 기초가 되는 논증법을 좀 더 일반적인 표현으로 나타내었다.

모든 P는 Q이다.
X는 P이다.
X는 Q이다.

본래의 전제에 대해 사실성이 주어졌으므로, 플라톤은 죽는다는 것은 필연적인 사실이며 그렇게 되어야만 하는 것이었다. 중명사는 플라톤이 죽는 '이유'를 나타낸다. 그는 인간이기 때문에 죽는다.

이 방법으로 삼단논법을 이용하여 지식을 더하려는 곳은 삼단논법 두 번째 줄, 즉 중명사에 초점이 맞추어져 있다. 아리스토텔레스(1947b)에 따르면 과학이란, 중명사 또는 사물의 **원인**에 대한 탐색인데 그 이유는 이 '원인'이 사물을 본래의 그 것으로 만드는 책임이 있기 때문이다.

> 소피스트들이 우연한 방법을 통해 지식을 얻는 것에 반하여 우리는, 우리가 예컨대 다른 것이 아닌 그 사실의 원인, 더 나아가 그 사실이 그 외 다른 것이 될 수 없는 이유-같은 사실을 좌우하는 원인을 알고 있을 때에도, 스스로가 사물에 대한 확인되지 않은 과학적인 지식을 가지고 있다고 가정한다(Book I, 2장, p11).

그래서 아리스토텔레스는 과학적인 지식이 필요하다고 보았고, 그 것은 사실이 있는 그대로 꾸밈없어야 한다는 뜻이다.

또 다른 예 :

호흡하는 모든 특정자(X)는 유기체이다.
X는 호흡을 한다.
X는 유기체이다.

우리는 관찰과 연역법 두 가지를 통해 오직 살아있는 것(유기체)만이 호흡작용을 한다는 것을 알고 있다. 그러므로 한 특정자가 호흡을 하는 객체로 판명이 된다면, 이것이 유기체로 분류 될 수 있음을 알 수 있다. 이러한 호흡의 특성이 X가 유기체가 되는 이유가 된다. 어떤 사물에 대한 원인을 아는 것은 이것의 본질적인 특징을 아는 것이다. 본질을 밝혀내는 것이 과학의 가장 중요한 초점이다.

비록 많은 논쟁들이 삼단논법의 모습으로 생길 수 있지만, 모든 삼단논법들이 그 견고함과 가치에 있어 같은 것은 아니다. 어떤 삼단논법은 아리스토텔레스의 뚜렷하게 '반짝거리는' 밤하늘의 물체들에 대한 예를 사용하여 다음과 같이 만들어질 수도 있다.

가까이 있는 사물은 반짝거리지 않는다.
행성들은 반짝거리지 않는다.
행성들은 가까이에 있다.

삼단논법의 문장들이 대부분 사실이기 때문에, 이것은 사실(fact)에 대한 **논증(demonstration)**이라 할 수 있다. 하지만, 이 삼단논법이 타당한 논증을 만들어내지는 않는다. 행성의 움직임에 있어 적합한 '이유'를 보여주고 있지 않기 때문이다. 빛나고 있기 때문에 행성들은 가까이 있지 않은 것이다; 빛나는 것은 '원인'이 될 수 없으며, 행성이 가까이 있기 위한 적합한 중명사가 아니다. 이 삼단논법은 사실을 증명하지만 '사리에 맞는 사실'을 증명하지 않는다. 이 문장들과 결론은 단지 감각적 지각에 근거한 것이다.

하지만 이 경우에서 중요한(첫번째) 문장과 가운데 문장을 바꾸면, '사리에 맞는 사실'이 만들어진다.

가까이 있는 것들은 반짝거리지 않는다.
행성들은 가까이에 있다.
행성들은 가까이에 있지 않다.

아리스토텔레스에게 '*사리에 맞는 사실*(*reasoned fact*)'이 단순한 '*사실*' 보다 우월하다는 것은 명백하다. 중간의 문장은 행성이 반짝이지 않는 이유를 제공하고, 필연적으로 진실이며 그 결과, 확실하게 단정 지을 수 있다.

'사리에 맞는 사실'을 보여주는 증명의 선호에 더하여, 아리스토텔레스는 보다 나은 형식의 논증을 결정짓기 위한 다른 기준의 다양성을 정의하였다. 일반적으로, 논증의 최상의 형식은 '일반적이고 확정적인' 것이다. 특히, 아리스토텔레스는 더 많은 지식을 주고, 특수한 그룹에 초점이 맞춰진 것보다 일반적인 틀에 맞으며, 하나만 가르치는 것보다 두 가지를 가르치는 것, 그리고 간단한 진실에 가까운 '중간 말'을 가진 것, 다른 말로 중간 말 또는 이유와 간단한 전제 사이에 명백하게 가까운 의존성이 있는 논증을 선호하게 되어있다고 짚어냈다. 덧붙여서, 선호하는 논증은 '진실에 접근하고 판단을 그르치지 않으며', 하나의 뜻을 가지고, '원인을 규명'하며, 다른 사실들에 독립적이라고 하였다. 논증의 최상의 형태는 또한 간단하며 한정적이어야 하고, 축약된 것, 그리고 당연하게도 명백한 진실을 가리켜야 한다. 일반적으로 요즈음의 과학자들 또한, 다양한 상황에서 널리 응용시킬 수 있고, 인색하고(parsimonious) 포괄적인 방법으로 복잡 다양한 생각들을 간단한 이론으로 한정시키며, 적어도 확실성이나 진실에 가까운(사실이라는 높은 확신을 가지고 있거나) 결론을 유도해낸다는 것은 흥미로운 사실이다. 아리스토텔레스의 저서 이후로 천년의 시간이 흘렀지만, 그의 생각 중 일부는 아직도 현대의 과학에 남아있다.

아리스토텔레스의 삼단논법과 어떻게 지식이 확장될 수 있는가에 대한 서술은 범주와 하위범주를 가진 일반적인 분류 체계의 발전 가능성을 암시하였다. 의심할 바 없는 이러한 분류의 접근은 아리스토텔레스의 경력과 생물학의 해박한 경험에 어느 정도 영향을 미쳤다. 분류학이나 다른 체계적인 구조가 진보적으로 확장해가면서, 그에 대한 자각과 모든 요소들이 포함하는 지식의 증대도 가져왔다. 무엇에 대한 원인이나 필수적인 물질, 그 것을 그 것으로 만드는 무엇을 결정짓는 것은 과학의 최우선적인 초점을 구성하고 있다.

*원인*에 대한 아리스토텔레스의 생각, 특히 이것이 사물의 *핵심*(essence)을 구성하고 있다는 생각은 과학에 대한 그의 다른 논문에서도 '정의(definition)'로서 나타난다. 아리스토텔레스는 명목상 정의와 실제의 정의 사이의 차이를 구분 지었다[5]. 정의가 이론적으로는 핵심이나 어떤 사물의 존재에 대한 이유를 제공한다고는 하나, 사실은 실제의 정의만이 이것을 달성할 수 있다. 하지만 본질이나 실제의 정의에 도달하는 것이 늘 가능한 것은 아니다. 그렇기 때문에, 설명적인, 혹은 명목상의 정의가 때때로 필요한 것일지 모른다. 그럼에도 불구하고 이 이데올로기에 의하면, 실제의 정의들이야말로 지식의 이상에 도달하기위한 유일한 것들이 된다.

아리스토텔레스의 논증에 대한 논의에서 변함없이 제기되는 한 가지 물음은, 삼단논법의 기초를 구성하는 기본적인 전제의 근원에 관심을 갖는다. 아리스토텔레스(1947b)에 따르면 이 전제들은 반드시,

> 진실 되고, 일차적이며, 즉시적, 결론에 앞서서 보다 더 알려지고, 원인에 대한 효과로서 그들과 관련이 되어야 한다. 이 조건들이 만족되지 않으면, 기본적인 진실은 결론에 '적합'하지 않을 것이다(Book I, 2장, p.11).

이러한 조건에 맞는 전제 없이도 삼단논법은 만들어질 수 있겠지만, 그러한 삼단논법은 과학적인 지식을 생성하지 못할 것이고 적합한 논증으로 받아들여지지 않을 것이다(Book I, 2장, p.11-12). 이러한 전제들은 증명할 수도 없거니와 근본적이고 기초적이라 생각되지도 않는다. 그 다음에는, 이것이 어떻게 얻어지는가 하는 물음이 생겨난다.

아리스토텔레스(1947b)는 '모든 지식이 증명할 수 있는 것은 아니다: 반대로, 전제에 근접한 지식

5) 명목상 정의와 실제적인 정의 사이의 차이는 1959년, 실증주의자 Hempel에 의해서 부활되었으며, 개념분석에 대한 간호학적 접근에 큰 영향을 보여주었다. 8장 참고

은 증명으로부터 독립적이다.'라고 하면서, 위의 주장을 따라야만 한다고 하였다(Book I, 3장, p.14). 또한 그는 이러한 전제들이 본유적으로, '출생에서부터' 존재했던 것은 아니라고 강조하였다.

> 만약 우리가 더 발전된 상태의 그 전제들에 대한 폭 넓은 지식이 없다면, 그 것들은 우리에게 존재하지 않았을 것이다. 그러므로 우리는 능력을 일정부분 가져야만 하지만 이 것들의 발전된 상태보다 정확도에 있어 높은 수준일 필요는 없다(Aristotle, 1947b, Book II, 19장, p.107).

대신에, 아리스토텔레스(1947b)는 인간들은 태어나면서부터의 타고난 능력을 바탕으로 지각-인지를 통해 이러한 기본적인 전제들을 발전시킬 수 있다고 주장하였다. 하지만 이것은 과학적인 관찰에 따르면 보통의 생각처럼 지각-인지가 아니다. 오히려 지각-인지는 실제의 인식이 끝날 때 남아있는 '지각 표상의 잔영'으로서 심상이나 기억에 인상을 남긴다. 이 기억으로부터, 반복된 기억에 기초하거나 일반적인 것의 고정에 근거하여 경험이 나오게 된다.

> 일반적인 것으로부터 이제는 영혼(soul) 안에 완전히 안정화되어서, 그들 중에서 단일한 주체성을 가진 다수를 제외한 하나는 장인의 기술과 과학에 대한 인간의 지식, 앞으로 올 영역에 대한 기술과, 존재하는 영역에서의 과학의 근원이 된다(Book II, 19장, p.107-108).

이러한 기초적인 전제는 귀납법의 과정을 통해서, '가장 초기의 우주는 영혼 안에 존재하고 있다: 지각-인지의 행동은 개인을 통한 것이라는 점에서, 그 내용은 우주적이다...'라는 반복되는 근거에 의한 개인(특정자)의 감각-지각을 통해서 생겨났다(Book II, 19장, p.108). 특정자와의 반복되는 대치를 통하여, '정말 보편적인 것인 각각의 개념이 생성되었다...'(Book II, 19장, p.108-109). 이 귀납법의 과정은 요즈음의 과학자들이 추구하는 자료 수집의 체계적인 과정은 아니다. 대신, 아리스토텔레스는 이러한 형식의 귀납법을 생각할 때 갑작스럽게 떠오르는 일반적인 것인 직관에 비교하였다. '근본적인 전제의 뜻을 파악하는 것은 직관이다.' 직관은 유일하게 진실 된 지식의 형태이며, 아마도 증명을 통해 얻어진 '과학적 지식'보다 더 진실 될 것이다. 그러므로 근본적인 전제들은 과학적인 지식을 만들어낼 증명에 적합한 근거가 된다. 그런 까닭에, 직관은 과학적인 지식의 기본이나 '유래가 되는 재료'를 형성한다'(Book II, 19장, p.109).

아리스토텔레스(1947b)는 그의 후기 작업에서 특별히 그가 올바른 탐구 방법이라고 생각하는 것을 서술하였다. 이 방법은 '동일한 개체들'이란 그룹, 다른 말로 고유한 특징을 공통으로 가지고 있는 개체들의 집합에 대한 관찰에서부터 시작한다. 이 집합에 대한 증명의 검사와 적용을 통하여, 탐구자는 그 것들이 무엇을 공통으로 가지고 있는지, 공통된 특징의 '원인'이나 핵심이 무엇인지를 결정한다. 연구는 처음 검사물 들과는 동일하지 않으나 관련성이 있는 다른 집합의 검사까지 진행이 된다. 다시 말하여, 개체의 특징이나 성질이 파악되거나 알려지면 연구자는 다른 비슷한 집합의 특징들도 검사하기 위해 연구의 영역을 확장한다. 연구는 '하나의 공식에 도달할 때까지 보존되는데, 이것이 한 사물의 정의가 될 것이기 때문이다.' 이 과정은 많은 항목들을 정렬하여 목록을 만들고, 범주화를 위한 분류학적 체계를 발전시켰던 아리스토텔레스의 생물학적 업적과 공통점이 있다. 귀납적이고 연역적인 전략을 연합해서 사용하였던 아리스토텔레스의 생각은 객관적인 지식, 세계에 대한 절대적인 진실을 얻기 위한 체계적인 접근을 보여주었다. 기본적인 전제로부터의 운영은 지각-인식, 기억의 복잡한 과정과 보편적인 것의 경험을 통해 확고해졌다. 지식은 세계 모습의 본질을 증명하고 의견과는 구별되는 지식의 적합하며 확실한 수준을 획득하기 위해 전진적으로 확장될 수 있다.

아리스토텔레스의 영향

지식을 얻는 아이디어와 방법에 대한 아리스토텔레스의 특별한 방식은 그 시대에 많은 독자들이 그럴 것이라고 기대하는 것과 비교해서 흥미를 자아내며 감동적이고 발전된 것이다. 그는 비록 2500년 전에 살았지만 철학에 대한 그의 공헌과 영향력은 지속되어 왔다. 오늘날의 간호사들이 해결하기 어려운 의문점들이 바로 아리스토텔레스와 그의 동료들도 함께 직면했던 문제라는 것을 지적하는 것은 중요하다. 다양성 속의 통일성(unity in diversity), 유일론과 다원론과 같은 문제, 인간과 변화하는 관점에서 사건과 의미를 파악하는데 따르는 어려움들은 역동적이고 변화하는 세상의 본질을 바라보는 간호사들의 가치나 신념과 많이 다르지 않다. 간호사들도 전통적인 경험적 연구를 따르지 않는 사물에 대한 지식을 얻고 연구를 하는 방법에 대해 갈등을 가지고 있으며 이러한 것들은 간호학의 학문적인 역사에 중요한 위치를 점하고 있다. 이처럼 비경험적인 실재의 예들은 영성, 에너지, 회복력(resilience), 어려움(hardiness), 되어감(becoming), 실재(presence)와 같은 것으로서 이러한 개념들은 간호 실무에 중요한 추상적 개념들이다. 아마 '건강'도 그러한 목록에 포함될 수 있을 것이다. 지식에 대한 아리스토텔레스의 접근은 비경험적인 실체 뿐 아니라 비록 그가 제안한 방법론이 어떻게 그러한 비경험적인 요소들이 관찰과 논리적 논증(demonstration)의 결합을 통해 사정되거나 알려지는가를 보여주려는 의도가 있을지라도 보편자에도 초점을 맞추고 있다.

직관은 간호사들의 지식과 기술의 일부를 설명하는 사용되는데, 특히 행동에 대한 경험적 단서가 명확하지 않을 때 그러하다. 아리스토텔레스는 직관에 대한 흥미로운 견해를 제공하는데 이것은 간호지식에 있어서의 역할에 대한 논의에 불을 당길 수도 있는 것이다. 아리스토텔레스에 의하면 이러한 인간의 능력은 논증의 기반을 제공하는 기본적인 전제들을 이끌어 내는데 활용된다. 비록 이러한 기본적인 전제들은 감각-지각으로부터 도출될 지라도 이러한 전제의 신빙성은 단지 보거나 지각하는 활동을 넘어서는 것이다. 기본적인 원칙에 도달하는 과정을 서술하면서 아리스토텔레스는 지식의 발전에 있어서 직관의 과정과 가치에 의미를 부여하였다. 이 것은 지식의 탐구에 있어서 귀납적, 연역적 방법의 결합에 관한 흥미로운 질문을 제기한다.

아리스토텔레스에게 있어서 이러한 과정의 결과로부터 나오는 지식은 반박할 수 없으며 확실하고 필요한 것임에 틀림이 없다. 최종적인 산물은 객관적이고 절대적인 진실의 기준에 부합될 것이다. 아리스토텔레스는 이러한 산물을 '과학'이라고 언급하였으며 과학을 체계적이고 객관적이며 진실-탐구로서 바라보는 기반을 구축하였다. 그는 이것을 일반적으로 지식과 다르다고 보지 않았으며 사실상 종종 '지식' 대신 '과학'이라는 용어로 대체하였다. 그리스 고전시대에 보여지는 서양철학의 뿌리에서는 지식을 진실, 필요성, 확실성 등과 같은 용어를 사용해서 언급하는 강한 특성을 가지고 있었다. 그러나 '과학'이 항상 명료하고 독특한 목표와 기준을 가진 특별한 지식의 부분집합으로 간주되는 것은 아니었다.

아리스토텔레스의 '과학'과 진실은 '본질(essence)'에 초점을 두고 있다. 아리스토텔레스에게 있어서 본질은 어떤 것을 무엇인가로 만드는 것이다. 본질은 사물의 '원인'이며 다른 것이 아닌 바로 특별한 무엇을 그것답게 만드는 것이다. 이러한 접근에서 지식(과학)에 대한 탐구는 검증되는 사물의 '본질'을 파헤치는데 초점을 둔다. 다시 말하면 특정한 것을 동물, 아름다움, 정의, 유기화합물 등과 같은 예로 만드는 것이다. '본질'이 발견되고 그것이 대상과 필연적으로 연결된 것으로 결정이 되었다면, 아리스토텔레스에 의하면 사물의 '원인'이 발견된 것이다. 이것이 아리스토텔레스의 '과학'이다. 이러한 **본질주의**(실재론)는 본질이 발견될 수 있고 하나의 객체나 경험에 관한 단일, 객관적 실제 또는 진실을 반영하는 이데아의 다양한 형상이며 현대 시대를 거쳐 주장되어 왔다. 여러 철학자들이 그 후에 '본질'과 '필요성'[6])과 같은 이데아와 관련된 가치와 문제들을 탐구하였다.

아리스토텔레스에 의해서 설명된 과정이 실제적으로 이러한 탁월한 철학자들에 의해 추구되는 객관적인 지식으로 나타날 수 있는가 하는 것은 의문이다. 기본적인 전제들이 가능한 오류나 선입견

6) 예를 들어 Kripke S.A.(1980). Naming and Necessity. Oxford : Basil Blackwell and Plantinga, A.(1965). The ontological argument NY. Doubleday. 참고할 것

없이 완전한 정확성을 지니고 실제로 파악될 수 있는가? 아리스토텔레스는 세계에 대한 진실과 같은 것을 획득하는 것이 가능하다고 의심없이 믿었으며 이러한 적절한 형태의 탐구를 통해 목표를 달성하는 것이 가능하다고 자신의 생각을 발전시켰다. 아리스토텔레스의 독특한 귀납-연역적 방법과 보편자와 특정자의 혼합적 방법은 자신과 동료들이 살아갔던 세상의 지식을 얻기 위한 시도이다.

그의 저술을 통해서 아리스토텔레스는 서양의 지적사고의 역사에 다양한 용어와 아이디어를 제공하였는데, 이중 많은 경우는 존재론과 과학에 지속적으로 영향을 미쳤다. 예를 들어 간호사들이 분류체계를 구축하려고 한 것처럼 그 시대를 발전시키는 노력을 하는 일은 흥미롭다.

변화에 대한 아이디어와 함께 매일 매일의 특정자 영역과 객관적, 보편적 지식이 존재할 것 이라는 영역을 통합하기 위한 갈등에는 많은 유사성이 있다. 마찬가지로 그 시대의 지적 목표에 도달하기 위한 방법에 대한 탐색이 있다. 언급된 문제점들이 크게는 다를지라도 무엇이 지식을 구성하는가에 대해 알고자 하는 바램과 의문점은 지속된다.

결론

간호학자들은 아리스토텔레스에 의해 직면하게 된 도전과 간호학에서의 문제들 사이에 유사성이 있음을 감사해야한다. 간호과학의 많은 부분은 과학과 다른 형태의 지식, 귀납법과 연역법, 경험론과 직관을 구분짓고 기타 탐구에 대한 논의에 있어서 유사한 이분법에 기여해 온 이데올로기의 시대 동안 발전을 해 왔다. 이러한 많은 구분들은 합리적이지만, 아리스토텔레스는 지각과 논리적 추론의 결합이 지식의 성장에 기여할 수 있다는 관심에 대해 많은 인센티브를 제공한다. 인간의 정신은 세상을 알기 위한 많은 능력을 소유하고 있다. 아리스토텔레스는 힘과 능력의 배합을 통해 주변세계의 역동성과 변화하는 본질에도 불구하고 그 것에 관해 많이 아는 것이 어떻게 가능한가에 대해 생각하도록 격려한다.

토의 과제

1. 간호학과 관련된 '유일론과 다원론'의 문제는 어떤 것이 있는가?
2. 간호학에 있어서 이데아나 보편자를 설명하고 매일 매일의 경험속에서 어떻게 발견이 되는가를 기술하시오.
3. 지식개발에 있어서 2차 자료의 장점과 단점을 설명하시오.
4. 간호학과 관련된 진실을 논증하기 위한 삼단 논법을 구축하시오.

참고문헌

Aristotle. (1947a). Metaphysics (Book Ⅰ) (W. D. Ross, Trans.). In R. McKeon (Ed.), *Introduction to Aristotle* (pp. 238-243). New York : Random House.

Aristotle. (1947b). Analytica Posteriora(Book Ⅰ & Ⅱ) (G. R. G. Mure, Trans.). In R. McKeon (Ed.), *Introduction to Aristotle* (pp. 9-109). New York: Random House.

Aristotle. (1958). Metaphysics: *A revised text with introduction and commentary by W. D. Ross* (W. D. Ross, Trans.). Oxford : Clarendon Press.

Heraclitus. (1987). *Fragments*. (T. M. Robinson, Trans.). Toronto: University of Toronto Press. (Original work 5th/6th Century BCE).

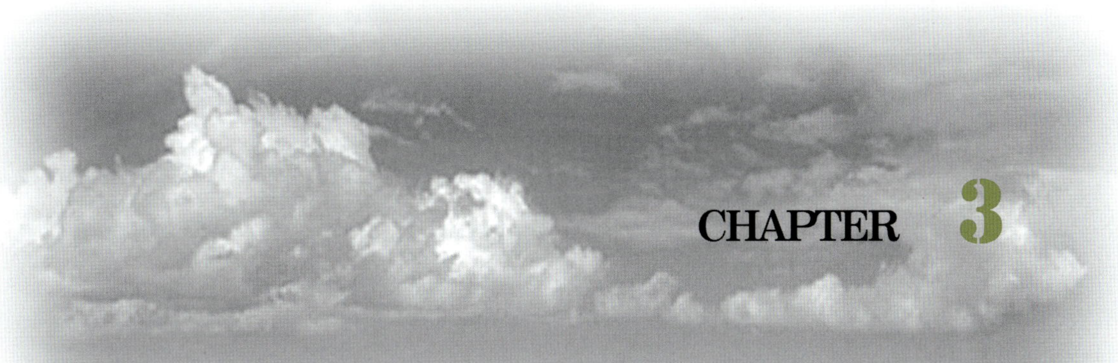

CHAPTER 3

내부로부터의 학문 : 데카르트의 합리주의

주요 개념

신체(body)	정신(mind)
이원론(dualism)	사적, 공적세계(private and public world)
관념(idea)	합리주의(rationalism)
본유적 관념(innate ideas)	이성(reason)

프랑스의 철학자 데카르트는 서양의 인식론 발전에 중요한 기여를 하였다. 데카르트는 17세기에 활동을 하였지만, 고전 철학과 아리스토텔레스의 업적이 지배한 기원전 4세기부터 17세기 유럽까지의 기간도 관심이 없던 시기가 아니었음을 인식하는 것은 중요하다. 이처럼 오랜 기간 동안 사상가들은 초기 그리스 철학시대에 제시된 주요한 질문들에 대한 탐구를 계속하였으며 고전의 영향을 받았다. 이 기간에 에피쿠로스학파의 쾌락주의 도덕론과 오캄(William Ockham)[1]의 유명론

1) 에피쿠로스는 원자를 물리적 물체의 기본요소로 보는 견해를 지지했으며, 이는 소크라테스 이전의 철학자 데모크리토스부터 유래된 것이다. 이 원자론은 결정적으로 지식의 경험적 관점에 기여를 하였다. 에피쿠로스도 행위는 일반적으로 쾌락을 추구하는 과정에서 생겨난다는 윤리에 대한 쾌락주의적 접근과 관련이 되어있다. 오캄의 유명론은 일반적으로 형이상학적 실체에 대한 거부와 함께 가장 검소한 것으로의 형이상학적 환원이다. 오캄은 개별적 실체로서의 보편적 실재를 지지하지 않았고 ; 보편적 실재는 많은 경우에 적용이 가능함을 의미한다.

(nominalism), 그리고 마지막으로 14~15세기 사이에 이탈리아에서 시작된 광범위한 지적 운동인 르네상스가 있었다.

데카르트 이전의 종교적인 규칙이 지배적이었던 시기에는 과학이 급속도로 발전한 것과는 대조적으로 많은 논쟁의 여지가 있었다. 예를 들어 14세기 오캄의 시대에 심리학의 발전을 동반한 경험적 연구는 인식론적 영역에서 이성(reason)에 대한 관심과 주의를 갖게 되었다. 또한 이것은 자연이 근본적으로 특정자(particular, 경험적 대상)와 작용한다는 대립되는 인식을 불러일으켰다. 과학은 사물 자체나 물리적 대상보다는 생각 속에만 존재하는 명제나 일반적인 개념에 더 관심을 갖는다고 생각되었다. 이러한 생각과 외적 현실 사이의 긴장은, 특정자 들과의 상호작용을 통해 얻어진 감각자료들이 이러한 객관적 실제의 개념 발달에 기여할 수 있도록 적절한 방법을 표현하는 지식을 활용할 수 있는 이론이 필요한 상황을 이끌어 냈다.

데카르트 철학의 개관

역사적인 영향들

비록 오캄과 데카르트의 업적 간에 직접적인 연관은 적으나, 데카르트의 업적 이전에 이루어진 발전은 분명 그의 관념에 대한 구성과 저술의 문맥을 입증하는 데에 중요한 영향을 미쳤다. 데카르트는 종교, 과학, 지식의 이론에 대한 관심의 증가로 형성된 당시의 일반적인 배경에 반한 작업을 하였다. 데카르트는 고전에 비중을 두어 학교 교육을 받았지만 그 후 그러한 교육들을 대부분 거부하였다. 그가 살았던 시기는 종교적인 영향이 대단히 컸던 시대로서 갈릴레오와 동시대를 살았다. 아무도 망원경을 통해 신을 보지 못했다는 사실과 천문학의 코페르니쿠스의 체계가 종교와 과학에 관한 엄청난 논쟁을 불러왔다는 사실은 종교와 과학 모두를 잠식할만한 새로운 회의론의 징후를 보여주었다(글상자 3-1 참조). 데카르트는 지식의 존재를 위한 적합한 근거를 제공하는 이론, 다른 말로 '지식'으로 여겨지는 결론 도출을 가능하게 하는 이론의 고안을 목표로 삼았다.

글상자 3-1 코페르니쿠스 천문학의 영향

간단한 용어로 코페르니쿠스 천문학은 지구가 태양 주위를 회전하는 것으로 설명을 하였다. 이미 우세한 이론이었던 프톨레마이오스 체계에 의하면 지구는 우주의 중심이며 태양과 다른 행성이 지구 주위를 도는 요소라는 것이었다. 이러한 지구와 태양의 관계 변화는 하늘(heaven)과 지구간의 관계에 대한 의문을 제기하였다. 이러한 견해는 이 당시의 성서 교육에 반하는 것이었으며, 명백한 거짓이고 과학적 증명이 부족한 것으로 널리 간주 되었다. 갈릴레오는 재능이 있는 수학자로서 코페르니쿠스적 체계를 지지하고, 1609년, 보다 확대된 천문학 연구를 위해 망원경을 개발하였다. 그는 그 후 계속해서 연구를 하였으나 로마 가톨릭 교회에 의해 유죄를 선고받고 일차적으로 추방을 당하게 되었다. 그것은 그의 천문학적 견해를 가르쳐서는 안 된다는 교회의 명령에 순종하지 않았기 때문이다. 교황 요한 바오로(John Paul) 2세는 1992년, 비록 이 전체적인 사건의 귀추에 대한 중요성에 관한 논의는 여전히 남아있지만 갈릴레오에 반해서 이전에 내렸던 행동들을 철회하였다.

방법의 개발

데카르트는 수학 분야에서 널리 알려져 있고 좌표기하학의 시스템 개발에서도 인정을 받았다. 철학 분야에서는 '데카르트의 이원론' 또는 '심신 이원론'으로 명성을 얻었다. 그러나 종종 데카르트의 업적을 잘못 이해하고 단지 이원론에 관해서만 언급을 한다면 그의 철학적 업적을 피상적으로 기술하는 일이 될 수 있다.

지식을 얻는 방법을 제공하고자 하는 데카르트의 근본적인 욕구는 일을 추진하는 동력이었다. 이것은 그의 저서인 「*방법서설*」 *Discourse on Method* (1637/1976b)에 간결하게 설명이 되어있다. 여기서 데카르트는 지식의 발전을 위한 몇 가지 다음과 같은 규칙을 내놓았다.

> 첫째, 내가 그럴 것이라고 명백하게 인정하지 않았다면 사실이라고 받아들이지 말 것이다. 다시 말하면 판단에 있어서의 편견(주의 깊게 보는 성향)과 경솔함을 피하고 내 마음 속에 명확하고 분명하게 나타나는 것 이상을 받아들여서는 안 되며 내가 그 것을 의심하지 않을 수 있어야 한다(명증의 법칙).
> 둘째, 내가 검토할 어려운 문제들을 하나하나 될 수 있는 대로 그것들을 가장 잘 해결하기에 필요한 만큼 작은 부분으로 나누는 것이다(분석의 규칙).
> 셋째는 나의 생각들을 순서에 따라 이끌어가되, 가장 단순하고 가장 알기 쉬운 것에서부

> 터 시작하여 계단을 올라가듯 위로 올라가 가장 복잡한 것들의 인식에까지 이를 것이다. 그리고 피차 아무런 순서도 없는 것들 간에도 순서가 있는 듯이 자연스럽게 단정하고 나아가야한다(종합의 규칙).
> 네 번째는 하나도 빠뜨리지 않았다고 확신할 수 있을 정도로 완전하게 열거하고(매거) 전체적으로 재검토 할 것이다(매거의 규칙)(Descaretes, 1637)/1976b, 「방법서설」 Part II, p.118).

Keeling(1934)은 이러한 규칙들이 직관, 연역, 열거의 3가지 뚜렷한 정신 작용에 의지하고 있다고 하였다. 아리스토텔레스에 의하면, 직관력은 사물의 가장 단순한 특징에 대한 순간적인 이해이다. 그러나 데카르트에게 연역법이란 삼단추론의 논증이 아니라 단순한 특징들 간의 관계를 연역한다는 의미이다. 열거법은 오류를 줄이기 위해 연역법의 측면들을 체계화하는 방법을 제공한다.

데카르트의 방법에 옹호자도 있는 반면, 저명한 수학자 페르마 같은 비평가들은 그렇지 않았다.[2] 규칙은 너무 일반적이고, 필수 용어들은 너무 모호해서 지식 탐색에 있어 거의 도움이 되지 못하였다. 아마도 데카르트는 자신의 '규칙'이 실재적인 내용은 거의 없는 추상적인 처방전이라는 것을 인정했을지도 모른다. 그는 특정 문제에 대해 생각을 하는 것(*application* of the mind)은 지식을 갖게 하고 무엇인가를 '확실하고 구별되게' 보도록 한다고 반복적으로 강조하였다. 이 '확실하고 구별되게'(Descartes, 1637/1976b, Discourse on Method, pp.118, 128)라는 개념의 뜻은 방법의 해석에 있어 주요 논쟁거리 중의 하나였으며, 데카르트의 주요 관심이었다. 잘 알려진 「*제일 철학에 관한 성찰록*」 *Meditations on First Philosophy* (Descartes, 1641/1976c)의 저술에 추진력을 제공한 것은 바로 이 '확실하고 구별되는' 개념이었다.

데카르트에 따르면 지식은 '확실하고 구별되는 아이디어'가 있을 때 존재한다. 어떤 확실하고 구별되는 아이디어가 존재하는지 결정하기 위해서, 데카르트는 정신이 거짓이라 가정할 수 없는 무엇에 도달할 때까지 거짓이라 추측되는 모든 것을 무시하는 의심의 기법을 썼다. 바꿔 말하면, 아이디어들은 더 이상 거짓이 아니라는 것이 확신될 때 까지는 의심해야 한다. 그러므로 마침내 정신은 아이디어를 지식으로 여길 수 있게 만드는 진실과 확신의 단계에 도달하게 된다.

---

2) 유명한 프랑스 수학자 페르마는 현대 정수론 (modern number theory)의 창시자이고 확률이론의 주요 개발자이다. 페르마의 마지막 정리(theorem)($x^N+y^N=z^N$, x, y, z 그리고 N은 0이 아닌 정수로서 $N>2$에 대해서는 만족하는 해가 없다)로 알려진 방정식에서 수백년 동안 이 정리(theorem)를 증명하기 위한 시도에 수학자들을 참여시켰다.

의심의 과정은 회의론의 형식을 닮은 것처럼 보일 수도 있다. 하지만 데카르트는 지식이 될만한지, 그 것이 무엇인지, 그리고 어떻게 획득하는지에 대한 뚜렷한 생각을 가지고 있었으므로 분명 회의론자가 아니다. 이 과정을 시작하기 위해, 데카르트는 절대 의심될 수 없고, 오류가 있을 수 없는 명제를 시작점으로 하였다. 즉, '*Ego sum, ego existo*'. 이 명제는 '*나는 있다, 나는 현존한다*(*I am, I exist*)' 로 번역이 된다. 명제는 이것을 발언할 때마다 혹은 마음속에 품을 때마다 필연적으로 참이라는 결론에 이르게 되는 것이다. 이 글은 데카르트가 자신의 현존성에 대한 증명을 나타낸 것이다. 그가 세운 가설들(악마의 가설, 꿈의 가설)을 바탕으로 그는 자신이 현존한다는 것을 회의적 방법을 통해 추론해 낸다. 이런 사유의 형식을 방법적 회의라 부른다. 방법적 회의를 통해서 데카르트는 자신의 현존을 증명하고 물질의 현존 그리고 신의 현존에 대한 그의 철학적 증명을 완성해 나간다. 방법적 회의는 한번이라도 자기를 속인 것이 있는 모든 형태의 지식과 하나라도 불확실한 하나의 지식의 형태는 모두 거부하는 태도이다.

데카르트는「*방법서설*」(1637/1976b) 4부에서 '*나는 생각한다. 고로 나는 존재 한다: cogito ergo sum, I think, therefore I am*(p.127)'라는 유명한 명제를 진술하며 이 명제를 상세히 설명하였다. 이것은 명제의 본보기가 되고 있으며 그가 생각한다는 사실은 필연적으로 그가 존재한다는 의미이다. 그렇지 않다면 그는 자신의 사고과정을 인식하지 못할 것이기 때문이다. 다시 말하여, 만약 그가 존재하지 않는다면 스스로에 대한 그의 생각이 거짓인지 환각인지, 어떻게 데카르트가 그 자신의 생각을 인식할 수 있겠는가?

이처럼 데카르트는 그 자신의 존재에 대한 진리가 매우 명석하므로 '나는 생각한다, 고로 나는 존재한다'는 사색하는 사람들에게 질서정연하게 일어나는 모든 것 중에서 제1의 가장 확실한 것이라고 말한다. 이것이 곧 그의 사색 반전의 결과인데 이것은 그가 체계 있게 만들고자 하는 새로운 철학의 토대이자 출발점이 되는 철학적 합리화였다. 이 명제는 나의 사유와 나의 존재간의 관계를 명석하고 판명하게 인식하기 때문에 확실하며 더 이상 추론으로 증명할 필요가 없는 자명한 진리이다. 이처럼 사유하는 나의 존재는 추리를 통해 알게 된 것이 아니라 나의 의식에 직접적으로 한꺼번에 주어진, 즉 직관을 통해 발견된 진리이다.

cogito라고 불리우는 데카르트 스스로의 의식과정에 대한 강조는 지식에 대한 그의 논제의 중요한 기반이며, 그를 두 가지 주요한 결론으로 이끌었다. 첫째로, 그의 명제에서 '나'는 전체적인 본질이 생각하는 것이다(*Discourse on Method*, 1637/1976, p.128). 스스로의 존재에 대한 확신을 가능하게 하는 것은 그에게 사고과정이 있다는 것이다. 따라서 이러한 사고과정은 그를 그가 아는 '나'로 만든다. 둘째, 이 생각의 실체는 그가 가진 어떠한 물리적인 신체와도 '실질적으로 구별된다'. 데카르트는 스스로에게 신체가 있다는 것은 여전히 의심하면서도 생각하는 대상으로서 그의 존재를 확신할 수 있다.

신체와 정신 사이의 '실제적 구별'은 성찰의 주요 가르침 중 하나이다. 시간이 흐르면서 이러한 현실적인 구별은 데카르트 업적의 유산이 되었고 간호학 전반에도 확산이 되었으며 의료 활동과도 관련이 있다. 데카르트는 사실, 신체와 정신을 병렬적으로 놓음으로써 만들어졌던 이 '데카르트 이원론'으로 인하여 널리 기억된다. 이것은 종종, 표면상 **신체**와 **정신**의 '분리'로 받아들여지기도 한다. 그러나 데카르트는 아직 어떠한 분리도 언급한 바 없으며 단지 신체와 정신이 다르다고 했을 뿐이다.

신체와 정신의 구별

데카르트의 신체와 정신의 관계에 대한 구별은 여전히 난해한 질문들을 증대시켰다. 과학자들이 신체와 정신을 분리된 것으로 보면서도 가끔은 단지 회의적인 입장에서 관련이 된다고 본 것은 명확하다. 이것은 인간에 대한 생리학적 접근과 행위적 접근간에 지나친 분리를 가져오는데 기여했다. 이러한 구별은 특히 생물학적 이론이 건강과 질병에 대한 행위 이론과 다른 견해를 보이는 보건의료분야에서 뚜렷하다. 간호사들은 인간 발달에 대한 '본성 대 양육'이라는 분리할 수 없는 아이디어에 익숙해져 있다.

그러나 이러한 분리의 정도는 전체적으로 데카르트의 시각과 완전히 일치하지는 않는다. 「*정념론*」 *Passions of the Soul*, (1649/1989)에서, 데카르트는 인간이 되기 위해서는 신체와 정신의 접합이 있어야만 함을 자인하였다. 몸과 마음은 서로가 없이도 존재할 수 있으며 서로 독립적으로 활동할 수 있다. 하지만 인간은 두 가지의 결합에 영향을 준다. 그의 책에서 정념이란 정신과 관계되며 또 정기(animal spirit : 신체에 기계적 변화를 가져오는 원인)의 어떤 운동에 의해 기인되고 유지되고 강화되는 지각이나 느낌, 또는 감동들이다(27항). 또 '정념이란 정신과 육체의 사이에 있는 긴밀한 관계가 혼란스럽고 애매하게 되어 있는 지각들의 일종이다'(28항). 데카르트는 「*정념론*」 제1부에서 주로 정신과 신체의 상호작용에 대해서 자세하게 설명을 하고 있다. 당시에 동원될 수 있는 모든 의학적 지식을 동원한 그의 설명에 따르면 결국 몸과 마음이 서로 작용하며 이 작용을 통해 우리의 정념들도 발생된다는 것을 이해시키려는데 있었다. 행위가 신체의 운동이라면 정념은 우리의 정신 안에서 일어나는 의식 활동이다. 그 의식 활동으로의 정념은 불가분 신체와 관련이 있으며 몸과 마음의 결합이 이루어지는 한에서만 일어나고 또 신체의 보존과 완전성의 성취를 위해 필요한 행위를 하도록 자극한다. 정확히 어떻게 이 결합이 이루어지는가를 설명하기 위해서, 데카르트는 송과샘(pineal gland)을 신체와 정신이 접합되는 근원이라고 강조하였다(*Passion of the Soul*, 1649/1989, part 1).

그는 정념이 직접적으로 송과샘을 움직이며, 이것은 다시 직접적으로 '정기, 즉 동물적 정신'(신체에 기계적 변화를 가져오는 원인)에 영향을 끼친다(이것은 몸의 기계적 변화를 일으키는 원인이 된다). 어떤 기전에 의한 몸과 마음의 결합이라는 그의 주장은 중요한 관찰이다. 뇌에서의 독특성 때문에 데카르트가 송과샘을 선택했음에 주목하는 것은 역사적으로 흥미가 있다. 손과 눈, 귀를 비롯한 인간의 다른 신체 기관들은 두개씩인데 비하여 송과샘은 오직 하나이다. 하나밖에 없는 그러한 구조의 존재는 두 가지 다른 구성성분의 결합을 수행하는 논리적 위치인 것처럼 보이게 만들었다. 데카르트는 다른 동물들에게서는 그러한 신체 구조가 없다고 믿었으므로 이것이 틀림없이 몸과 마음의 접합 역할을 하는 기관으로 생각을 한 것이다. 이 밖에도 데카르트는 신체와 정신간의 차이에 관해 언급하는 자신의 주장을 강화하기 위해 다음과 같은 주장을 하기도하였다.

> 정신의 전체적인 본질은 생각으로 구성되고, 반면 신체의 전체적인 본질은 확장된 것에 존재한다. 그리고, 사고와 확장 사이에 공통이 되는 것은 아무것도 없다. 마음은 뇌에서 독립적으로 활동한다(*Objections and Replies*, 1967, p.212).

신체 내의 정념에 대한 이 관념은 마치 귀신이 기계를 지휘하는 것처럼 보이지 않는 정념이 신체를 조종하는 것과 같은 이미지를 만들었다. 하지만 데카르트는 그러한 인상을 피하기를 원하였고 신체는 그 스스로도 많은 일들을 할 수 있다고 강조하였다. 그러나 정념은 신체에 존재하는 통증, 접촉, 열 그리고 기타 다른 감각들을 느낀다. 이것은 데카르트가 제안한대로 몸과 마음의 단순한 물리적 분리가 아니며, 각 방면의 독특성 또한 아니다.

> 첫째, 나는 우리에게 다른 모든 지식을 구성하는 패턴을 갖고 있는 모형같은 어떠한 근본적인 개념들이 있다고 생각한다. 우리는, 특히 신체에는, 형태와 동작의 관념에서부터 유래된 확대의 관념만을 가지고 있다. 그리고 정념 하나만 본다면, 우리는 오직 이해의 개념과 의지의 경향성을 포함하는 사고의 관념만을 가지고 있을 뿐이다. 마지막으로, 정념과 신체를 동반해서는, 정념이 신체를 움직여야만 하며, 느낌과 열정을 유발시키기 위해 신체는 정면을 토대로 움직인다는 힘에 대한 우리의 개념으로부터 유래된 그들 결합에 대한 관념만을 가진다(Descartes, 1976a, *Correspondence with Princess Elizabeth*, p.374).

데카르트는 세상에서 제일철학 또는 형이상학의 원리로 크게 두 가지의 필수적인 속성이 있다고 하였다. 그것은 존재하는 어떤 것에든 응용될 필요가 있는 사유(thought)와 연장(extension)의 두 가지 특성이다. 사유는, 물론 생각하는 대상의 기본적인 특성이다(정신 또는 영혼). 즉, 감각경험으로 얻은 지식이나 이성 추리로 얻은 지식을 모두 의심할 수 있지만 이렇게 의심하는 내가 있다는 것은 의심할 수 없다는 것이다. 대조적으로 물리적 대상(물체)은 *연장(extended)* 될 수 있는 특성을 가지는데, 이것은 그들이 공간을 점유할 수 있다는 뜻이다. '물체'는 사람의 몸까지 포함한 모든 생물과 무생물이나 그 구성성분을 가리키는 말이다. 또 '연장'은 길이, 너비, 깊이 가운데 하나 이상의 차원을 가진 것이라고 정의할 수 있다. 이처럼 특성을 두 가지 유형으로 구분한 것은 서양 과학의 발전에 중요한 의미를 지닌다. 만일 신체와 정신이 독특한 특성을 가지고 있다면, 그것들을 연구하기 위해서는 각기 다른 방법이 확실히 존재할 것이다. 하지만 이러한 논의를 계속하기 전에, 먼저 몸이 실제로 존재하는지 아닌지에 대한 해명이 계속될 필요가 있다.

데카르트는 물리적인 세계가 존재한다는 확신을 가지고 자신의 논문 후반부의 근거를 만들기 위해서 신체와 정신의 독특함에 대한 이 논쟁을 사용하였다. 다시 말해 그의 의식, 인식이나 사유의 힘만을 가지고 어떻게 자신의 정신 바깥에 세계가 존재한다는 것을 확신할 수 있는가? 데카르트는 신의 존재를 끌어옴으로써 목표를 달성하고자 하였다. 다른 것들과 외부 세계의 실존은 오류나 결점이 없고 완벽하며 무한한 존재인 '신'에 대한 데카르트의 생각을 토대로 한다. 외부 현실에서 이미지와 감각의 존재는 외부 현실이 정말 존재하는지에 대하여 의심 없이 보여주지는 않는다. 하지만 인간들은 외부 세계가 존재한다고 믿는 강한 천성적 경향이 있다. 데카르트에 따르면, 만약 그런 현실이 없다면 그것은 계속 잘못 인도되는 창조물을 신이 만들었다는 뜻일 것이다. 이것은 신의 완벽함과 전혀 맞지 않으며 신을 거짓말쟁이처럼 보이게 만들수도 있는 것이다. 그러므로 데카르트에게 신의 존재는 수학의 명제나 기하학과 같은 방법으로 구성된 철학체계의 명제가 참이라는 것을 보증해 주는 필수 요건이다. 이러한 주장의 근거를 따라서 데카르트는 의심 없이 외부세계가 존재한다고 결론지었다.

외부 세계에 대한 지식

분명 사람들은 실수를 저지른다. 예를 들면, 사물을 잘못 판단하고, 실제가 아닌 것을 보며, 실제의 것과는 다른 것으로 보기도 한다. 데카르트는 그러한 오류를 신의 어떠한 속임수와도 관계되지 않는 인간 자유의지의 결과라고 생각한다. 데카르트에 따르면, 신은 인간을 진실되고 좋은 방향으로 인도한다. 인간은 올바르게 인도되기를 바라야만 한다. 하지만, 개개인의 자유의지에 따라 오류는 여전히 결과로서 일어날 수 있다. 그러므로 오류는 신의 영역에서의 결점과는 관계가 없으며 이는 인간 영역에서의 자유의지의 결과이다.

데카르트는 외부 세계가 존재한다는 것과, 신의 존재와 인간에게 주어진 가능성에 근거하여 외부 현실에 대한 지식을 갖는 것은 가능하다는 것, 이 두 가지를 자신이 증명했다고 믿는다. 데카르트 업적중 중요한 교훈은 어떻게 그러한 지식이 얻어지는가에 정밀히 관여하는 것이다. 데카르트의 시각은 물리적 현실의 지식이 경험과, 감각, 데이터에 의해 얻어지는 현대 과학을 배경으로 하는 전통적인 관념들과는 완전히 반대이다. 데카르트에게는 이러한 방법으로 물리적 세계에 대한 지식을 얻는 것은 불가능하다. 데카르트(1641/1976c)는 경험적 또는 감각적 데이터에 근거한 지식은 불가능하다는 자신의 지적을 증명하기 위해서 밀랍의 용해에 대한 정교한 시나리오를 제시하였다(*Meditations II*, pp.175-178). 그는 독자들에게 아직 꽃 향기와 꿀의 달콤함이 남아있는, 막 꿀 벌통에서부터 떼어낸 밀랍 조각을 떠올려보라고 주문한다. 데카르트는 이 시나리오를 이렇게 설명한다. 그가 앉은 곳 가까이의 불에 가까이 다가갈수록, 밀랍은 그 냄새와 맛, 형태 등 처음에 가지고 있던 모든 물리적 속성들을 잃게 된다. 밀랍이 녹는 것은 늘 변화하는 물리적 세계의 본성을 증명한다. 분명히 데카르트는 외연만으로는 밀납의 물리적 특성을 *알 수* 없었지만 분명히 그것은 크게 변화되었다. 아직 밀랍은 사라지지 않았다. 한때는 단단하고 쉽게 담겼던 밀랍이 지금은 액화가 되어서 유연한 형태를 띠고 있지만 여전히 그는 그 손에 있는 사물을 볼 수 있다. 감각이 밀랍에 대한 지식을 제공하지는 않는다. '「밀납」이라고 지각하는 것은 정신일 뿐이다'(Descartes, 1641/1976c, *Meditations II*, p.176). 이러한 지각은 '시각의 활동도, 접촉도, 상상도 아니다. 단지 정신의 직관일 뿐이다'(p.177). 이러한 설명을 토대로 데카르트는 무엇이 진실인지를 발견하기 위해 그의 마음을 자유롭게 하기위한 방법으로서 이전의 모든 견해에 대한 거부를 제안했던 것처럼, 감각적 자료에 대한 거부를 요구한다.

감각적인 자료에 비해서, 데카르트는(1941/1976c) 지식이 '**본유 관념(innate ideas)**'에 근거한다고 주장한다. 본유적 관념은 '순수'하고, 감각적인 요소가 결여되어있으며, 정신이나 마음과 마찬가지로 신에 의해 창조되었다. 이것은 단지 감각적 경험의 단순한 재현이 아니다. 그들은 감각적 자료가 완전히 제거된 수준 위에 존재한다. 데카르트는 어떤 개인이 열(heat)에 대한 사전지식이 없더라도, 불과 가까운 곳에 앉는 것이 어떻게 열에 대한 감각과 관념을 생성하는가를 설명함으로써 본유적 *관념*에 대한 하나의 예를 제공한다. 열에 대한 결과적인 관념은 개인의 의지와는 상관없이도 생겨나는데, 그 이유는 열에 대한 관념은 그 일이 일어났으면 하는 개인의 의지와는 상관없이 출현하기 때문이다(*Meditations II*, p182). 마찬가지로 통증도 '본유적 관념' 의 한 예가 될 수 있는데 그 이유는 고통에 대한 사전 경험 없는 개인에게서도 자극이 될 수 있기 때문이다.

함축

데카르트 철학의 이러한 간략한 개관은 철학과 인식론에 중요한 유산을 남긴 그의 업적에 약간의 비판적인 측면을 지적한다. 한 가지 분명한 독특한 점은 **합리주의**의 정의적인 특성이다. 데카르트의 합리주의는 이성의 최우선적인 초점을 지식의 원천으로 보았다. 극단적인 형태에서, 합리주의자들의 시각은 모든 알려진 것 또는 알려질 수 있는 것은 마음의 추론 과정을 통해서 알게 된다고 본다. 그런 까닭에, 합리주의에서는 또한 이러한 진실의 어떠한 사전 경험 없이도 알게 될 수 있는 진실들이 있다고 생각한다. 그러한 진실들은 그에 대한 사전 경험 전에도 알 수가 있다는 사실에 근거하여, *경험독립적인 진실, 즉 선험적 진실*(*a priori truth*)이라고 불린다.

이러한 진실에 대한 인정은 마음속에 내재된 관념들에 어느 정도 의지하고 있다. 사실, 지식을 논하는데 있어서 데카르트의 가장 큰 공헌 중 하나는 '관념'에 대한 그의 생각이었다. 데카르트는 '관념'을 사고의 초점으로서 존재하는 무엇이라고 소개했다. 사고의 진수로서 관념을 강조한 것은 어느 정도 몸과 마음, 또는 사유적 실체와 확장된 신체의 물리적 실체 사이의 차이에 관한 그의 논증으로부터 어느 정도 유래되었다. 이러한 이원론의 확장은 **'사적인'** 것과 **'대중적인' 세계** 사이의 구분이었다. 관념의 내용과 사유의 힘을 가진 정신은 명백하게 '사적인 것'으로 구분했고, 이것은 개별 사유자만이 알 수 있었다. 반대로 신체는 연장될 수 있기 때문에(공간을 차지한다) 대중적으로 접근하기 쉬웠다. 다른 사람들은 이러한 물리적 실재를 관찰할 수 있거나 느낄 수 있으며 각자의 몸체를 통해 물리적 실재와 공존할 수도 있다.

지식을 발전시키기 위한 목적으로, 물리적 실제 때문에 신체의 접근성이 탐구에 훨씬 더 여지가 있는 것으로 보인다. 과학자는 관찰할 수 있고, 측량 할 수 있으며, 양질의 응답하기 쉬운 신체관련 정보를 수집하기 위해 비슷한 감각적 기제를 사용할 수도 있다. 하지만 정신은, 독특하고 사적이므로 그러한 경험적 자료 수집에 적절하지가 않다. 이러한 분리의 결과는 존재의 물리적인 면과 정신적인 면 사이의 차이점과 관계된 추가적인 이원론의 창조와, 마음의 연구에 있어서 다루기 힘든 장벽이 된 것처럼 보인다.

비판과 반론

신체와 정신의 분리는 또한 *성찰록*(*Meditations*) 출판 이후 데카르트가 받았던 비판과 논평의 중심이 되었다. 그 시대의 저명한 성직자이자 수학자였던 가상디(Pierre Gassendi)는 장황한 반론(다섯 번째 반론으로 알려져 있다)을 내놓았는데 이것은 현대 과학자들이 자신들의 유물론적 기반에 홍미를 갖게 하는 것이었을 것이다. 가상디(1641/1967)는 예를 들어 정신(mind)의 본질은 생각하는 것이라는 데카르트의 주장뿐 아니라, 애매모호한 '영혼(soul)'과 '정신(mind)' 이란 단어의 사용 두 부분에 대해 의문을 제기했다. 가상디에게 보낸 답에서 데카르트는, '신체의 전체적인 본질은 연장된 대상(extended thing)으로 존재하며 사유와 연장간의 공통점은 없다'고 하였으며, 정신을 사유하는 대상(thinking thing)이라 보았던 그의 생각을 반복하였다(Descartes, 1967, *Objections and Replies*, p.212). 데카르트는 어떻게 정신이 뇌와 구분되며, 어떻게 정신과 '뇌가 독립적으로 활동하는지, 확실히, 순수한 사고에서 뇌는 필요치 않다. 유일하게 사용되는 것은 상상과 지각을 위해서이다'에 대한 설명을 계속했다(Descartes, Objections and Replies, p.281-282). 가상디는 다른 데카르트 비판자들과 마찬가지로, '명확하고 구분되는 관념'과 신체와 정신의 결합, 그리고 지식에 대한 데카르트의 시각을 더욱 비판하였다. 진실에 대한 견해를 명확하고 구분되는 관념과 결부시킨 후자의 경우는 가상디(1641/1967)로부터 다음과 같은 반응을 불러일으켰다.

> 그러나 비록 우리를 둘러싼 모호함에도 불구하고, 우리가 얻을만한 더 나은 규칙은 아마 없을 것이지만, 일선에서 많은 것을 매우 명확하고 분명하게 지각해온 것으로 보이는 정신에 의해 사물의 진실이 신이나 우물에 감추어져 있다고 판단되어왔다면, 규칙이 틀렸을 것이라는 의심을 하는 우리에게는 공개되지 않을지도 모르지 않겠는가? (p.151)

가상디는 데카르트에게, '우리가 오류 속에 있건 없건 우리를 이끌고 보여줄 방법을 제의하듯, 우리는 무엇이든 명확하고 구분되게 지각한다고 생각해서 쉽사리 거짓을 진실로 착각하므로, 이 규칙(명확하고 구분되는 관념에 대한)을 입증하는데 너무 많은 노력을 들이지 말 것을' 충고하였다(p.152).

가상디는 데카르트의 주장에서 중요한 결점을 지적했다. 데카르트는 어떤 관념이 '명확하고 구분되는지' 우리가 어떻게 확신할 수 있는지를 증명하지 않았고, 그 관념이 증명 되었더라도 필연적으로 그 것이 진실인지에 대한 아무런 보증이 없다. 또한 데카르트에 의하면 신은 속임수를 쓰지 않는다는 대단한 신뢰를 하고 있다. '명확하고 구분되는' 관념에 대한 통찰을 가능하게 하는 것은 우선적으로, 이러한 신의 본성에 대한 시각이다.

철학자 Richard Rorty(1979) 역시 '연장된 실체(extended substance)' (p.62)에 대한 언급에서 데카르트가 제안한 신체와 정신의 구분('분리')을 비판했다. 로티는 절단된 사지에서 받는 고통과 관련된 데카르트 자신의 사례를 통한 주장(간호사들이 즉각적으로 가상의 통증이라고 인정하는 상황)에 대해 강제적인 반증을 지적했다. 데카르트는 그러한 통증(또는 그러한 통증에 대한 관념)은 명확하고 특정하게 구체화되어 있지 않다고 주장했는데, 그 이유는 만일 통증이 구체화 되었다면, 사지가 더 이상 존재하지 않는다 해도 사지에 통증으로 나타났을 것이기 때문이다. 로티는 이에대해 '우리가 이미 일부에 불과할지도 모르는 비연장성 실체에 대한 견해를 가지고 있지 않는 한 짐작할 수 없는 사물서의 하나의 사유, 또는 통증(인간의 상태보다는 구분되는 인간의 특정한 차이)'에 대한 고찰의 선부름을 지적했다. 그럼에도 불구하고, '동시대의 정신에 대한 철학은 *사람*들이 통증이나 신념을 가지고 있다는 것보다 *통증*과 *신념*에 관해 이야기하는 자체를 발견하게 된다'(p.63).

데카르트 철학의 다른 면들도 비판에 공개되어있다. 많은 철학자들은, 신의 힘에 호소하지 않고 꿈꾸는 상태와 깨어있는 상태를 구분 짓는 것은 불가능하다는 데카르트의 주장을 비판하였다(Haldane & Ross, 1967). 그의 저술의 다른 약점들과 연합되어, 데카르트는 *Meditation*을 통해서 '신학적 기반보다 철학적 기반위에서 신과 영혼의 본질과 존재에 관해 논쟁을 벌이고자 했던(Descartes, 1941/1976c, Meditations, p.154)' 목적 달성에 확실히 실패하였다.

현대 과학에의 기여

그럼에도 불구하고, 데카르트는 분명 인식론과 후일 현대과학으로 이어진 일련의 철학 발전에 중요한 기여를 하였다. 사유에 대한 그의 강조는 합리주의라고 알려진 철학적 사조의 초석으로서 공헌하고 있다. 회화적인 문맥에서, '이성적'이라는 말은 행동이나 사고에 있어 논리적, 또는 합리적이라는 뜻이다. 철학에서 합리주의의 전통은 이성과 정신의 힘을 옹호하며, 또한 지식의 원천이 된다. 데카르트에게, 이성을 통해 유도된 진실은 마음의 힘에 의해 단독으로 구성되지 않는다. 대신 그들은 본유적 관념으로부터 추론되는 경향이 있다. 앞에서 언급한대로, 데카르트의 관념에 대한 견해는 현대에 와서 정신과 사고에 대한 많은 철학적 논의의 토대가 되었다. 현대의 과학적 시각 대부분은 토론에서부터 유래되었고, 이 것은 지식이 한 부분이라도 정신으로부터 만들어졌는지 여부에 대한 토론에서부터 유래되었고, 지식의 창조에 있어 감각적 자료가 가치가 있느냐는 것까지 확장되었다.

데카르트의 신체와 정신에 대한 이원론은 간호사들과 인간을 연구하는 다른 분야의 사람들에게도 중요한 의미를 지닌다. 이 오래된 유산은 계속적으로, 인간의 어떤 것이 연구되고 이해될 수 있는지와 어떠한 방법이 그러한 연구에 적합한가에 대한 물음에 영향을 미치고 있다. 전형적인 경험적 접근이 필요한 관찰과 측량없이도 지식이 얻어질 수 있다는 데카르트의 제안 역시 간호사들에게는 관심의 대상이다. 이러한 의심과 분별의 과정은 선행된 믿음에 대한 거부에서부터 시작되며, 이것은 지식획득을 막는 혼동과 도그마로부터 정신을 자유롭게 한다.

결론

많은 철학자들과 특히 과학자들이 우선적으로 무엇이 진실인가에 관심을 갖지만, 지식의 발전 방법에 대해 데카르트가 강조한 바에 따르면 이 것은 전혀 가치가 없는 일이다. 데카르트는 지식을 발전시키는 데에 체계적이고 엄격한 방법을 제안하였다. 이러한 기준은 사유와 지식에 관한 논의에 있어 지속적으로 중시되었다. 간호사들의 관심에 대한 현상이나 특성, 예컨대 존엄, 질, 지지, 그리고 정의 같은 것들은 오직 현상에 대해 엄격하게 조작된 정의와 그것을 측정하기위한 수단만을 통한 전통적인 과학적 접근을 사용하여 연구된다. 하지만 데카르트는 감각이나 측정이 아니라, 정신의 힘과 지식을 얻기 위한 합리적 사고에 가치를 두었다. 간호학 내 그러한 현상들에 대한 중요성측면에서 연구를 위한 다른 접근들도 고려될 가치가 있다. 한 번 권위와 전통으로부터 자유로워졌던 정신의 힘은 과학적 도구와 같거나 능가할 수 있다는 가능성은 간호 연구에 흥미로운 프로젝트이다.

토의 과제

1. 당신이 깨어있고 존재하고 있다는 진술을 지지하는 논증을 구성하시오.
2. 간호 실무 현장에서 신체와 정신의 구분사례에 대하여 토의하시오.
3. 신체와 정신의 구분이 간호연구에 영향을 미친 방법에 대해 토의하시오.
4. 이러한 구분이 간호실무와 연구에서 회피될 수도 있는 방법들을 정의하시오.
5. 지식을 발전시키는 방법으로서 이성의 강점과 약점에 대하여 토의하시오. 이들의 확인된 특성들을 감각적 자료에 대한 생각들과 비교하시오.

참고문헌

Descartes, R. (1967). Objections and replies. *The philosophical works of Descartes*. Vol.2 (E. S. Haldane & G. R. T. Ross, Trans.). Cambridge: University of Cambridge Press.

Descartes, R. (1976a). Correspondence with Princess Elisabeth. In M. D. Wilson(Ed.), *The essential Descartes* (pp. 373–380). New York: Penguin Books. (Original work published 1643).

Descartes, R. (1976b). Discourse on the method of rightly conducting one's reason and seeking truth in the sciences. In M. D. Wilson (Ed.), *The essential Descartes* (pp. 106–153). New York: Penguin Books. (Original work published 1637).

Descartes, R. (1976c). Meditations on first philosophy. In M. D. Wilson (Ed.), *The essential Descartes* (pp. 154–223). New York: Penguin Books. (Original work published 1641).

Descartes, R. (1989). *Passions of the Soul*. (S. Voss. Trans.). Indianapolis, IN: Hackett (Original work published 1649).

Gassendi, P. (1967). The fifth set of objections: Letter from P. Gassendi to M. Descartes. In E. S. Haldane & G. R. T. Ross (Trans.), *The philosophical works of Descartes*, Vol.2 (pp. 135–203) Cambridge: University of Cambridge Press.(Original work published 1641).

Haldane, E. S., & Ross, G. R. T. (1967). *The philosophical works of Descartes*, Vols 1 & 2. Cambridge: University of Cambridge press.

Keeling, S. V. (1934). *Descartes*. London: Benn.

Rorty, R. (1979). *Philosphy and the mirror of nature. Princeton*, NH: Princeton University Press.

CHAPTER 4

현대과학으로 가는 길 : 영국의 경험주의

주요 개념

선험성(a priori)
복합 관념(complex idea)
개념(concept)
경험주의(empiricism)
경험(experience)
관념(idea)
인상(impression)
지식(knowledge)
물리적 실재론(physical realism)
개연성(probability)
증거(proof)
반성(reflection)
감각작용(sensation)
단순 관념(simple idea)
회의주의(skepticism)
백지(tabula rosa)

17세기와 18세기 영국의 경험주의는 현대에서 과학이 어떻게 조명될지에 대한 많은 기초를 제공한다. 죠지 버클리(George Berkely), 죤 로크(John Locke), 데이비드 흄(David Hume)(실제로는 스코틀랜드 출신) 등이 전형적인 영국의 경험주의자로 불리는 학자들이다. **경험주의**(*empiricism*)를 광범위하게 정의하면, 모든 지식은 경험으로부터 유래된다는 입장을 가진 철학이다. *Empiricism*은 라틴어 *emperia*의 변형으로 이는 *experience*에 해당하는 그리스어로부터 유래된 것이다. 보통 **경험(experience)**이라는 단어는 상황과의 개인적인 만남으로 생각된다. 여기에는 상황과 밀접하게 연결되고 개인의 총체적 경험을 구성하도록 하는 정서적, 주관적, 개인적 의미가 포함된다. 경험을 **감각적 정보**(sensory data), 혹은 감각에 의해 수집된 정보와 연관시키는 관점을 가진 경험주의자들에게 *경험*이 매우 특별한 의미를 갖는 것은 당연한 일이다. 플라톤 등의 전통적 철학자들이나 데카르트와 같은 초기 철학자들은 감각적 정보는 우리에게 어떤 지식도 제공할 수 없으며 지식은 물리적 세계의 경계를 초월해야만 가능하다고 주장하였는데, 이는 경험주의 입장과 강한 대조를 보인다. 감각적 정보가 어떻게 지식 구축에 기여할 수 있을지 보여주기 위한 노력으로, 아리스토텔레스는 실증의 체계적 과정과 귀납법의 조합을 주장했다. 이 과정에는 인지적 요소가 연관되는데, 이는 지식을 얻기 위하여 비 물리적 세계와 물리적 세계를 통합하는 방식을 의미한다. 그러나 아리스토텔레스는 감각은 유용한 정보를 제공하지만 그것은 지식의 원천이 되거나 지식이 의존할 수 있는 것은 아니라고 아주 분명하게 주장하였다. 데카르트도 감각은 지식의 원천이 될 수 없다는 확고한 입장을 취하고 있다. 그는 지식은 모든 인간에게 내재되어 있는 관념으로부터 분리된 정신에서만 유래된다고 주장하였다. 그렇지만 경험주의자들은 이러한 입장에 반대하고 감각적 경험이 모든 지식의 원천이라는 생각을 지지했다.

영국의 경험주의 시대는 영국의 영향력을 세계로 확대하고 군사력의 증강과 더불어 과학과 문학의 엄청난 발전을 이룩한 시기였다. 코페르니쿠스는 지구와 항성과의 관계에 대한 관점에 혁명을 이룩했다. 갈릴레오가 개발한 망원경은 별의 관찰을 가능하게 하였고 가능하리라 꿈도 꾸지 못했던 많은 질문에 해답을 제공할 수 있게 하였다. 고대 우주의 본질에 대해 깊이 심취했던 사람들이 할 수 있었던 것은 경이로워하는 것, 의문을 갖는 것, 정교한 논증을 구축하는 것이 거의 전부였다. 그러나 갈릴레오는 우주의 요소들을 실제로 관찰할 수 있는 수단을 제공했고, 이것은 그 이전에 아무도 성취하지 못했던 공적이었다. 이러한 놀라운 발전에 접하게 되니, 철학의 지식발전에 대한 핵심적 초점이 사물을 보는 능력으로 전환된 것은 놀라운 일이 아니었다.

글상자 4-1 경험주의의 형태

경험주의에는 극단적인 입장으로부터 유연한 입장에 이르기까지 다양한 형태로 존재한다. 극단적인 경험주의는 경험만이 지식의 원천이며, 다른 방법으로는 지식을 발전시킬 수 없다는 입장을 취한다. 유연한 형태의 경험주의에서는 감각적 경험이 지식 발전에 어느 정도 유용할 수 있다는 입장이며 그것의 구체적인 가치에 대하여서는 해석의 여지를 남겨둔다.

이러한 두 입장 사이에는 감각적 경험이 특정한 지식의 원천이 된다는 견해를 보이는 중도의 경험주의가 있다. 그러나 이러한 중도적 입장에서는 지식 발생의 원천으로 다른 가능성들을 배제하지는 않는다.

베이컨의 철학

영국 경험주의의 발전은 여러 형태로 이루어 졌다. 로크, 버클리 그리고 흄은 엄격한 철학적 접근을 택했다. 그들은 지식의 본질과 마음의 작용을 탐구했고, 인과성과 필연성에 관한 철학적 입장에 중대한 의문을 던졌다. 베이컨은 비록 영국의 경험주의 학자로 분류되지는 않지만, 이러한 움직임에 크게 공헌하였다. 베이컨은 종종 '현대 과학의 아버지'로 불려지고, 이들 철학자들이 가진 관점의 유사성은 베이컨의 공헌을 과학의 기초로서 경험주의로 향하는 동향으로 논의할 가치를 갖게 하였다. 귀납법과 실험에 기초한 과학적 방법의 발전에 대한 베이컨의 강조점은 현대과학에 지속된 흐름과 온전히 일치한다. 간호사들은 베이컨의 업적에서 특별히 공감되는 부분을 발견할 수 있는데, 그것은 그가 오직 학구적인 이유로서만이 아니라 공공의 선을 위한 지식 개발 활동을 매우 강조하였다는 점이다.

베이컨은 영국의 경험론자들과 같이 융성했던 엘리자베스 여왕 시대에 활동하였다. 베이컨은 왕실과 오랜 인연을 가진 가문에서 성장하였고 매우 귀족적으로 양육되었다. 베이컨은 아버지를 비롯한 가족의 영향으로 인간애의 실천과 조국에 대한 강한 의무감을 갖게 되었다. 그는 지성과 정신의 작용에 대한 관심을 인간을 위한 봉사에 대한 자신의 가치와 결합시키려고 노력하였다. 데카르트와 마찬가지로, 베이컨은 높은 수준의 교육을 받았는데, 표준적인 교재와 방법에 의한 교육에 크게 실망하였고, 아리스토텔레스의 '의식(cult)'에 대하여 강한 적개심을 갖게 되었다. 베이컨은 이러한 정치적 철학적 관심으로 인하여 철학을 순수한 학문적 논의에서 벗어나 인류의 선을 증진시키는 봉사로 향하는 생산적인 길로 정착시키는데 헌신하게 되었다.

응용 가능한 지식의 강조

베이컨은 철학에 대하여, 좀더 구체적으로 정신 자체에 대하여 자신이 얼마나 몰두했는지를 일관되게 기술하고 있다. 그는 철학자뿐만 아니라 정치가가 되는 것도 열망했다. 즉 그는 지적인 발전의 초점은 학문 자체가 아니라 실용적인 목적을 위한 지식의 적용에 있다고 믿었다. 그는 자신의 논문에서 학문에 대한 지나친 관심에 우려를 나타내었고, 지식 응용의 중요성에 대해 분명히 주장하였다.

> 학습에 너무 많은 시간을 쓰는 것은 태만이고, 과시를 위해 학문을 너무 많이 사용하는 것은 허식이다. 전적으로 자기들의 규칙에 의해 판단하는 것이 학자의 기질이다.
> 학습은 무지를 개선하고, 학습은 경험에 의해 완성된다. 타고난 재능은 가지치기가 필요

> 한 야생의 나무처럼 학습으로 다듬어져야 한다. 경험의 제한된 범위 안에서, 학습은 스스로 나아가야 할 수많은 방향을 제시해 준다. 교활한 사람은 학습을 경멸하고, 단순한 사람은 학습을 찬미하며, 현명한 사람은 학습을 이용한다. 왜냐하면 학습은 학습 자체의 쓰임새를 가르쳐 주지 않기 때문이다. 그것은 학습과 함께하지 않는 지혜, 즉 학습너머에 있는 지혜이고, 관찰에 의해 얻어진 지혜이다(Bacon, *Essays*, 1597/1995, p.128).

데카르트와 마찬가지로 베이컨도 그가 공부해온 것, 그의 인생과 교육에 영향을 주었던 철학과 도그마들에서 오류와 혼돈, 그리고 확신성의 부족을 직면하게 되었다. 그러한 교육들은 자연에 대한 적용성이 결여되어 있어서 확증성과 실용적 가치가 부족했다. 데카르트의 경우와 마찬가지로, 베이컨도 확실성과 진실로 이끄는 기초를 제공하는 새로운 시작을 추구했다. 데카르트는 지식의 원천을 정신에서 찾았고, 베이컨은 실용적이고 유용한 지식의 생산 방법을 개발하기 위하여 자연을 지향했다.

베이컨은 지식의 응용과 유용한 지식의 개발에 대한 중요성을 강조하였는데, 이는 일상생활에서의 활용이나 현실, 관찰 등과는 별개로 단지 그 지식 자체만을 위해 탐구하는 것이 특성인 *스콜라 철학(Scholasticism)*에 종지부를 찍는 것이었다. 또한 스콜라 철학은 논증과 토론을 매우 강조하는 특성이 있는데, 베이컨은 순수한 학구적인 학습이나 학문적인 담론보다는 경험을 강조하였다.

새로운 방법에 대한 요구

거의 모든 주장들의 초점이 다른 곳을 향하고 있었을 때, 정치가로서 베이컨은 유일하게 자연과 관찰에 대한 국민의 관심을 유도하는 입장을 취하고 있었다. 그의 리더십은 기존의 사고를 반박하는데 따르는 회의론과 절망론을 피하는 한편, 지식을 바라보고 창조하는 방식에 대한 혁신적인 변화를 옹호하는 역할을 하였다. 베이컨은 데카르트와 함께 지식 개발을 위한 이전의 시도로부터 회의론을 극복하기 위해 방법의 변화가 필요하다는 믿음에 공감하고 있었다. 데카르트와 마찬가지로 베이컨은 지식으로 발전시킬 수 있는 발견에 튼튼한 기초를 제공하는 궁극적인 방법에 대한 아이디어를 가지고 있다고 확신하고 있었다.

베이컨(1620/1939)은 과학의 전면적인 재 디자인을 시도했던 그의 관점을 「*대 개혁*」(*Great Instauration*)에 발표하면서 드러내기 시작했다. 베이컨 (1620/1939)은 이 저서의 *서문(Prooemium)*을 '인간의 지성'에 맞섰던 불평과 오류 그리고 이러한 오류가 인간의 지식 발전에 미친 영향에 대한 일반적인 기술로 시작하였다.

> 우리가 자연을 탐구할 때 사용하는 인간 이성의 전체 구조가 마치 기초가 없는 거대 건축물처럼 잘못 설계되고 건축되었을 때...... 한 가지 절차만이 남게 된다. 전체를 더 나은 설계에 맞춰 새롭게 하도록 노력하고, 과학과 예술, 그리고 모든 인간 지식의 전체적인 재구성을 적절한 토대 위에 다시 세우는 것이다(pp.5-6).

베이컨은 정신의 지적 역량의 개발을 돕고 이를 최대한으로 발휘할 수 있도록 하는 새로운 방법과 절차를 개발하는 것이 필수적인 시대적 과제라고 보았고, 이러한 활동의 합리적 근거가 되는 철학적 기초를 제공하고자 했다. 그러나 그는 이 작업을 완성시키지 못했는데, 그것은 과제가 너무 거대한 것이었기 때문이다. 베이컨이 성취하고자 시도했던 것은 전혀 타당해 보이지 않는 것이다(Urbach, 1994 p.x). 가장 주목할 만한 베이컨의 저서 「*신 기관*」(*Novum Organum*)(1620/1994)은 「*대 개혁*」(*Great Instauration*)의 제 2부에 해당된다. *기관*(*Organum*)이라는 말은 *도구*(*instrument*)를 뜻하는 그리스어에서 유래되었다. 즉, 베이컨은 자신의 저서를 과학을 올바르고 유익한 길로 안내하는 도구로 생각한다는 것이다.

이러한 새로운 방법을 착수하는 데는 지식에 영향을 주고, 지식을 어둡게 가렸던 기존의 가정이나 편견, 신화 등을 없애는 것이 우선 요구된다. 베이컨은 이런 편견을 '우상들 Idols' 이라고 묘사했고 이 우상들을 네 가지 종류로 세분하였다. 즉, 종족(Tribe), 동굴(Cave), 시장(Marketplace), 극장(Theater)의 우상이 그것이다. 종족의 우상은 일반적인 인간의 본성과 연관되며 '인간 정신(human spirit)', '감각의 불완전성(inadequacy of sense)' 혹은 인간의 감정으로부터 야기되는 것이다.(lii, p61).[1] 동굴의 우상은 '밀실(Den)'의 우상이라고도 하는데, 개인의 본성, 즉 개인의 고유한 정신적 신체적 특성, 습관, 교육 등에 기인하는 편견을 칭한다(liii, p.61)[2]. 시장의 우상은 '무엇보다도 가장 성가신 것' 인데, 지식탐구에 관련된 언어와 언어의 영향에 관한 것이다. 즉, '남성은 그들의 이성이 언어를 지배한다고 믿지만, 사실 언어는 되돌아와 오성에 영향력을 행사하고 그럼으로써 철학과 과학을 궤변적이고 비활동적인 것으로 만든다'(lix, p64). 또한 언어는 '부당성과 오류'를 이끌어 들이고, 종종 혼란을 불러일으키며, 형편없이 정의되기도 한다(lx, p.41). 결국 베이컨은 이전의 철학적 입장을 공격하는 위치로 돌아 왔다. 그는 극장의 우상을 '잘못된 외고집의 논증 법칙이나 이론에 존재하는 허구적인 이야기로부터 받아들여진 것'으로 기술했다(lxi, pp.65-66). 베이컨에 의하면 이 모든 우

---

1) *신기관*은 격언의 시리즈로 저술되었다. 본 장에서 로마자로 표기된 숫자는 격언의 번호를 가르킨다. 아울러 참고자료의 출처를 확인하기 쉽도록 쪽번호를 제공하였다.
2) 동굴의 참고문헌은 플라톤의 *대화*(*Dialogues*)에 나오는 유명한 동굴의 비유에서 유래되었다.

상들은 **진리**의 발견과 과학의 발전에 심각한 장애가 된다. 간호사는 간호학계와 사회 안에서 그들의 지식 기반의 지속적인 발전을 좌우하는 도그마와 영향력의 실례를 규명할 수 있어야 한다. 이런 실례들은 간호를 타 학문과 구별하고 정의하는 방식, 간호학을 가르치고 간호 실무를 수행하는 인정된 방법, 간호 연구에 적합하다고 판단되는 탐구의 방식에서 명백히 드러난다.

이런 우상들 외에도, 베이컨은 그 시대의 철학과 '과학'에서 잘못된 것들, 그리고 진보를 방해해 왔던 또 다른 오류들이 존재한다는 것을 알고 있었다. 첫째, 그는 철학을 아리스토텔레스가 옹호하는 논증에 직접적으로 연관된 비평, 즉 논리에 의해 타락된 것으로 보았다. 베이컨은 이러한 장르의 철학은 사물의 내적 진실을 발견하는 것 보다는 해답의 제공을 지향한다고 생각하였다(Bacon, lxiii, p.68). 베이컨 시대의 경험주의자들은 얼마간의 실험과 자료 수집에 의존하면서, 단지 몇몇의 좁은 실험 영역 안에서만 안주하려는 경향을 보였다. 베이컨에 의하면, '사물의 일반성이나 원칙으로 비약'하려는(Bacon, 1620/1994, lxiv, p.70), 그리고 완전한 결론에 도달하려는 매우 강한 경향이 있었는데, 때때로 그것은 원 자료나 실험과는 동떨어진 결론일 수 있었고, 그 결과 **진실**로부터 매우 멀어질 수도 있었다. 또한 미신과 신학도 사고를 퇴락시키고 과학자와 철학자의 진보를 방해하였다(Bacon, 1620/1994, lxv, p.71).

베이컨은 그가 저술하던 시기에 과학이 발전하지 못했던 또 다른 이유를 언급하였다. 그것은 무엇보다도 과학이 적절한 목표를 추구하지 못했다는 것이다. 베이컨(Bacon 1620/ 1994)에 의하면 '과학의 진실하고 적절한 목표만이 인간의 삶에 새로운 힘과 발견을 가져다 줄 수 있다.' 그 당시 철학자와 과학자의 업적은 지배적인 종교나 정부, 그리고 교육 기관에 의해 부여된 도그마와 권위에 대한 존경이 잠재해 있는 것을 보여 주고 있다. 이러한 심각한 제약 이외에도, 과학자들은 그들의 성과를 충분히 보상받지 못했고 때로는 상해에 대한 아무 지원도 없이 작업을 하였다. 이와 마찬가지로 중요한 것은, 발전에 장애가 되는 종교적, 사회적 교육적 장벽에 의해 만들어진 난해한 맥락 속에서 과학자들은 적절한 연구 방법을 갖추지 못했다는 것이다(lxxxii, pp.90–92). 베이컨은 과학이 적절한 자료 수집과 신중한 실험과 관찰에 의한 체계적인 방식으로 수행되고 있지 않다고 주장하였다. 그 대신에 과학자들은 전통과 논증 또는 '불안정한 우연과 두서없고 무질서한 경험'(lxxxii, pp.90–91)에 의존하고 있었다. 그래서 과학적 연구의 결과는 종종 의미있는 발견보다는 우연을 반영하는 것이었다.

그리하여, 과학의 모든 가능성과 약속을 위한 과학은 인간에게 의미 있는 것이나 신뢰할 만한 것을 아무것도 이루지 못하였다. 독선적인 교육에 의한 편견으로 눈이 멀었고, 사회문화적 장벽으로 둘러싸여있었기 때문에, 과학자들은 그들의 성과가 풍부하고 유익할수록 더욱 많은 것을 극복해야 했다. 마지막으로, 베이컨은 '과학을 진보시키고 새로운 영역과 과제를 착수하는데 있어서 가장 큰 장애물은 그러한 진전이 불가능하다는 가정과 실망에 있다'(xcii, p.102)고 지적했다. 베이컨은 철학의 경험주의 학파까지도 오류로 가득하고, '*궤변적*이거나 합리적인 것 보다 더 왜곡되고 기형적인 생각'(lxiv, p.70)을 떠오르게 한다고 생각했다. 이러한 철학은 **진리**에 대한 광범위하고 정연한 탐구에 의한 것이라기보다는 '단지 몇 개 안되는 실험의 모호하고 제한된 근거'(lxiv, p.70)에 기초한 결론을 조장하였다. 그렇지만 적합한 방법은 과학을 생산적이고 희망적인 길로 정착시키도록 도움을 줄 수 있었다.

비록 다른 모든 한계가 그럭저럭 극복된다하여도, 베이컨은 과학자들에게는 탐구를 수행할 적합한 방법이 부족하다고 주장했다. 베이컨(1620/1994)에 의하면, 적합한 과학의 방법은 과학적 진보의 초기 단계로서 공리의 개발을 유도하는 '잘 준비되고 정리된 실험'을 포함한다. 이러한 공리에 기초하여, 신중한 관찰과 분석에 근거한 체계적인 방식으로 지식이 창조될 수 있도록 새로운 실험은 수행될 수 있다. 베이컨에게 이러한 접근은 실험을 통한 관찰의 정밀한 분석과 실험의 밀접한 연결을 보여주는 것이었다. 자연적인 세계(세계 내에 특정한 것들)의 새로운 관찰은 과학이 지식 습득을 방해하는 과거의 우연하고 두서없는 발견을 넘어서도록 도울 수 있었다.

그러나 베이컨이 실험이라고 부른 실험은 단순히 원인을 발견하고 공리를 개발하기 위해 수행되는 것은 아니었다. 그러한 행위는 아무런 실용적인 용도가 없이 단지 일깨우기 위한 '빛을 밝히는 실험' 혹은 *experimenta lucifera*일 수 있다. 그 대신에 베이컨은 유용한 지식과 풍부한 생산물을 산출하는 것을 *experimenta fructifera* 라고 불렀다. 성공적인 실험을 하기 위해서는 관찰을 진행하고 정리하는 새로운 방법이 필요하였다.

발견표

베이컨(1620/1994)은 자료를 조직화하는 정교한 도표를 창안하였는데, 이를 *발견표*(*Tables of Discovery*)라고 지칭했다. 이 도표의 목적은 과학자들이 체계적으로 연구하는 것을 확실하게 하기 위한 것이었는데, 매우 구체적인 공리로부터 중간 정도 광범위한 공리로 이동하고, 궁극적으로는 가장 추상적인 공리에 도달하게 되는 단계적인 방식으로 안내하는 것이었다. 이것은 구체적인 것에서 공리적인 진술로 '비약'하는 경향을 방지할 수 있었는데, 베이컨이 언급한 이 경향은 그 시대의 과학에 매우 성행하던 것이었다. 이 도표는 모든 객체의 핵심 특성의 형식이나 법칙의 발견을 지향하고 있었다. 플라톤과 마찬가지로 베이컨도 절대적인 본질로서 지식의 형식을 탐구하였다. 그러나 이러한 형식은 일상생활의 실재와 분리된 형이상학이 아니라 자연에서 발견되어야 했다.

베이컨은 그것이 어떻게 이루어지는지 세 개의 조사표를 이용하여 자세하게 설명한다. 첫 번째 조사자는 '존재의 규칙(the rule of presence)'에 기초한 존재표(Table of Affirmation)를 만든다. 이 표에는 과학자들이 같은 특성을 가진 현상의 모든 알려진 사례를 축적할 수 있다. 이러한 사례들은 그것이 상이하게 표현될 가능성이 있더라도 형식에 있어서 합의를 이룰 수 있다. 베이컨은 특히 열의 본질이나 형태의 발견을 목표로 하는 열의 탐구에 관심이 있었다. 열에 대한 연구를 위한 존재표에는 열이 존재하는 모든 사례, 즉, 햇빛, 번개, 불꽃, '매운'양념, 인간의 체액, 나아가 '열'의 속성을 담고 있는 극도의 냉(冷)함까지 포함되었다.

조사는 부재표(Table of Negation)으로 진행되는데, 이 일람표에는 그 현상(열)이 전혀 존재하지 않는 사례가 기록된다. 존재(Affirmation)와 부재(Negation)의 사례를 기록하는 절차에서, 베이컨은 우리의 감각은 완전하지 않다는 것을 인식해야 한다고 강조했다. 실험은 현상의 존재와 비존재에 대한 관찰을 검증 가능하게 하므로, 과학자들은 현상의 존재와 비존재를 규명하는 데 있어서 오류의 가능성을 극복하기 위해 반드시 실험의 도움을 받아야 한다.

이 두 표가 완성되었을 때, 현상의 본질에 도달하기 위해 비교 절차가 이용될 수 있다. 열의 예에서, 무거운 물체는 두 표에서 모두 발견되지 않았기 때문에, 이 표들은 열이 무게를 가질 수 없다는 것을 보여준다. 유사한 상황이 표에 나열된 사례의 다른 속성들도 명백하게 드러내 줄 수 있었다. 열이 존재할 때는 운동이 항상 존재하고 열이 부재할 때는 운동도 부재함을 나타내는 표를 비교함으로써, 과학자들은 열은 실제로 운동이라는 것을 확정할 수 있다.

과학적 탐구의 과정은 이 지점에서 끝나지 않는다. 베이컨에 의하면, 과학자들은 그들이 획득한 결과를 좀더 검증해야 할 필요가 있다. 이 단계에서는, 현상이 다른 정도로 발견된 사례를 제시하기 위하여 정도표가 구축된다(상이 정도표 The Table of Differing Degree). 이 표는 먼저 내린 결론이 진실인지 아닌지를 증명하기 위해 사용된다. 예를 들면, 열이 운동이라면, 열이 좀더 많은 곳에는 운동도 좀더 많아져야 한다.

베이컨(1620/1994)은 단순히 표를 채우는 것은 의미있는 결과를 산출하는데 충분치 못하다는 것을 시인했다. 그는 어떤 특정 사건이나 사례들은 발견표에 표현하지 않아도 확실한 관심을 얻을 수도 있다는 것을 인정했다. 베이컨은 이를 '우선적 사례(prerogative instance)라고 불렀는데, 이는 과학자의 관심이 요구되는 그것만의 본성과 유일성을 갖는 사례이다. 이러한 사례들은 매우 의미심장하여 과학자들이 언급을 피할 수 없는 상황을 나타낸다. 베이컨은 이와 같이 광범위한 속성과 특성을 내포하는 사례의 범주를 27개 이상 규명하였다. 베이컨이 완성된 표에서 놓쳤던 이러한 사례에 기울였던 전반적인 관심은 베이컨의 방법에서 자료를 조직화하고 귀납적으로 추론하는 완전하고 포괄적인 접근의 중요성을 나타낸다.

적용

과학에 대한 베이컨의 저술은 여러 가지로 중요한 의미를 지닌다. 베이컨의 업적은 서구의 인식론 범주 내에서 경험주의의 발전에 크게 기여한 바가 없다. 예를 들면, 베이컨은 경험주의자들의 사고에 매우 중요한 논점인 지식 발전에 있어서 감각의 역할을 언급하지 않았다. 그러나 베이컨은 경험주의의 유산을 지속시키는데 기여하는 다른 메시지를 제시하였다. 이 메시지는 당대의 과학자는 물론 간호 학자에게도 상당한 의미를 가진다.

베이컨은 권위와 독단적 견해에 맞서는 파격적인 논증을 제시하였고, 생산적인 활동을 저해하는 전통의 역할에 주위를 환기시켰다. 이러한 관찰은 간호사에게 친숙한 상황이다. 간호에는 돌봄으로서의 간호, 예술과 과학으로서의 간호, 그리고 간호과정과 연관되는 독단적인 사고의 많은 사례가 있다. 마찬가지로, 많은 간호 실무가 건실한 연구나 근거에 기초를 두기 보다는 전통이기 때문에 수행되고 있다. 베이컨은, 그의 관찰 결과에 대한 대응으로, 적합한 과학적 방법에 기반을 둔 체계적이고 엄격한 탐구를 촉진시켰다. 이러한 엄밀하고 체계적인 방법론에 대한 생각은 몇 세기가 지난 현재에도 탐구의 질과 과학을 보장하는 특징이 되고 있다.

정치가로서 베이컨의 업적은 간호사에게는 특별히 주목하지 않을 수 없는 측면이 있다. 베이컨은 공익에 기여할 수 있는 유익한 탐구를 확고하게 주장했다. 지식 자체만으로도 충분하고 적절한 목표가 될 수 있다는 가정을 하는 다른 철학들과는 명백한 대조를 이룬다. 베이컨에게는 적절하게 설정된 과학의 목표는 인간의 삶을 증진시키고 '새로운 발견과 힘'을 제공하기 위해 실현된다(Bacon, 1620/1994, lxxxi, p.90). 이러한 실용적인 탐구의 목표는 과학을 통해 인간 존재를 향상시키려고 애쓰는 간호사에게 특히 잘 맞는다. 베이컨은, 그의 저술 이전에 이루어진 과학의 진보가 불충분한 것에 대하여 실망하지 말라고 독자들에게 충고하였다. 간호사는 전통이나 독단적 견해로부터의 해방을 통해 답을 구하려는 베이컨의 희망의 교훈에서 많은 것을 얻을 수 있을 것이다.

존 로크의 사상

앞서 베이컨의 업적에 대한 논의에서 보여준 바와 같이, 서구의 인식론에서 17세기는 경험주의 혹은 지식의 기초로서의 경험에 대한 강조가 두드러졌던 시기이다. 경험주의는 여러 형태를 취한다. 어떤 것은 매우 철저하게 경험을 강조하고, 어떤 것은 상대적으로 유연하게 강조한다. 가장 유연한 관점에서 경험주의는 우리의 감각이 우리에게 무슨 형태이든지 *지식*을 제공한다는 학설이다. 이러한 형태의 경험주의는 모든 지식은 어떤 방식으로든지 경험으로부터 온다는 주장으로 일반화될 수 있다. 그것은 경험이 지식을 위한 하나의 자극이나 원천이지만 그 이상의 다른 요소가 있을 수 있는 여지를 허용한다. 아주 극단적인 형태의 경험주의는 경험이외에 어떤 것도 지식을 제공하는 원천이 될 수 없다고 주장한다. 플라톤과 데카르트는 감각적 정보의 세계는 변화무쌍하고, 감각은 믿을 수 없으며, 따라서 지식이 감각적 정보를 통해 습득될 수는 없다는 이데올로기를 주장하는 사례들을 제시한다.

로크는 지식에 관하여 엄격한 경험주의자의 견해를 옹호하기 때문에, 그의 저술은 이들 초기 철학자들과 현저한 대조를 보여준다. 로크는 수많은 책을 저술하였는데, 「통치론」 *Two treatise of Government* (1689/1967)은 정치철학에서 매우 영향력 있는 저서로 여러 부분이 잘 알려져 있다. 인식론에서, 로크는 영국철학에 경험주의의 확고한 근거를 부여했는데, 이는 후에 버클리(1965)[3]와 흄(1748/1975/, 1740/1978)에 의해 구축되는 기반을 제공한다. 로크(1960/1975)의 「*인간오성에 관한 에세이*」(*Essay Concerning Human Understanding*)[4]는 지식의 기초로서 경험주의에 탁월한 공헌을 하였으며, 현대 과학의 발전을 뒷받침하는 풍부한 철학적 기반을 제공하고 있다.

지식의 기원

*에세이(Essay)*의 격려는 아직도 지식의 원천에 대한 논쟁이 떠나지 않고 있다는 것을 나타낸다. *Essay*의 독자에게 보내는 서한 Epistle to the Reader(1690/1975)라는 제목의 장 서두에서, 로크는 어떻게 친구들의 '응접실' 회합이 그들의 대화 과정에 야기되는 문제로 인하여 곤란한 상황에 처하게 되는지를 기술하고 있다. 로크는 '우리 자신의 능력을 검토해야 하고 우리가 이해하는 객체는 무엇인지 살펴 볼 필요가 있으며, 혹은 다루기에 적합하지 않은지 더 탐구해야 한다고 제안하였다.

베이컨과 마찬가지로 데카르트의 업적은 로크의 입장에 특별히 중요한 영향을 주었다. 그 영향은 *Essay*에 즉각적으로 표현된다. 로크(1690/1975)는 *Essay*의 제 1권 전부를 데카르트의 핵심 독트린과 본유 관념(innate ideas)에 대한 정교한 (어떤 독자들은 '지나치다'고 할 것임) 비판과 반박에 바쳤

---

3) 아일랜드의 철학자 버클리는 관념은 감각에 제시된 객체라는 관념에 대한 로크의 주장을 받아들였다. 버클리는 '추상적 관념'이라는 생각에 반대했는데, 그것의 실체는 상상에 의존해야 하기 때문이었다. 또한 실제로 사각형이나 구체적인 색깔을 띄는 물건과 연관이 없이, '사각형' 이나 '색갈'을 상상하는 것은 가능하지 않으며 감각과 관념을 구성하는 지각이나 물리적 객체를 떠나서는 아무것도 존재할 수 없다고 주장한다. 즉, 사물은 단지 그것이 지각되어 짐으로써 존재한다.

4) 이후부터는 Essay로 칭함

다. 로크는 이러한 독트린이 수용될 수 없는 몇 가지 이유를 제시했다. 첫째, 로크에 의하면 본유 관념은 스스로 존재를 드러내지 못한다. 관념들의 존재가 그들의 존재를 현실적 실재로 만들지 못한다는 것은 일반적으로 합의된 사항일 것이다. 둘째, 만약 본유 관념이 있다면, 모든 인간이 동의하는 원칙이 있어야 한다. 그러나 어린이나 '백치', 그 밖에도 일정 비율의 인간에게는 전혀 알려져 있지 않은 관념들이 있다고 로크는 주장한다. 결론적으로 정신이 소유하고 있어야 하는 관념에 대한 보편성은 존재하지 않는다. 마지막으로, 정신이 존재를 지각하지 못하는 어떤 원칙이 내재되어 있다는 것은 불가능하다고 로크는 주장했다. 예를 들어, 통증이 본유 관념이라면, 정신은 그것의 존재를 인식하고 있어야만 한다. 인간은 본성적으로 이성적 사고 능력을 가진다고 로크는 시인했다. 그것은 본유 관념이 존재한다는 것과 같은 것은 아니다. 이러한 본유 관념의 거부는 로크로 하여금 인간의 정신은 '어떤 **관념**도 없고 모든 특성이 비워진 백지' 혹은 상식적인 용어로 '**Tabula rasa**', '공백의 상태'와 같다는 주장을 가능하게 한다.

그때, 로크는 지식이 본유 관념으로부터 오는 것이 아니라면, 지식이 어디에서 발생하는가 하는 논쟁의 도전에 직면하게 된다. 로크(1960/1975) 의 해답은 모든 지식은 *경험으로부터* 발생한다는 것이었다. 즉, 경험은 인간의 사고에 필수적인 관념을 만들어 낸다. (Bk. II, chap.I sect 2. p.104) 관념에 대한 로크의 논지는 데카르트가 주장했던 것처럼 본유의 무엇이 아니고 사고의 객체라는 것이다. 로크에게 있어서 **관념(idea)**은 '인간이[sic] 사고할 때,... 그것이 무엇이던지..., 사고에 정신의 어떤 것이 관여되던지...간에 이해의 객체'이다.' (p.47) 이러한 *관념*에 관한 정의는 로크의 *에세이 (Essay)*의 중심 견해이다.

로크는 관념에 대한 견해를 명문화한 후, *Essay*의 두 번째 중심 개념을 구축했는데, 그것은 정신의 핵심 본질에 관한 것이다. 다시 한번 데카르트의 업적에 대한 반응으로, 로크는 데카르트가 제시했던 것처럼 정신의 본질은 생각하는 것이 아니라고 주장했다. 만약 정신의 핵심 본질이 생각하는 것이라면 정신은 존재할 수 없을 것이며, 사고를 할 수도 없을 것이다. 즉, 로크에 의하면 관념은 사고의 객체이기 때문에, 어떤 관념들은 (로크가 정의한 바와 같이)미리 내재되어 있어야만 한다. 그러나 로크는 이미 이러한 본유 관념의 견해를 반박하는 주장을 한 바 있다. 정신의 본질이 생각하는 것이라는 것에 대한 남아있는 가능성은 본유 관념이 없이, 경험이 관념으로 정신을 채운 후에 정신이 존재할 수 있다는 것을 시사한다. 이것은 받아들일 수가 없는 주장이다. 왜냐하면 정신이 경험 이전에 존재했다는 것을 믿는 것이 합리적이거나, 만약 그렇지 않다면, 과연 어떻게 정신이 경험을 받아들이고 관념을 형성하는지? 설명할 수 있어야 하기 때문이다.

경험의 본질

로크(1690/1975)는 데카르트 인식론의 두 가지 기본 주제를 반박하였다. 그것은 본유 관념에 대한 신념과 정신의 본질은 생각하는 것이라고 하는 데카르트의 입장에 대한 논박이다. 그러한 데카르트의 주장 대신에, 로크는 정신은 관념을 수용할 공간으로 존재해 온 것이고, 관념이 존재하기 전에는 본질적으로 공백의 종이와 같다고 주장하였다. 로크에 의하면, 인간은 '처음 감각을 느꼈을 때' 비로소 처음으로 생각하기 시작한다(Bk. II, chap.I, 23).

처음 읽었을 때는, 위 주장의 현대 철학, 특히 현대 과학과 관련된 중요성을 간과하기 쉽다. 그러나 이러한 철학적 관점의 영향은 매우 심오한데, 모든 관념 즉 모든 *지식*은 경험에서 온다는 로크의 주장은 후속적인 과학의 발전에 크게 공헌하였기 때문이다. 이러한 원칙은 로크 시대 이후 과학 발전을 인도해온 경험주의의 기초를 제공하는데, 그것은 과학적 지식 발전의 기초가 되는 감각적 경험을 통해 수집된 자료에 과학의 초점이 있기 때문이다.

로크(1690/1975)에 의하면, 경험은 감각에만 제한되는 것이 아니다. 실제로, 로크는 정신에 관념을 만들 수 있는 두 가지 유형의 경험을 규명하였다. 노랗다, 파랗다, 뜨겁다, 차갑다, 부드럽다, 쓰다.. 등과 같은 관념을 생산하게 하는 물리적 객체와 같은 외적인 것에 의해 감각(senses)이 작용될 때, **감각 작용(sensation)**이라는 경험이 발생한다. 그렇지만, 경험은 또한 로크가 **반성(reflection)**이라고 부른 좀 더 내적인 과정을 포함한다. 반성은 개인이 자신의 정신 작용을 탐구하는 것에 연관된다. 반성을 통하여, 개인은 지각하기, 생각하기, 의심하기, 믿기, 이해하기, 의지를 갖기, 알아가기, 등의 과정을 경험할 수 있다.

복합 관념의 형성

감각작용이나 반성으로부터 유래된 경험은 정신에 **단순 관념(simple idea)**을 생성하는데 로크의 정의에 의하면, '정신에 떠오른 하나의 동일한 형상이나 개념이며, 여러 가지의 관념으로 구별 가능한 것은 아니다'(Bk. I, chap.II, sect. I, p.119). 일단 정신에 여러 개의 단순 관념이 공급된 후에는, 정신은 그것들을 비교하고, 반복하고, 나아가 무한히 다양한 조합을 만드는 힘을 갖게 된다. 이 단계에서 정신은 **복합 관념(complex ideas)**을 형성하기 위하여 활발한 역할을 하였지만, 정신은 지식의 본래적 기초를 형성하는 단순 관념들을 수동적으로 받아들인 것이라고 로크는 분명히 기술한다(Bk. I, chap.I, sect. 23, p.118).

복합 관념을 구성하는 과정에, 정신은 단순 관념들을 비교하고 대조하고, 다양한 기준에 따라 조합시킨다. 로크는 복합 관념을 구성함에 있어 정신에서 일어나는 과정을 구체적으로 규명하였다. 단순 관념들은 모든 복합 관념들의 개발에 기초가 되는 하나의 혼합된 관념이나 복합 관념으로 직접 조합될 수 있다. 또 다른 복합 관념들이 있는데, 그것은 로크가 관계(Relation)와 추상작용(Abstraction)이라고 한 것이다. 이들은 여러 개의 단순 관념들을 비교하거나 세밀한 조사를 통하여 개발된다(Bk. II, chap.XII, sect. 23, p.163).

복합 관념을 발전시키는 데 있어 적극적인 역할을 하는 정신에 관한 로크(1690/1975)의 논의를 살펴보면, 로크의 경험주의 기초에 합리주의의 요소를 도입한 듯 보인다. 이는 그가 회피하고자 했던 바로 그 요소이다. 비록 정신이 그러한 역할을 한다고 해도, 모든 지식의 본래적인 근원은 경험으로부터 유래된 단순 관념이라는 것은 명백하다. 그러므로 지식의 근원은 경험이며, 정신의 작용이거나 본유되어 있는 내용이 아니다. 더욱 중요한 것은 정신은 복합 관념을 독단적으로 형성하지 못한다는 로크의 입장이다. 이 모든 복합 관념은 그것들의 본래적 원천인 단순 관념에 충실할 뿐이다. '왜냐하면 정신은 그렇게 제시되어진 것일 뿐 그 이상의 것이 아니기 때문이다'(Bk. II, ch. XII, sect. 2, p.164).

로크의 주장은 복합 관념이 객관적 실재를 갖는다는 입장에 도달하게 된다. 이는 지식에 대한 순수한 합리적인 (이성에 근거한) 접근에 대항하는 주관성이 있을 수 있다는 주장과 대조되는 것이다. 어떤 철학자들은 개념이 감각적 경험의 객체라기보다는 엄격한 경험적 기원을 넘어서는 **선험적 a priori**(경험 이전) 요소를 가진다고 믿는다.[5)] 로크는 **물리적 실재론(physical realism)**의 바탕과 같은 방식으로 개념을 보았다. 물리적 실재론에서는 개별적인 사물이나 객체를 가진 객관적 실재가 있으며, 실재를 비추는 관념을 수용하거나 구성하는 것이 가능하다. 정신에 대한 관념을 실재의 '거울'로 생각하는 것은 많은 철학자들의 지식에 관한 논의에서 찾아 볼 수 있다.

로크의 *Essay*의 일관된 주제는 인간이 품고 있는 관념이란 인간의 외부에 존재하는 실제 사물을 나타내는 것이라는 것이다. 이러한 관념들은 외부의 물리적 세계에 대한 지식이 개발됨으로서 연계를 구축한다. 정신을 실재의 거울로 비유한 것은 물리적 실재와 관념간의 관계를 나타내기 위해 종종 사용된다. 로크가 기술한 바에 의하면, 정신은 이미 세팅된 것만을 반영할 수 있다. 정신은 오로지 실재를 반영하거나 물리적 세계를 비춤으로서 생성된 관념들을 기초로 개념을 형성하는 역할을 하기 때문에, 이러한 물리적 실재의 표상은 분명하고 정확하다고 추측될 수 있다.

---

5) 결과적으로 경험을 가능하게 하는, 정신에 자연적으로 존재하는 "규칙"으로서의 개념을 기술한 칸트(1929)의 *순수이상비판*을 보시오. 제5장을 보시오.

관념으로부터 지식으로 발전

에세이의 마지막 절(제 4권)에서 로크는 어떻게 관념이 *지식*으로 되는지 자세히 설명하고 있다. 지식은 일반적으로 관념에 대한 합의 여부와 연결성에 대한 지각이다(Bk. IV, chap.I, sect. 2, p.525). 지식은 관념을 넘어, 관념간의 연결과 합의 이상으로 확장되지 않는다. 각기 다른 지식의 유형과 수준은 합의 여부에 대한 지각이 발생하는 방법과 관련이 있다. 즉, 직관, 논증, 그리고 감각적 지식이 그것이다. 직관은 두 가지 관념의 일치와 불일치의 즉각적인 지각으로 구성되고, 다른 관념들의 개입없이 그들 자신에 의해서 이루어진다. 이러한 즉각적인 지각은 의심과 주저함의 여지를 남기지 않고 지각의 확실성에 기여한다(Bk. IV, chap.II, sect. 4, p.531).

논증(demonstration)은 로크(1690/1975)에 의해 기술된 지식의 또 다른 형태인데, 이는 증명 형식에서 사용되는 개념을 정신에 도입된 것이다. 다시 말하면, 증명은 지식으로부터 중개되는 관념을 통해 관념의 연결을 보여준다(논증한다). 여기에는 논리적인 증명이 구축되는 것과 같이 점진적인 과정을 통해 결론에 도달하는 진행과정이 있다(Bk. IV, chap.II, sect. 4, p.532).

이 과정은 기하학에서 증명(proofs)과 정리(theorems)가 제시되는 것과 매우 유사한 방식이다. 로크에 의하면, 중간의 증명 과정이 의심이 갈 수 있는 부분을 설명하고 그럼으로써 결과가 될 지식에서 의심을 미리 제거해 줄 수 있기 때문에, 논증적인 지식은 매우 높은 수준의 확실성을 갖는다.

마지막으로 감각적 지식은 '개별적인 유한한 존재에 사용되는데, 이는 겨우 개연성을 넘어서는 것, 그러나 아직은 앞서 말한 수준의 확실성에 완벽하게 도달하지 못하는 것이 지식의 이름아래 통용되는 것이다'(Bk. IV, chap.II, sect. 14, p.537). 다시 말하면, 감각적 지식은 외부 세계의 객체에 초점을 둔다. 이러한 지식은 우연적일 뿐 아니라 감각작용의 속기 쉬운 속성으로 인하여 흐려질 수 있다. 따라서 그것은 직관이나 논증보다 확실성이 떨어지는 지식을 산출할 수 있다.

요약하면, 지식에 대한 로크의 입장은 선천적으로 '공백인 상태(blank state)' 로 태어나는 정신(mind)에 대한 초점으로 시작된다. 비록 처음에는 관념을 가지고 있지 않지만, *정신*은 관념을 *수용할 수 있는* 보편적 능력을 가지고 있다. 사람이 감각작용을 통해 세계(외적 실재)를 경험하면(혹은 정신이 정신 자체의 활동을 비추어 보게 되면) 단순 관념들은 정신에 귀착된다. 이러한 단순 관념들은 복합 관념을 형성하기 위해 조합될 수 있다. 관념들 간의 일치와 불일치를 판단하기 위한 이성의 사용은 지식으로 귀착된다. 정신이 관념에 친숙하게 되었을 때, 정신은 관념들을 기억하고 명명한다. 관념들, 단어들, 그리고 이성의 사용은 더불어 성장하고, 나아가 명제(세계에 대한 진술)의 진실성을 승인한다.

경험적 접근방법과 같은 맥락에서, 로크는 경험과 지식의 관계에 대한 지식의 논의에 역점을 둔다. 로크에게는 정신에 있는 관념들은 감각작용과 성찰의 경험으로부터 직접 유래된 것이며, 따라서 관념들은 물리적 세계나 정신 작용의 표상이다.

그러나 이러한 접근은 지식을 단순한 정신적 이미지로 환원시키는 듯이 보인다. 이러한 관점에 의하면 지식은 정신에 관념의 형태로 존재하고, 타자가 이 관념들을 볼 수 있거나 검증하는 것은 가능하지 않다. 비록 그 관념들은 경험의 결과이지만, 지식은 관념에서 유래되고, 관념들 간의 일치성과 연결성의 지각으로부터 온다. 결과적으로, 사람들이 어떤 지식을 소유하였는지 판단하기 위해서는 그의 정신 내부를 잘 들여다 볼 필요가 있는 듯 하다. 관념과 결과적인 지식을 체계화한 과정을 재탐구하는 능력은 좀더 중요한 가치를 지닐 수 있다.

로크의 업적을 확장한 흄

영국 경험주의에 공헌자이며 스코트랜드의 철학자인 David Hume은 경험과 지식의 연결을 공고하게 함으로서 로크의 업적을 확장하였다. 로크의 견해와 경험주의 철학의 본질에 일관되게, 흄은 '본유 관념'의 존재와 관련된 데카르트의 입장을 분명하게 논박하였다. 즉, 본유 관념 대신에 모든 정신적 내용은 경험으로부터 유래된다고 주장하였다. 흄은 두 편의 주축이 되는 저서가 있는데, 그것은 *An Attempt to Introduce the Experimental Method of Reasoning into Moral Subjects*라는 부제가 붙여진 *'인간본성에 대한 논고' A Treatise of Human Nature*[6](*Hume*, 1740/1978)와 *'인간 오성에 대한 탐구' An Enquiry Concerning Human Understanding* (Hume, 1748/1975)이다. 흄은 실험적인 방법을 사용하여 인간 본성의 비이성적인 특성을 극복하는 방법을 제공하고자 하였다(Jacobson, 1996). 불완전하고 오류를 범할 수 있는 인간의 본성은 '특정한 사례들의 비교를 통해 일반적 원리를 추론하는' 실험에 의해 제공되는 지시를 필요로 하였다. 흄은, 우선 광범위한 원리를 설정하고 그것으로부터 후속적으로 개발된 구체적인 결론으로 원리를 구축하는 기존에 유행하던 접근과 대조되는, 이러한 절차를 제시하였다. 흄에게 있어서 후자의 방법은 오류와 환상을 생산해 낼 뿐이었다(Hume, 1748/1975, p.174).

---

6) 이후부터는 논고 Treatse라 칭함

로크의 견해를 확장하여, 흄(1740/1978)은 그의 논고Treatise를 다음과 같은 진술로 시작한다. '인간 정신의 모든 지각은 두 가지 독특한 것으로 스스로를 결정하는데, 나는 그것을 **인상(impression)**과 **관념(ideas)**이라고 부른다'(Bk.I, part I, sect. I, p.1). 이러한 관점에서, 흄은 사고과정과 감각과정의 차이를 구분하였다. 인상은 지각으로부터 발생한 것이고, 실제적인 경험 (감각하기)에서 유래된 것이다. 예를 들어, 눈이 내리는 시골길을 걸을 때 사람은 추위를 느낄 수 있다. 또한 사람은 춥다는 것을 생각할 수 있다. 그러한 생각은 추위의 관념을 생산한다. 이러한 결과는 지각하거나 생각하는 사람들과 매우 유사하게 보이는데, 흄은 정신에 나타나는 결과는, 특히 강도에 있어서 사람들마다 매우 다르다는 것을 이론화하였다. 인상은 유사한 관념보다 더 강렬하며, 더욱 영향력 있고 생생하다. 이러한 감각과 사고에 대한 구별을 때로는 흄의 포크(Hume's fork)[7]라 부른다.

흄(1740/1978)은 인상을 형성하는 지각의 요소에 감각작용과 반성을 모두 포함시켰다. 이러한 입장은 감각작용과 반성을 오로지 경험의 측면에서만 규명하였던 로크의 업적에 중요한 내용을 추가하였다는 것을 나타낸다. 한발 더 나가 흄은 감각작용과 반성의 결과로서 인상을 규명하고, 관념의 원천으로서 기억과 상상을 추가하였다. 반성의 요소로서는 열정, 욕망, 감정 등 개인적으로 지각될 수 있는 것들을 포함시켰다. 더 나아가, 흄은 경험과 관념의 관계에 대한 로크의 기본틀을 재 정의하였고, 중요한 정신활동으로서 기억과 상상에 대하여 직접 설명하였다. 인상과 관념은 그들의 '활기와 힘의 정도....그래서 정신의 모든 지각은 이중적이고 관념과 인상으로 나타나난다...'가 다를 뿐 그 외에는 매우 유사하다(pp.2-3). 흄은 로크가 제시한 *단순* 관념과 *복합* 관념의 구별을 이용하여 이러한 입장의 의미에 제한을 두었다. 단순 인상과 관념은 더 작은 구성 요소로 나누어 질 수 없고, 복합 관념은 부분으로 나누어 질수 있다. 예를 들어, 흄은 사과를 기술하였는데, 이는 색깔, 맛, 냄새 등의 특성으로 나누어 질 수 있는 것이었다(Bk, I, partI, sect, I, p.2). 이러한 *단순*, *복합* 관념에 대한 논지는 관념과 인상이 서로 연관되지 않은 ('닮지 않은') 경우를 설명하는데 유용하다. 다시 말하면, 정신은 인상과 직접적으로 연관되지 않는 것의 관념을 소유할 수 있다. 이것이 가능한 것은 복합 관념이 단순 관념으로부터 형성되는 것이기 때문이다. 복합 관념은 아마도 그것과 직접적으로 연관되는 인상을 가질 수 없을 것이다. 그러나 단순 관념과 단순 인상은 서로 닮은꼴이다(p.4). 흄의 주장에 의하면, 그것들은 사실상 직접적으로 연결되어 있다. '모든 우리의 단순 관념은 직접적으로 혹은 간접

7) 흄의 포크는 좀더 구체적으로 말하면, 사실에 관한 것과 관념의 관계 사이의 구분을 이른다. 비슷한 은유가 여러 철학자들의 입장과 연관되어 사용되는데, 가장 친숙한 것이 오캄의 면도날이다. 이는 일반적으로 논증을 제시하는데 있어서 가능성 있는 최소한의 요소 혹은 가능한 가장 적은 수의 객체의 유형에 대한 믿음과 단순성을 칭한다. 포크의 은유는 흄의 감각과 사고와 같은 구체적인 이분법의 본질을 생생하게 포착한다.

적으로 그것과 일치하는 인상으로부터 시작된다.....이것은 인간의 본질에 대한 과학에서 내가 수립한 첫 번째 원칙이다. 우리는 그것의 모양의 단순성 때문에 무시해서는 안된다.' (p.7) '로크는 *관념idea* 이라는 단어가 우리의 모든 지각을 의미하는 것처럼 곡해하였는데,' 흄은 이 단어의 본래의 감각을 회복시키는 시도를 하였다(p.2, footnote). 흄에게는, 인상은 지각 자체이고 관념은 정신의 객체이다.

정신의 기능

흄(1748/1975)은 인 상형성에 있어서 정신이 수동적이라고 생각했다. 그렇지만 정신은 창조적인 힘을 가지고 있다. 예를 들어, 정신은 단순 관념들을 식별할 수 있고, 그것들을 '그것이 만족하는 형태' 안에서 재결합할 수 있다.(p.10) 이러한 생각은 어떻게 정신이 유니콘과 같은 것의 관념을 구축하는지를 설명한다. 실제 생활에서 이런 생물을 경험한 적은 없지만, 정신은 그 존재에 대한 관념을 가질 수 있다. 그렇지만 이런 과정은 임의로 일어나지 않는다. 정신이 그렇게 자유롭게 움직인다면, 결과적으로 무질서와 극도의 주관성이 허용될 것이다. 이에 대하여 흄은 다음과 같이 진술하였다. '그러한 능력의 작용이 모든 시간과 공간에서의 동일성과 방법을 지닌 어떤 보편적인 원칙에 의해 인도되지 못하는 것보다 무책임한 일은 없을 것이다'(p.10). 관념들의 연결이 우연하게 이루어질 수 있는 것은 분명히 아니다. 흄은 이러한 정신 과정을 인도하기 위한 보편적인 원칙들이 존재한다고 주장하였고, 정신 기능의 특성으로 *유사성*(*Resemblance*), 시간과 공간에서의 *연속성*(*Contiguity*), *인과성*(*Cause & Effect*) 등의 세 가지를 규명하였다.

흄은 어떻게 이러한 특성들이 관념과 관념간의 연상이 결정되도록 하는데 작용하는지에 대한 자세한 설명은 필요하지 않다고 믿었다. 실제로 정신 작용에서 두개의 서로 닮은 관념이 어려움없이 연상되는 것은 쉽게 알 수 있다. 또한 이러한 정신 현상에는 시간과 공간 안에서 연관된 관념들이 보유된다. 그렇지만 인과성의 특성은 좀더 논의가 필요하며, 이는 *논고와 탐구*(*Treatise and the Enquiry*)의 많은 부분을 차지하고 있다.

시간과 공간에서의 연속성과 유사성에 의해 관계가 확인되면, 정신은 지금 여기에 존재해 있는 것을 고수해야 한다. 다시 말하면, 정신은 이러한 연상을 결정하기 위해 정신 안에 존재해 있는 것의 범위를 뛰어 넘을 수 없다. 그러나 인과성의 결정은 전혀 반대의 상황을 나타낸다.

> 단순히 관념에 의존하지 않는 이들 세 가지 연관성 중에 우리의 감각을 초월해서 추적될 수 있으며 우리가 보거나 느낄 수 없는 객체나 존재를 우리에게 알려주는 단 한 가지가 부각되는 데, 그것이 인과 작용*Causation* 이다(BkI, partII, sec.3 p.74).

원인(cause)을 논의함에 있어서, 흄의 생각은 인간존재의 가장 중요한 부분은 본능과 관습에 지배된다는 급진적인 입장에 바탕을 두고 있다. 아리스토텔레스 철학의 중심적인 입장을 차지하는 인과론(causation) (사물의 존재의 원인cause이 있는 곳이 그것의 본질 essence)은 흄에게 있어서는 습관(habit)과 관습(custom)의 문제이다. 그것의 지식에 대한 함의와 관련된 입장을 이해하기 위해서, 흄은 인간의 이성을 세 종류로 구별하는데, 그것은 *지식(knowledge)*, *증명(proofs)*, *개연성(provability)*이다. **지식(knowledge)**은 관념의 비교에 기초하는 데 비하여, *증명(proofs)*은 '원인과 결과의 관련성에서 유래되는 주장이며, 여기에는 의심이나 불확실성이 전혀 없다'(BkI, partXI, sec.3 p.124). 증명은 다소의 불확실성을 지니고 있지만 **개연성**을 초월하는 것으로, 잘 실체화된다. 흄에게는 '원인의 개연성과 관련된 우리의 모든 추론은 과거를 미래로 전환하는 것에 바탕을 두고 있다(p.137). 그러므로 **개연성(Provability)**은 단순히 선 경험을 통해 창조된 기대로부터 유래된 습관에 근거하고 있다.

개연성에 대한 이러한 입장을 수립하는데 있어서, 그리고 필수적 연결의 유사 주장에 대하여 후속적 논의를 함에 있어서, 흄은 경험주의자로서 자신의 입장에 좀더 신뢰성을 주는 초기 인식론의 많은 것을 제쳐두는 시도를 한다. 궁극적으로 흄의 입장은 '원인과 결과에 대한 우리의 모든 추론은 오로지 관습에서 유래된다. 그리고 신념은 우리 본성의 인지적인 것이라기보다는 감각적인 활동이라고 하는 것이 좀더 적절하다(BkI, partI, sec.4 p.183). 그러나 양(Quantity)은 '어떤 오류의 가능성도 없이' 양적인 관계의 결정을 가능하게 하는 정확한 표준이 관련된다(BkI, partI, sec.3 p.71). 흄은 흥미롭게도 이러한 규칙을 '아무리 복잡하게 얽혀 있다 해도, 추론의 고리를 수행할 수 있고, 완벽한 정확성과 확실성을 유지할 수 있는 유일한 과학으로서' 대수학과 산술에만 적용되는 것으로 본다(p.71). 흄은 기하학을 훨씬 정확성이 떨어지는 것으로 생각하였는데, 그것은 기하학의 기본적인 원칙이 형태와 비율 등 표현된 모양에 기초하고 있기 때문이었다.

흄은 로크의 주제에 명확성을 더하고, 나아가 '지식'은 거짓일 수 없는 것으로 구성된다고 규정함으로서 경험주의적 전통에 실제적인 공헌을 하였다. 흄은 이러한 성과가 좀더 관심과 평판을 얻지 못한 것에 대해 유감을 표현하였다. 아직도 그것은 그의 성과를 부정적인 반응으로 이끌 수 있는 회의주의의 단서를 포함하고 있는 것으로 폭넓게 인식되고 있다. 그의 전기 작가인 Mossner(1980)는 '에딘버러의 영적 철학자이며 윤리학 교수였던 흄이 교수직에서 해임되기에 충분할 정도로 1745년의 논고 *Treatise*는 혁명적이었다고' 라고 논평하였다. 흄의 성과에 내재된 회의주의의 정도에 대한 논쟁은 계속되고 있지만(Fogelin, 1985; Wright, 1983), 인간 존재의 본능, 관습의 역할과 지식에 대한 그의 입장은 인식론에 확고한 자국을 남겼다.

결론

흄을 비롯하여 동시대의 많은 동료들과 마찬가지로, 로크도 도덕과 정치 철학에 대하여 저술하였다. 로크의 정부와 정치에 대한 유명한 저술 덕분에, 우리는 기본적으로 로크와 친숙하다. 이와 유사하게 흄도 이러한 철학의 다른 분야에서 몇 권의 저술을 하였다. 완성된 전체 시리즈는 「*인간 본성에 대한 논고*」 *A Treatise of Human Nature*(*1740/1978*)이며 그 중 한권이 「도덕에 관하여」'Of Morals' 라는 제목의 책이다. 인식론과 정치, 도덕 철학 등을 별개의 탐구 분야로 보는 것 보다는 어떻게 이들이 긴밀하게 서로 엮여 있는지를 보는 것이 더 쉽다. 지식에 대한 학문인 인식론은 인간의 본성, 의지, 이성, 삶, 그리고 자유와 쉽게 분리되지 않는다. 이는 지식에 대한 관점에만 초점을 두기 때문에, 인식되지 못할 수 있는 중요한 관찰이다. 아직도 그것은 생각해볼 가치가 있는데, 아마도 수세기 후 지식과 과학의 논의에 있어서 인간의 중요한 역할을 간과한 현대의 과학철학에서 오히려 더 취약한 점일 수 도 있다. 실제로 초기 과학 철학자들은 인간적인 측면을 간과하지 않았다. 그들은 그것이 과학의 논의에 부적합하다고 생각했고, 그래서 과학의 발전에 인간의 행동은 아무런 역할도 하지 못했다.[8)]

인식론에서, 영국 경험주의의 전통은 '현대'를 위한 과학과 지식에 대한 사고의 토대를 쌓았다. 그들은 절대성과 진실성에 대한 믿음을 고집하였고, 인간의 정신 작용을 탐구함으로써 이러한 신념을 정당화하려는 시도를 하였다. 정신은 궁극적으로 관념과 인상을 조직화하고 분류하는 매체였다. 진리, 혹은 사실적 지식은 세계의 객체를 경험하는데서 유래된다. 이러한 외적 실재에 대한 초점은 결국 존재의 세계를 이해하기 위한 시도로 서구 사회를 지배해왔으며, 전통적인 연구 방법의 초점이 되는 현대 과학의 기초를 제공하였다.

간호실무와 연구에는 경험주의의 영향이 잘 나타나 있다. 다양한 시각적 단서와 생리적 측정을 포함하는 감각적 정보는 필수적으로 간호 실무에 중요한 역할을 한다. 간호연구에서는 오래전부터 자료 수집을 위해 관찰 도구를 사용하고 있다. 그럼에도 불구하고 간호사에게 떠나지 않는 질문은 간호사가 보고 듣는 것을 초월하여 접근할 수 있는 경험적 자료가 아닌 다른 형태의 자료- 즉 희망, 슬픔, 개성, 긍지와 같은 인간존재의 특성 - 에 대한 관심이다.

간호학에서의 이러한 관심에도 불구하고, 영국 경험주의의 철학적 전통이 과학의 발전과 연구방법

---

8) 예를 들어, Schlick의 단순한 감정으로서의 윤리에 대한 참고문헌을 보시오. 제 6장을 보시오.

에 심오한 영향을 주었다는 것은 의심의 여지가 없다. 이 그룹에 속하는 철학자들은 지식의 객체로서 외적, 물리적 세계를 강조하고, 그 지식을 얻기 위한 방법으로 감각의 역할을 강조한다. 정신의 내적 작용은 지식 구축에 역할을 할 것이지만, 초점은 그러한 지식의 원천인 외적 요소에 있다. 지식은 외적 세계와 결부되고 물리적 세계와 일치한다는 것이 가장 중요한 사실이다.

정신에 대한 '거울 비추기'의 메타포는 물리적 세계를 정확하게 반영하는 것의 중요성에 대한 좋은 실례를 제공한다. 이들 경험주의자들은 통제와 일반성 같은 과학적 특성의 요소들을 다루지는 않았다. 그러나 경험주의자들이 지식 개발의 초점을 물리적 세계와 세계의 정확한 표상(i.e., 객관적인)을 얻는 것에 두었다는 것은 명백한 일이다. 이러한 토대는 후에 과학의 철학과 방법론의 발전에 확실하게 기여하였다.

그러한 견해는 주관적인 개인의 경험에 초점을 두는 간호학자들에게 많은 문제를 야기했다. 경험주의자에게는 그러한 경험은 어떻게든 감각을 통해 지각된 형태로 제공되어져야 했다. 얼굴표정이나 몸의 움직임에 대한 지식을 갖는 것이 가능한 한, 행복, 편안함, 긍지, 고통 등에 대한 '지식'을 갖는 것도 가능하지 않을까? 경험주의자들에게 있어서, 그러한 인간존재의 요소는 지식의 초점이 아니다. 현대 과학자들은 인간의 감정을 객관화하고 측정함으로써 그것에 대한 지식을 소유할 수 있는 방법을 개발해야 한다. 감각적 자료만으로는 인간 경험의 영상의 부분만을 포착할 수 있는 듯하다. 경험주의자가 간호학자(다른 학자들도 포함하여)에게 도전하는 것은 보이지 않고 만질 수 없는 것을 어떻게 포착하느냐 하는 것이다. 인간은 독특한 자신만의 역사와 정서를 지닌 복잡하고 감성적인 존재라는 관점이 올바른 것이라면, 간호사가 인간존재의 다양한 측면을 이해하는 것은 필수적이다.

토의 과제

1. 비록 상상하기는 어렵겠지만, 시각, 청각, 미각, 후각 등 아무런 감각 능력이 없는 사람을 생각해보시오. 만약 사람이 선천적으로 감각능력이 결여된 상태로 태어났다면 그 사람은 지식을 가질 수 있을까요? 로크와 같은 경험주의자는 이 질문에 어떤 대답을 할까요? 또한 데카르트는 어떻게 응답할까요?
2. 만약 감각적 능력을 가지고 태어났지만 후에 감각능력을 모두 잃었거나 한두 가지 감각만 기능한다면, 위 질문에 대한 당신의 대답은 어떻게 달라질까요?

3. 간호 실무와 연구에서 경험적, 혹은 비 경험적 탐구를 사용한 예를 토론하시오.

4. 일반적으로 경험적이라고 생각되지 않지만, 경험적인 방식으로 연구되는 현상의 예를 생각해 보시오. 몇 가지 사례에는 희망, 정의, 긍지, 영성 등과 같은 현상이 포함된다. 간호학문과 연구를 위해, 탐구에 대한 그와 같은 접근 방법의 이점과 한계는 무엇입니까?

참고문헌

Bacon, F. (1939). The great instauration, Prooemium. In E. A. Burtt (Ed.), *The English philosophers from Bacon to Mill* (pp. 5–23). New York: Random House. (Original work published 1620).

Bacon, F. (1994). *Novum Organum.* (P. Urbach and J. Gibson, Trans. and Ed.). Chicago: Open Court. (Original work published 1620).

Bacon, F. (1995). Of studies. In F. Bacon, *Essays* (pp. 128–129). New York: Prometheus Books. (Original work published 1597).

Berkeley, G. (1965). *Berkeley's philosophical writings* (D. M. Armstrong, Ed.). London: Collier.

Fogelin, R. J. (1985). *Hume's skepticism in the treatise of human nature.* London: Routledge & Kegan Paul.

Hume, D. (1975). *An enquiry concerning human understanding and an enquiry concerning the principles of morals* (L. A. Selby-Bigge, Ed., 3rd rev. ed., P. H. Nidditch, Ed.). Oxford: Oxford University Press. (Original work published 1748).

Hume, D. (1978). *A treatise of human nature,* (L. A. Selby-Bigge, Ed. 2nd rev. ed., P. Nidditch, Ed.). Oxford: Oxford University Press. (Original work published 1740).

Jacobson, A. J. (1996). David Hume on human understanding. In S. Brown, (Ed.), *British philosophy and the age of enlightenment* (pp. 150–178).

Locke, J. (1967). *Two treatises of government* (2nd Ed.). (P. Laslett, Ed.). Cambridge: Cambridge University Press. (Original work published 1689).

Locke, J. (1975). *An essay concerning human understanding* (P. Nidditch, Ed.). Oxford: Oxford University Press. (Original work published 1690).

Mossner, E. C. (1980). *The life of David Hume* (2nd ed.). Oxford: Clarendon Press.

Urbach, P. (1994). Editor's introduction. In P. Urbach and J. Gibson (Trands. and Ed.), *Francis Bacon:*

Novum Organum (pp. ix–xxvii). Chicago: Open Court.

Wright, J. P. (1983). *The sceptical realism of David Hume*. Minneapolis, MN: University of Minnesota Press.

CHAPTER 5

임마누엘 칸트의 선험적 관념론

주요 개념

분석적(analytic)
선험성(a priori)
범주(categories)
개념(concept)
인식론(epistemology)
흄의 포크(Hume's fork)
관념론(idealism)
직관(intuition)
지식(knowledge)
형이상학(metaphysics)
오성적 존재(noumena)
간호 지식(nursing knowledge)
간호 과학(nursing science)
객관적(objective)
현상적 존재(phenomena)
감성(sensibility)
공간(space)
주어-술어 형식(subject-predicate form)
주관적(subjective)
종합적(synthetic)
시간(time)

간호 지식에 대한 산재한 질문 중 하나는 학문의 지식 기반과 '과학'의 관계에 관한 것이다. 과학의 전통적 관점은 관찰된 것 또는 감각을 통해 지각된 것에 과학의 기반을 두는 영국의 경험론에서 유래된다. 간호 지식의 상당 부분은 별다른 문제없이 이러한 설명에 부합된다. 화학, 미생물학, 그리고 질병이나 약물에 관련된 정보와 같이 간호학에서 중요한 기초 과학의 내용은 경험주의적 관점과 일치한다. 간호사는 실무 현장이나 교육과정에서 관찰, 청진, 촉진을 하기 위한 섬세한 기술을 습득한다. 간호학에서 이러한 중요 정보는 쉽게 '과학'으로 간주될 수 있다.

하지만, 간호학을 다른 학문과 구분 짓는 간호의 독특한 특성이라 생각되는 많은 부분은 과학의 일반적인 틀에 부합하지 않는다. 즉, *희망*, *영성*, *공감*, *함께함*, 그리고 *돌봄*과 같은 중요한 개념은 경험주의적 방법만으로는 설명할 수 없다. 간호학의 이러한 전형적인 특성을 '과학'과 대비하여 '예술'이라고 일컫는다.

물론, 이와 같은 간호학의 비경험적 영역의 부분을 과학의 범주에 부합시키려는 많은 노력이 그동안 계속되었고, 적법한 과학적 지식체로 인식되기에 이르렀다. 많은 연구 프로그램은 대처, 삶의 질, 그리고 슬픔과 같은 비경험적으로 보이는 추상적 실체를 과학의 틀에 부합시키려는 노력을 통해 다양한 성과를 얻었고, 이들을 측정하는 유용한 방법들이 개발되었다. 그러나 슬픔의 경우를 예로 들면, 오랜 기간 동안 슬픔을 관찰(측정)하기 위한 효과적인 도구 개발 연구는 기본적으로 증상에 대한 체크리스트 이외에는 별로 진척된 것이 없다. 슬픔, 대처, 스트레스와 같은 추상적 현상을 측정하기 위한 도구가 존재하긴 하지만, 이러한 탐구의 방법이 인간의 경험을 이해할 수 있는 가장 효과적인 접근인지에 대한 의문은 여전히 남는다.

이러한 결과는 간호학에 몇 가지 선택의 여지를 남긴다. 간호학자는 이러한 방식을 계속 시도함으로써 간호학을 경험주의의 전통적 틀에 억지로 짜 맞추어 넣을 수도 있으며, 이러한 현상을 관찰 가능하게 만드는 연구를 계속할 수도 있다. 만약 이것이 성공할 수 있다면, 간호학은 다른 전통적 과학에 일치하는 '과학'으로 합법성이 인정될 것이다. 과학의 이런 개념에 부합될 수 없는 것들은 간호학의 '예술'로 간주되거나, 혹은 이러한 현상의 비과학적 특징으로 인해, 의미없는 것으로 무시될 수도 있다.

이런 시나리오는 간호사가 관심을 갖는 많은 현상에 관하여 진행되어왔는데, 간호학이 과학으로 정당성을 기질 수 있는 지에 대한 논쟁의 자취는 간호 지식에 대한 여러 논문에서 찾아 볼 수 있다. 간호 지식을 개념화하는 여러 가지 방법들이 문헌에 자주 보고되고 있는데, 그것은 과학 및 경험주의와 기타 다른 형태의 지식 사이에 존재하는 이런 긴장 관계를 반영하는 것이다. 이것들은 글상자 5-1의 광의적으로 정의된 간호 지식과 '과학'의 관계를 반영하는 진술에 제시되어 있다. 이런 진술들은 간호 지식의 기초를 기술하는 몇 가지 방식을 보여준다.

글상자 5-1 간호 지식의 정의

1. 간호 지식 = 과학, 그리고 과학 = 경험주의
2. 간호 지식 = 과학(경험주의) + X
3. 간호 지식 = 과학, 그리고 과학 > 경험주의
4. 간호 지식 ≠ 과학

글상자 5-1에서와 같이, 중요한 현상에 경험주의적 접근이 필요하지 않은 간호 지식을 서술하는데 이용할 수 있는 여러 가지 방법들이 있다. 서구사회에서 경험주의는 지식의 형태로서 높은 지위를 획득하였다. 하지만, 그것이 존재하는 지식의 유일한 형태는 아니다. 아마도 간호학의 일부는 경험주의적이지만, 이것만큼이나 중요한 다른 부분은 사실상 비경험적이다. **간호 지식**은 **간호 과학**보다 더 넓은 의미를 갖는다. 다시 말하면, 간호 지식은 '과학'(경험주의)과 함께 그 밖의 분야가 포함되어 구성되는 것으로 생각할 수 있다. 여기서 그 밖의 분야는 그동안 일반적으로 '예술'이라고 묘사가 되어왔으므로 간호사들은 이런 개념에 매우 친숙하겠지만, 불행히도 이것은 예술과 과학 사이의 잘못된 이분법을 만들어냈다. '그 밖의 분야'를 지식의 적법한 형태로 생각할 수 있는 대안이 있을 것이다. 이것은 경험주의에 부여된 높은 지위의 관점에서 특히 고려해야 할 새로운 질문을 제기한다. 본질적으로 비경험주의적인 특성을 가지고 있는 신뢰할 수 있는 지식을 얻는 것이 얼마나 가능한가?

칸트의 순수 이성비판

이것은 칸트(1781/1965)가 *순수 이성 비판*에서 직면한 딜레마 유형과 어느 정도 비슷하다. 칸트가 이 저서를 집필하는 동안, 그의 모국인 프러시아와 유럽 대부분에는 합리주의와 종교가 강한 영향을 미치고 있었다. 이성은 지식에 대한 많은 논쟁의 초점이 되어 있었다. 형이상학 분야에서는, 오직 이성의 의해 지지되는 중요한 주장들이 구축되어 있었다. 예를 들어, 신의 존재, 인간의 정신과 자유의지의 본질은 이성에 바탕을 둔 강력한 합의에 의해서만 지지될 수 있는 비경험적 지식이었다. 그러나 이성에 의해 발전되고 입증되었던 주장들은 일반적으로 몰락했다. 다른 말로 표현하면, 이성 하나로만 중요한 주장들을 입증하기에는 부족했던 것이다. 이성을 배제하고는 종교까지도 위협당하는 것으로 보였다. 망원경을 통해 천국을 본 사람이 아무도 없다는 사실은 종교의 역할과 종교적 권위에 심각한 위협이었다.

흄의 회의론의 결과로 인해, 과학조차도 위험한 상황이었다. 관습 또는 습관에 대한 인과적 연관성을 줄이고 개연성에 초점을 맞추는 한편, 필연적 연관성의 개념을 폐기함으로써, 과학적 지식마저도 불가능해 보였다. 칸트는, 세상에 대한 궁극적 진리의 원천으로서의 이성이 아니라, 이성이 무엇을 완수할 수 있는지를 보여줌으로써 종교와 과학 모두를 지키려 하였고, 과학적 지식에 요구되는 필수요소와 보편성을 제공함으로써 과학을 회의론으로부터 구하려고 하였다.

칸트의 접근법은, 다른 방식으로 지식을 바라보는 것이었는데, 이는 경험과 이성의 조합 가능성을 내포하는 방식이었다. 칸트는, 경험은 개연성 이상의 어떤 것도 제공하지 않으며 오직 우리 눈앞에서 발생한 것의 부분적 증거에 불과하다는, 많은 선배 철학자들에게 동의하였다. 수많은 경험이나 사건도 항상 같은 패턴으로 일어난다거나, 보편적으로 같은 순서로 발생한다는, 완벽한 증거를 제공하지 못한다. 칸트에게 있어서, 지식은 확실성의 요소를 수반하는데, 이는 필연적이고 보편적인 것이다. 아리스토텔레스, 데카르트, 그밖에 다른 학자들도 무엇이 필수적이고 보편적이냐를 결정하는데 있어, 오직 감각적 경험에만 의존하는 것의 한계를 지적하였다. 데카르트와 마찬가지로, 칸트는 이성의 능력에 관심을 두었는데, 그것은 경험으로부터 분리된 이성의 힘이었다. *순수 이성 비판*에서 탐구된 주요 질문은, 경험과 분리된 이성과 오성을 통해 얼마나 많은 것을 알아낼 수 있느냐 이다.

선험적 판단(A Priori Judgment)

칸트(1781/1965)는 다음과 같이 좀더 철학적인 질문으로 대신한다. '어떻게 종합적(synthetic)이며 *선험적*인 판단이 가능할까?'(p.55). 다시 말하면, 어떻게 사건들을 연결할 것인가?, 그리고 연결을 지지할 경험적 증거가 부재할 때, 어떻게 결과를 '지식'으로 신뢰할 수 있도록 만들 것인가? **선험적**이라는 표현은 경험과는 분리된 것, 다른 말로, 경험 *이전*을 의미한다. 경험은 필연적 또는 보편적이라는 기준을 충족시키지 않는다. 그렇지만 일부 선험적 요소는 본질적이고 모든 사람들에게 타당한 것이어야 하는데, 그것은 역동적이고 고도로 맥락화된 경험의 범주에 묶여 있지 않기 때문이다. **종합적**(synthetic) 이라는 용어는 연결(connection)을 지칭한다.

이러한 종합적이고 *선험적인* 판단 가능성의 문제를 **형이상학**의 주요 관심사로 생각한 칸트의 입장은 다음 구절에 명백하게 나타난다. '이 문제의 해결책, 또는 설명되었기를 바랄 가능성이 실제로 전혀 존재하지 않는다는 충분한 증거는 형이상학의 성공 여부를 가늠한다'(Kant, 1781/ 1965, p.55). 칸트는 종합 진술과 특히 인과관계에 초점을 두었던 흄의 업적을 벗어 던졌다. 칸트는 회의주의적인 흄이 '모든 순수 철학의 파멸'[1]로 향하는 길에 있다고 생각하였다(p.55). *프롤레고메나*(*Prolegomena*)에서 칸트 (1783/1902)의 논의에 따르면, 흄의 연구에서 중요한 단점의 하나는 그가 수학적 명제를 분석적이라고 생각했다는 것이다. 반면에, 칸트는 수학적 명제는 종합적이라는 입장을 취했다. 칸트가 수학은 실질적으로 종합적이라는 그의 입장을 입증할 수 있었다면, *선험적*이고 종합적인 판단은 가능하다고 증명할 수 있었을 것이다. 수학은 경험적 상관관계가 결여되어 있기 때문에, 이러한 논의에서 좋은 사례가 된다. 7개의 오렌지 또는 5마리의 고양이 또는 11명의 간호사들은 보는 것은 가능하다. 하지만, 숫자 그 자체를 보는 것은 불가능하다. 다른 말로, 숫자 자체만으로는 감각을 통해 경험될 수 없으며, 오직 숫자의 응용만이 지각될 수 있다.

경험에 바탕을 둔 **분석적(Analytic)** 판단은 흔한 일이다. 예를 들어, 화학적 혼합물을 그것의 구성 성분을 식별하기 위해 분리하는 것은 매우 간단한 문제다. 이와 유사하게, 우리는 어떻게 두 화학적 요소의 합성이 새로운 혼합물을 생산해 내는지를 관찰할 수 있다. 하지만, 어떻게 이성 하나만으로 새로운 것을 생산하기 위해, 경험 밖의 것들을 결합 또는 조합할 수 있을까? 수학은, 어떻게 이러한 선험적이고 종합적 판단이 시종일관 사용되는지를 보여주는 좋은 예를 제공한다. 예를 들어, 7과 5는 12를 생산하기 위해 결합될 수 있다. 이것은 전적으로 종합적인 명제이다. 분석적 접근법은 숫자 12를 둘로 쪼개면, 7과 5가 될 수 있다는 것을 예상한다. 하지만, 이것은 가능하지 않다. 물리학의 법칙에서도 같은 식으로 작용한다. 물질을 떼어 분리했을 때, 새롭게 창조되지도 파괴되지 않았다고 분석적으로 단정할 수 없다. 마치 5와 7이 12 *안에* 들어 있지 않은 것처럼, '창조되지도 파괴되지도 않는 속성은 물질 속에 들어 있지 않다. 예를 들어, 우리는 수학과 물질에 대한 이러한 것들을 경험을 통한 확인 없이, 이것들을 *알 수 있다*고 말할 수 있다.'

분석 판단과 종합 판단의 차이점은 종종 '흄의 포크(Hume's Fork)'라고 불리는 정교한 형식으로 생각될 수 있다. 흄은 모든 명제를 관념의 관계(분석적)를 표현하는 것과 사실의 문제(종합적)를 표현하는 것으로 나누었다. 칸트는 분석적인 것과 종합적인 것을 구분하기 위한 근거로 관념과 사실에 초점을 맞추는 대신, 문법적 **주어–술어 형식**의 논의에 논점을 맞추었다. 분석적 판단은, 주어 안에 술어(주어의 속성을 나타낼 수 있는 무엇)가 이미 존재해 있는 상황에 존재한다.

> **주어 A의 술어가 개념 A 속에 (묵시적으로) 포함되어 있는 어떤 것으로서 주어 A 속에 속해 있거나 혹은 실제로 술어가 A와 결합되어 있기는 하지만 A라는 개념 밖에 있는 경우가 있다. 첫 번째 경우의 판단을 분석적이라고 하고, 두 번째는 경우는 종합적이라고**

1) 순수철학은 보통 형이상학에 적용되는 용어인데, 일반적으로 실재의 본질에 대한 연구로 생각된다.

> 칭한다. 그러므로 분석 판단(긍정적인)은 주어와 술어의 결합이 동일률을 통해 이루어진다고 생각하는 것이며, 주어와 술어가 동일률에 의하지 않고 결합되어 있다고 생각하는 것은 종합 판단이다(A7/B11 항, p.48).[2)]

칸트는 주어와 술어의 관계에 대한 요점을 증명하기 위해, '모든 물체는 연장적(extended)이다'(A7/B11항, p.48)라는 진술을 예로 사용하고 있다. 칸트에게 있어서 이 진술은 분석적 판단을 나타내는데, 그것은 '물체(body)'가 연장(extension)이라는 개념과 결합되어 있는지를 알기 위해 '연장'의 의미를 벗어날 필요가 없기 때문이다. 물체는 연장되는 것으로 정의되기 때문에, '물체'라는 개념 안에는 '연장'이 포함되어 있다고 하는 것은 합리적이다. 반대로, '모든 물체는 무게를 가진다.' 라는 진술은, '무게'가 '물체'에 내재되어 있지 않기 때문에, 종합적 판단이다. 이 예가 보여 주듯이, 분석 판단은, 지각의 행위가 그것이 사실이라는 것을 보여 주지 않는다는 점에서 *선험적*이며, 어떤 경험에도 선행한다는 것이다.

> 물체가 연장적이라는 것은 선험적 명제이며 경험적인 것이 아니다. 경험에 호소하기에 앞서, 나는 이미, 물체라는 개념 안에, 나의 판단에 요구되는 모든 조건을 가지고 있기 때문이다. 나는 단지 그 개념으로부터 모순율[3)]에 따라 요구되는 술어에 일치하는 형태를 이끌어 내야 한다. 그리고 동시에 그렇게 함으로써 판단의 필연성이 의식되는데, 경험은 한번도 내게 이를 가르쳐 주지 못한다. 반면, 비록 내가 술어 '무게'를 일반적인 물체의 개념 안에 포함시키지 않는다고 하더라도, 이 개념은 경험의 일부분을 통해서 경험의 대상을 나타내고 있다. 나는 이 부분에 동일한 경험의 다른 부분들을 그 개념에 함께 속하는 것으로 추가할 수 있다(Kant, 65, B12, p49).

칸트는, 이 논점의 주어- 술어 형식 즉, 분석적 진술과 종합적 진술의 차이 그리고 선험적 종합적 진술의 가능성을 입증할 필요에 관한 그의 핵심 주제를 소개한다.

---

2) 순수 이성 비판은 두 가지 판으로 출판되었다. 번역을 준비하는 과정에서, Smith는 초판의 일부 구절을 유지하고 본문에 문자 A를 붙이는 관례를 따랐다. 2판의 구절에는 문자 B가 붙여졌다. 각기 다른 판들의 구절을 찾기 쉽게 하기 위하여, 이 장에서는 참고를 위한 Kemp-Smith의 번역문 본문의 구절 명칭과 페이지 번호를 모두 제공하였다.
3) 여기서 칸트는 철학자 라이프니츠와 그의 모순율을 지칭하고 있다. (각주는 원문 구절에 없다)

선험적 원리론

칸트는, 이러한 판단들을 가능하게 하는 방법을 밝히기 위해, 정신의 인식력을 명료화하고자 하였다. 첫 번째로 그는 감각적 지식과 관련된 *선험적* 원리들을 살펴본다. 칸트(1781/1965)의 *순수 이성 비판*은, 선험적 원리론과 선험적 방법론이라는, 중요한 두 부분으로 나뉘어 진다. 본 장의 초점은 주로 첫 번째 부분에 맞추어 지는데, 이는 선험적 감성론과 선험적 논리학으로 세분화 된다.

선험적 감성론에서 칸트는 정신 속에 이미 존재하는 요소에 대한 개념을 소개하는데, 이것은 그가 '*선험적 감성*의 모든 원리에 대한 과학' (B36, p.66)으로 생각하는 것이다. 칸트는 순수한 사고의 원리 탐구를 계속하였다.

선험적 감성론

칸트는 정신은 공간과 시간에 대하여 '이미' 존재하는 직관을 가지고 있다는 논점으로 시작한다. 이러한 원초적인 직관들은 감각을 가능하게 한다는 점에서 지식의 습득 과정에 매우 중요하다. 다른 말로, 공간과 시간은 경험적 요소가 아니다. 그것들은 어떠한 방법으로든 직접적으로 관찰되거나 경험될 수 없다. 칸트는 이런 견해만으로 수학과 마찬가지로 기하학(공간)을 가능하게 만든다고 지적한다. 칸트는 **직관**이란 그것을 통해 지식의 양식이 객체와 즉각적인 관계를 갖게 하는 수단(p.65), 또는 '모든 사유 이전에 주어질 수 있는 표상(representation)' (p.153)이라고 정의한다. 이러한 접근법은, 정신에 존재하는 객체를 즉각적으로 지각할 수 있는 정신의 힘을 인정한다는 면에서, 로크의 접근과 어느 정도 유사하다. 이것은 구어체적인 감각에서 직관을 나타내거나 간호사들이 종종 사용하는 '직감적 반응(gut response)'과 같은 것은 아니다. 그 대신에, 이것은 상황 속에서 정신이 의식적으로 일어나는 인지적인 문제해결 과정이 없이도 지각에 대한 결론에 도달하는 강력한 인지 과정이다. 칸트에 따르면, **공간**과 **시간**은 경험과 분리되어 존재하기 때문에, 순수한 직관들이다. 이러한 선험적 직관들은 경험을 가능하게 해 준다.

공간과 시간이 경험을 선행한다는 개념은 즉각적으로 몇 가지 곤혹스러운 반응을 야기 시킨다. 당연히 우리는 삼차원적 시각으로 대상들을 바라볼 수 있고, 하나의 대상이 다른 대상의 옆, 또는 그 위, 또는 가까이 또는 멀리에 있다는 것을 알 수 있다. 이와 같은 것은 공간이라 불리는 것의 경험적 인지를 구성하는 것으로 보인다. 칸트에 따르면, 이것은 적절한 깨달음이 아니지만, 이러한 관찰된 정보들은 그의 입장을 지지해 줄 것으로 생각했다. 공간에 대한 개념을 이미 가지고 있지 않다면, 한 대상과 다른 대상의 관계를 조사할 때 '옆에' 또는 '위에'와 같은 관계를 규명할 수 없었을 것이다.

이러한 설명으로, 칸트는 요소(형상이나 현상)들은 대상으로부터 제공되고, 공간과 시간에 대한 직관은 이러한 형상들을 사유에 적합한 것으로 재구성한다는 견해를 제시했다. 그러나 이 단계에서, 이것은 지식으로 구축되지 않는데, 왜냐하면 **지식**은 그것들을 통합하는 방법을 요구하기 때문이다. 칸트는 그것을 의식의 통합(Unity in consciousness)이라 지칭했다. 정신 안에서 요소들을 통합하는 어떤 것이 없다면, 경험들은 해체되고 지식은 하나의 의식으로 통합된 인간의 한 부분으로 체현되지 않는다.

흄(1748/1975, 1740/1978)은 우리가 실제로 감각하는 것 이외 어떤 것도 경험으로 귀착시킬 수 없다고 주장했다. 칸트에게는 이렇게 해서는 지식의 구축이 불가능하게 된다. 즉, 플라톤이 혼돈의 '다양체(manifold)'는 의미로 정리되기 위해 대기한다고 언급한 것처럼, 어중이떠중이의 감각들이 존재할 것이기 때문이다. 로크와 흄에 의하면 내용의 분류가 자동적으로 이루어지는데, 그것은 감각이 자연적으로 정리되기 때문이다. 칸트는 정신이 경험을 정리한다는 논의에 동의하지 않는다.

이렇게 경험을 정리하는 정신에 초점을 두는 것은 인식 주체에 대한 관념에 중점을 둔 인식론에 혁명적인 생각을 제공한다. 경험은 반드시 누군가를 위한 경험이 되어야 한다. 그러므로 '나는 생각한다,' 는 경험의 최종 조건이다. 정신은 감각적인 투입의 수동적 수신자가 되기보다는, 지식을 구성하는데 적극적인 역할을 한다. 하지만, 이것은 지식이 개개인의 사고와 관점에 따라 개별화될 수 있는, 본질적으로 **주관적일** 수 있는 가능성을 제기한다.

선험적 논리학

하지만, 칸트는 주관성의 가능성을 문제 삼지 않는다. 비록 어떠한 경험도 반드시 누군가를 위한 경험이 되어야 하지만, 정신은 경험을 조직화 하듯이 임의로 작용하지 않는다. 대신에, 이 과정은 정신 안에 존재하는 원리의 지배를 받는다. *선험적 논리학*이라는 제목의 저술에서, 칸트는 이런 원리들의 목록과 이것들이 어떻게 **객관적** 지식을 가능하게 하는지를 보여준다.

일단 경험이나 상상이 공간(space)과 시간(time)의 직관을 통해 지각되는 사유에 포함되면, 정신 안에 존재해 있던 범주들은 이러한 투입된 것들을 조직화하기 위해 작용한다. 칸트는, '순수 개념'으로 간주하는, 분량(Quantity), 성질(Quality), 관계(Relation), 그리고 양상(Modality)과 같은 범주들을 규명하였다. 아리스토텔레스는 이러한 개념들이 경험으로부터 유래된다고 생각하였지만, 칸트는 이것들은 선험적 요소라고 생각하였다. 이러한 요소들은 그 자체로 아무런 의미를 가지지 못한다. 이것들은 경험이전에 존재하고 경험에 적용되기 위하여 정신 안에 존재한다. 이것들은 경험이 만들어질 수 있는 중요한 메커니즘을 제공한다.

경험에 앞서 정신에는 이러한 범주들이 존재하기 때문에, 선험적인 종합 판단이 가능해진다. 이런 범주들은 즉각적인 의식 너머에 있는 물체에 대한 지식을 가능하게 한다. 정신이 오직 경험적 개념이나 감각적 경험에 의해서만 작용했다면, 인간에게 즉각적으로 존재하지 않는 것들과 관련된 종합 판단의 과정은 가능하지 못했을 것이다.

그림 5-1에서 볼 수 있듯이, 칸트는 정신의 작용에 초점을 맞춘 지식에 관한 견해를 표명하였다. 인식주체(인간의 정신) 안에서, 인간의 사고 역량은 지식에 필수적인 '종합적 통합'을 산출하기 위해 선재해 있는 정신의 범주들과 상호 작용을 한다. 인간의 사유를 통해, 감성의 경험들(실제 경험이거나 상상)은 공간과 시간의 직관으로 수용된다. 일단 사유가 구축되면, 선재하는 범주들은 투입된 것을 범주의 역할에 따라 구조화하고, '지식'의 엄격한 기준을 충족시키는 통합된 전체로 정보를 종합한다.

> 모든 지식은, 그것이 불완전하건 모호하건 간에, 개념을 요구한다. 하지만, 개념은 항상 그것의 형식과 관련해 하나의 규칙을 제공하는 보편적인 것이다(칸트, 1781/1965, A106, p.135).

정신은 범주 또는 규칙과 일관되게 작용하기 때문에, 이러한 지식은 주관적이 아니고, 지식으로 간주될 수 있는 필수적인 기준을 충족시킨다. 칸트에 따르면, '범주는 형상에 선험적이고 따라서 모든 형상들의 합인 본질에 선행하는 법칙을 규정하는 개념이다' (B 163, p.172). 규칙으로 모든 정신에 똑같이 존재하는 이런 작용을 통해 얻어진 지식은 진실된 가치를 지닌다. 칸트는 지식, 대상, 그리고 진실에 대한 논리적 접근법의 관계를 포함하는 진실에 대한 여러 가지 접근법을 비교함으로써, 그의 견해를 상세하게 설명한다.

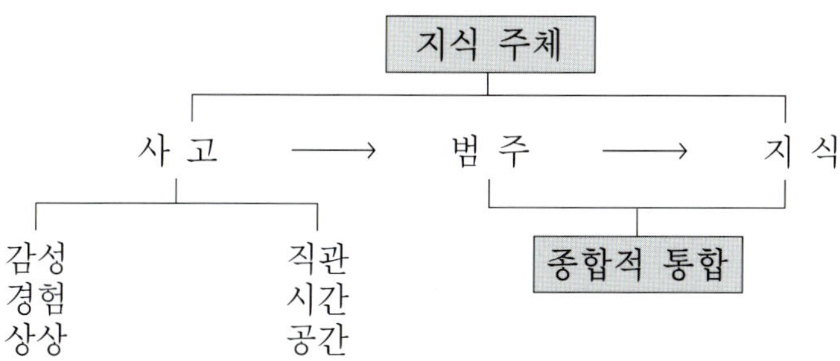

그림 5-1 지식에 대한 칸트의 견해의 기본적 요소

> 그러나 한편으로, (모든 내용은 제쳐놓고) 순전히 형식상의 지식에 관해서 말한다면, 논리학이 보편적이고 필수적인 오성의 규칙들을 설명해주는 한에서, 논리학은 이런 규칙들 안에서 진실의 기준을 제공해야 하는 것은 명백한 일이다. 즉, 이러한 규칙에 모순되는 것은 거짓이다. 왜냐하면, 오성은 자기의 보편적인 사유 규칙에 모순되고 따라서 자기 자신과 모순되기 때문이다. 그러나 이러한 기준들은 오직 진리의 형식에만, 즉 사유 일반의 형식에만 관계되고, 또 그러한 한에서만 정당하다. 그것은 불충분하다. 왜냐하면 우리의 지식이 논리적 요구에 완전히 일치한다고 해도, 즉, 자기 자신에 모순되지는 않더라도, 여전히 그 대상에 모순될 수 있는 가능성이 있기 때문이다. 그러므로 진리의 순수한 논리적 기준, 즉, 오성과 이성의 보편적이고 형식적인 법칙에 어떤 지식이 일치하는 것은 실로 불가결의 조건(condition sine qua non)이며, 따라서 모든 진실의 부정적 조건이다. 하지만, 이런 논리학은 더 이상 진전할 수 없다. 형식이 아닌 내용에 관한 이러한 오류의 발견을 위한 어떤 시금석도 없다(Kant, 1781/1965, A60/B84, p.98).

지식의 새로운 영역

칸트는 지식의 철학(인식론)에서 근본적인 변화를 제의하였다. 정신은 경험을 가능하게 만들지만 경험은 모든 지식의 근원은 아니다. 정신의 적극적인 역할에도 불구하고, 결과적인 지식은 필수적이고 보편적인데, 이는 정보가 '지식'이 되기 위한 두 가지 본질적 조건이다. 더욱이 이러한 지식은 감각적 경험에 의존하기 않고도 가능하다. 이렇게 단순화된 요약으로는 결코 철학적 사유에 칸트가 공헌한 모든 것을 반영할 수 없다. 감각적 경험의 한계를 초월하는 지식의 가능성을 강조한 이 사유의 노선이 지식의 광대한 새 영역을 열었다는 것을 기억해야 한다.

이런 견해에 의해 새로운 기회가 제시되었지만, 이러한 방식으로 발전된 지식의 유형에는 한계가 있었다. 칸트는, *현상적 존재*(**phenomena**)와 *오성적 존재*(**noumena**)라는 용어를 사용하여 실제의 각기 다른 두 영역을 규명한다. *순수 이성 비판*에 서술된 틀을 사용하는 발생된 종합적 선험적 지식은 단지 *현상적 존재*의 지식이다. 현상이란, 우리가 그것들을 경험하는 대로의 *형상*, 또는 대상 또는 실제의 양상이다. 현상의 영역은, *오성적 존재*의 영역, 또는 현실에서 실제적 객체인 사물 그 자체와는 분명히 구별된다. 칸트에 따르면, 지식은 우리가 경험하는 것들, 즉 *현상적 존재*를 위해서만 가능하다.

> 만약 우리가 어떤 대상을, 형태로서 감각할 수 있는 실체(현상적 존재)라 한다면, 우리는 그것이 그것 자체에 속해 있는 본질로부터 그것을 직관하는 방식을 구별하는 것이다. 선험적 감성론에 의해 제한된 바와 같이, 형상의 개념은 이미 자체적으로 *오성적 존재*의 객관적 실재를 확증하고, 대상을 *현상적 존재*와 *오성적 존재*로 구분하는 것을 정당화하며, 세계를 감각의 세계와 오성의 세계(*mundus sensibilis et intelligibilis*)로 나눈다는 것을 명심해야 한다. 이러한 방식의 분류는, 단순히 그것이 분명하거나 불분명한 것에 따라 그것과 같은 우리의 지식을 구별하는 논리적 형식을 칭하는 것이 아니고, 두 세계가 처음 우리의 지식에 주어지는 방식의 차이와 이 차이에 따라, 그것들이 본질적으로 구분되는 방식을 말한다. 단순히 그것이 형상화 되는대로 감각이 우리에게 무엇을 표상한다면, 이 무엇은 자체로서 하나의 사물이어야 하며, 오성의 무-감각적 직관의 대상이 되어야만 한다(칸트, 1781/ 1965, pp.266-267).

이와 같이 복잡한 설명은 칸트 (1783/1902)가 '감각은 결코, 어떠한 방법으로든 우리가 그것 자체의 본질을 알 수 있게 하지 못하며, 단순한 감성의 표상인 그것들의 형상들을 알 수 있게 할 뿐이다…'(p.43)라고 지적한 *프롤레고메나*에 간결하게 제시되어 있다.

칸트의 관념론은, 외부의 대상들이 아니라 오직 실체에 대한 우리의 관념만이 존재한다는 단순한 형식을 고수하는, 전통적 관념론의 경계를 뛰어넘는다. 이와 대조적으로, 칸트는 사유 주체 밖에 존재하는 실체적 대상들과 함께, 외부의 실체의 존재를 확실히 인정한다. 하지만, 이런 대상들에 대한 지식은 그것에 대한 우리의 지각 또는 우리에게 형상화된 대상(*현상적 존재*)에 제한된다. 칸트(1783/1902)는 *프롤레고메나*에서 이 구분을 설명한다. 그는 인지 과정은 그의 분석의 초점이라고 지적한다.

> 어떠한 방법으로도 그 종류(오성적 존재 noumena)의 것들을 제외시킬 수 없고, 오히려 이것에 대한 감성론(감성의 과학)의 원칙을 제한할 수 있다. 그것들은, 마치 모든 것들이 단순한 형상으로 변화할 수 있다는 듯이, 모든 것들로 연장될 수 없고, 가능한 경험의 객체로서 유효할 뿐이다(p.75).

그렇게 칸트는 외부의 실재가 존재한다는 것을 확인하지만, 공간과 시간에서 형상화되는 그대로 그

것을 바라볼 때, 그것은 구체적이기 보다는 *현상적*이다. 비록 정신이 이러한 방법으로 실재를 받아들이지만, '형상으로서의 세계는, 비록 순수하게 현상적일지라도, 임의로 만들어지는 환상은 아니며, 세계는 그것의 모든 세부사항에서 그것을 필수적인 것으로 만드는 법칙에 의해 지배된다.' (Carus, 1902, p.199).

적용

철학에서 가장 어려운 저서 중 하나인 칸트의 *순수 이성 비판*은 그동안 발표된 서양의 저서들에서 가장 중요한 것 중 하나이다. 칸트는 수많은 심오한 저술을 창작하였는데, '지상 명령(categorical imperative)'[4]의 관념에 대한 것을 소개한 그의 도덕 철학은 윤리학 연구의 이정표가 되고 있다. 본 장에서는 칸트가 서양 인식론의 발전에 공헌했던 몇 가지 개념의 간략한 개요를 제공하는 것을 목적으로 하기 때문에, 윤리학과 도덕적 합리성에 대한 그의 견해에 대한 논의는, 본 장의 초점을 벗어난다.

칸트 작품의 거대함, 복잡성, 그리고 중요성은 본 장처럼 간소한 지면에서는 충분히 논의되기 어렵다. 아마도, 칸트가 제시한 주요 개념과 그의 개괄적 공헌에 초점을 맞추는 것이 가장 적절할 것이다. 철학에서의 추후 발전은 좀 더 분명한 적용성이나 실용적 유용성을 갖춘 듯하다. 칸트의 저술 이후에 이루어진 것들을 거슬러 올라가면 많은 부분이 이 위대한 철학자의 저술과 직 간접적으로 이어져 있다는 것을 알 수 있다. 칸트(1781/1965) 마저도 그의 관념은 형이상학 영역에서 코페르니쿠스 혁명과 유사하다고 표명했다(p.25). 칸트가 '모든 우리의 지식이 경험으로 시작된다는 것은 의심의 여지가 없다'라는 진술로 텍스트를 시작한 것은, 그가 이전 철학자들의 생각을 따르고 있음을 의미한다. 그러나 칸트는 '모든 것이 경험에서 발생한다는 것은 아니다.'(B 1, p.41)라고 말을 잇는다. 감각적 경험은 중요한 지식의 구성요소이다. 그러나 칸트는, 경험주의자들과 달리, 경험에서 비롯되지 않는 지식의 확실한 가능성을 인식하고 있다.

칸트의 지식에 대한 관념의 중요한 요점은 의심할 여지없이 독자들에게 많은 혼란을 야기할 것이다. 그것은 이 철학자의 업적을 논하는데 있어 본질적이고 불가피한 결과일 것이다. *순수 이성 비판*에 표명된 견해는 철학에서 가장 어려운 것으로 널리 알려져 있다. (Carus[1902]는 이 부분을 '난해한,' 이라고 표현하였다 p.202). 칸트는 어려운 용어를 사용하고 그것을 독특한 방식들로 적용하였다. 그는 전문적 수련과 교육에 의한 철학자였다. 그의 저술은 일반인들이 이해할 수 있도록 의도된 것이 아니었고, 주로 학자들을 위한 것이었다. 그의 저서의 난해함은 번역의 필요성과 더불어 다른 언

4) 지상 명령은 일반적으로 "순수 실천 이성의 기본 법칙"으로서 사람은 "자신의 의지의 준칙인 동시에 보편적인 법칙에 타당하게 행동하라"는 것이다.. (실천 이성 비판, 광범위하게 사용가능).

어들을 통해 정확하게 번역될 수 없는 많은 단어들로 인하여 더욱 심화되고 있다.

현상학

이러한 장애에도 불구하고, 칸트의 저술은 이후 철학의 발전에 중요한 영향을 미쳤다. 간호학을 비롯하여 질적 연구 기법을 이용하는 여러 분야에서, 지속적으로 중요하게 강조되었던 한 영역은 현상학으로 알려진 철학의 발전에 있다. 현상학에는 헤겔과 후설로 시작하여 하이데거와 메를로-퐁티와 같은 실존주의 철학자들에게 이어지는 다양한 형식이 존재한다. 최근의 철학자들과 연구방법론 학자들은 가다머(1975, 1976, 1981)나 리쾨르(1974, 1981) 같은 학자들의 저작으로부터 끌어낸 해석학(10장 참조)과 현상학이 혼합된 흥미로운 방법을 제시하였다. 현상학의 무수히 많은 뉘앙스에 대하여 철저하게 논의한다는 것은 일생의 작업이 될 것이다. 이는 여러 방면에서 서로 얽힌 철학과 방법론의 복잡한 조합인데, 그 탐구 주제 subject matter는 많은 입문서에서 잘 다루어지고 있다. 본 논의의 목적을 위해서는, 우선 현상학의 발전이 일반적인 탐구 형태에 끼치는 영향과 더불어, 현상학의 기초가 되는 기본 원리를 이해하는 것이 가장 중요하다.

광의적 의미로 현상학은 플라톤(1984)의 동굴의 우화에서처럼 초기 그리스 철학에서 나타난 형상의 개념에서 유래되었고, 칸트에 의해 좀더 자세히 설명되었다. 현상학의 철학은 대상과 지각의 상호작용에 중점을 둔다. 실재의 양상은 인간의 경험에 의해 구성되고, 형상을 갖추며, 그 다음에는 사건 또는 대상에 의해 경험이 형상을 갖춘다. 현상학 문헌에서는 이런 교환을 '공동 구성(coconstitution)'으로 지칭하는데, 이는 사람과 대상은 상대에 의해 상호적으로 구성된다는 개념이다. 인간은 그들의 현실을 형상화하고, 다음 차례에는 이러한 현실이 인간을 형상화한다. 현상학은 상황 안에서 개인이 경험한 '생생한 체험'의 전체성을 기술함으로써, '사태 자체'에 초점을 맞춘다. 학습, 슬픔, 심장 발작, 또는 출산 등의 개념을 경험의 *대상(object)*으로 다룬 연구는 현상학자들에게는 거의 가치가 없다. 그 대신, 그러한 대상(또는 현상)은 각각의 상황 또는 맥락에 의해 구성된 요소들로 만들어진, 오직 *살아 온(lived)*대로의 체험을 탐구함으로써 이해될 수 있다. 현상학적 연구자의 도전과제는, 어떤 부분은 기여된 것이고, 어떤 것이 그것의 본질적 구조의 일부로 그 '사태 자체'에 속해있으며, 어떤 다른 요소들은 경험의 다른 양상들로부터 유도되었는가를 분류함으로써, 현상을 완전히 이해하는 것이다. 슬픔의 경우를 예로 들어보자. 슬픔은 구체적 대상으로 객체화하여 연구할 수 있지만, 이러한 시도에는 한계가 따른다. 이러한 접근법은 슬픔을 기술어 혹은 산술적인 가치를 가진 요소로 환원시킬 뿐만 아니라, 슬픔은 그 슬픔을 겪어내는 사람의 경험 밖에서는 결코 일어나지 않는, 맥락에 묶여 있는 현상이라는 것을 인식할 수 없게 한다. '살아 진' 대로의 슬픔은 종이 위에서, 또는 연구실 환경에서 기록된 슬픔과는 매우 다를 것이다.

현상학적 접근은 슬픔의 경험을 인간이 그것을 겪어내고 그것과 함께 살아가는 대로 ('생생한 경험 the lived experience') 탐구한다. 일반적으로 현상학은 경험의 '본질(essence)'을 탐구한다. 슬픔을 예로 들면, 슬픔과 그것을 그것이 되도록 하는 기본 구조(그것을 슬픔으로 만드는 것)를 탐구한다. 우리가 '비인격적 또는 분리된 방식'으로 (Kearney, 1994, p.13) 객체로서의 그것을 알려고 하기 전에, 처음 형상화된 대로의 그것에 역점이 맞춰진다. 이러한 접근법은 현상과 그것의 본질적인 구성요소들, 그리고 현상의 체험이나 맥락에 의해 기여된 요소나 양상에 대한 정교하고 체계적이며 포괄적인 탐구를 요구한다.

어떻게 한 개인이 현상을 경험하는가에 초점을 두는 이러한 접근은 처음에는 주관적으로 보일 수 있다. 하지만, 현상학적 탐구에서는 현상 연구의 '객관성'을 규명하고자 하는 바램이 있다. 관념, 가치, 신념, 감정 등은 연구의 과정이나 결과에 영향을 끼치거나 개입하는 것이 허용되지 않는다. 현상학 연구자들은, 연구주제에 대한 그들 자신의 생각에 책임을 지기위해, 의례히 '괄호치기'로 불리는 과정에 참여한다. 지금까지 많은 연구자들은 '괄호치기'를 단순히 연구자의 선입견을 '제쳐 두는 것'으로 해석하고 있다. 연구의 신빙성(비 주관적 본질)을 구현하는 방법으로 다른 형식의 질적 연구 방법을 사용하는 학자들은 괄호치기를 다소 부정적으로 생각하고 있다. 이것은 두 가지 이유로 어려운 문제가 된다. 하나는, 연구 참여시 개인적 믿음을 완전히 접어두는 것이 과연 가능할 것인가 하는 문제이고, 더 중요한 것은 현상학적 철학이 이러한 개념을 지지하지 않는다는 것이다. 후설(1970)에 따르면, 괄호치기는 현상학적 환원의 첫 번째 단계이다. 현상을 그것이 나타나는 대로 보기 위해, 현상학자들은 주관적 해석과 겹겹의 편견을 배제하고, 현상에 덧씌워진 모든 관념을 확인해야만 한다. '만성적으로 아픈 아이의 돌봄' (Gravelle, 1997), '임상 간호 컨설턴트의 업무' (Walters, 1996), '간호학과 간호실무의 본질' (Paley, 1997) 등과 같은 다양한 현상을 연구하기 위해, 간호사들은 여러 가지의 변형된 현상학적 연구 방법을 사용해 오고 있다.

결론

칸트는 그의 *현상적 존재*와 *오성적 존재*에 대한 논의를 근거로, 경험의 대상은 그것의 경험 또는 그것의 형상화 방법을 통해 독특한 요소들을 받아들인다는 생각에 바탕을 둔 방법론과 철학의 발전에 중요한 토대를 마련하였다. 이 논제는 Naturwissenschften 즉, 자연 과학과 대비되는 개념으로, 철학에서 인간에 관한 지식을 광범위하게 논할 때 사용되는 독일어 용어인 Geistes-wissenschaften, 혹은 사회과학의 발전에도 기초를 제공하였다. 흔히 현상학에는 주관적인 요소가 있다고 생각하지만, 후설은 이 철학을 모든 과학 중에 가장 엄격한 엄밀성이 요구되는 것이라고 생각했다. 후설에 따르면, 경험주의에 바탕을 둔 자연 과학 모델은 '객관적' 태도를 유지하려 했지만 이 객관성은 매우 어설픈 초보적인 수준에 불과한데, 왜냐하면, 그것은 본질적으로 내포되어 있는 관념들과 성향을 설명할 수 없었기 때문이다 (Husserl, 1964 ; Keatney, 1994).

후설은 1800년대 후반의 현상학에 대한 그의 철학을 전개하는 과정에서, 현상학이 분명히 인식론의 영역에 포함된다고 생각했다. 그는 '의식'에 대하여 강조함으로써 지식이 습득되는 과정과 지식에 대한 초점을 제공했는데, 그것은 지식이 '세계의 의식(consciousness -of- the -world)'이기 때문이다 (Husserl, 1964 ; Keatney, 1994, p.30). 후설의 제자인 하이데거는 경험을 의식 보다는 존재의 입장에서 해석하였다. 즉, 하이데거는 어떻게 사물을 알 수 있게 되는가 보다는 삶의 경험에 초점을 두었다. 후설이 제공한 토대로부터의 구축된 이러한 발전은 철학이나 연구 방법론에서 현상학의 다양한 갈래를 만들어 내도록 하였다. 간호학에서는 주로 하이데거의 해석학적 방법(Diekelmann, 2001 ; Draucker & Madsen, 1999 ; Walters, 1995)을 활용하고 있다.

다른 철학자들도 여러 가지 방식으로 현상학의 발전에 기여하였다. 이들은 모두, 인간이 모든 상황에서 개인적이며, 맥락적이고, 독특한 양상으로 온전하게 살아 간 대로 인간 존재를 탐구하도록 촉진하였다. 연구방법으로서 현상학과 다른 여러 형태의 사회 연구방법(예, 기타 질적 연구 방법들)은 많은 유사성을 가지기 때문에, 현상학적 연구에서 난해하고 중요한 현상학의 철학적 뿌리가 항상 눈에 띄지는 않는다. 페일리(1997)의 주장에 의하면, 지금까지 간호 연구자들은 현상학적 철학에 대한 후설의 개념을 충분히 이해하지 못하였고, 따라서 연구에서는 이러한 개념들을 오용하고 있다. 페일리는 하이데거 현상학의 응용에도 유사한 질문을 던졌다 (Paley, 1998). 그럼에도 불구하고, 간호학에는 철학과 연구 방법론으로서의 현상학의 요소들이 풍부하게 있다. 칸트를 포함하는 모든 철학자들은 경험적 요소들과 비경험적 요소들의 복잡한 조합, 그리고 어떻게 살아왔는지를 포함하여 있는 그대로 형상화되는 대상과 그들이 가지는 의미에 관여하는 간호학에서의 연구 초점에 신뢰를 보낸다. 이러한 철학은 지식의 가능성에 대한 더 심오한 탐구의 문을 열어 놓는다.

토의 과제

1. 간호학에서 지식의 유형들과 관련하여, 종합적 지식과 분석적 지식의 차이점과 유사점을 기술하시오.
2. 칸트의 종합적 지식에 대한 견해가 간호학의 지식 발전에 어떻게 공헌하였습니까?
3. 객관성에 대한 칸트의 견해를 논하시오. 정신에 존재하는 범주에 기인하여, 어떻게 종합적 지식이 객관적으로 될 수 있는가? 이러한 입장에 대한 찬반 여부를 입증할 수 있는 주장을 전개시키시오.

참고문헌

Carus, P. (1902). Essay on Kant's philosophy. In *Prolegomena to any future metaphysics that can qualify as a science* (P. Carus, Trans., pp. 167–240). La Salle, IL: Open Court.

Diekelmann, N. (2001). Narrative pedagogy: Heideggerian hermeneutical analyses of lived experiences of students, teachers, and clinicians. *Advances in Nursing Science, 23*(3), 53–71.

Draucker, C. B., & Madsen, C. (1999). Women dwelling with violence. *Image: The Journal of Nursing Scholarship, 31*, 327–332.

Gadamer, H. (1975). *Truth and method* (G. B. A. J. Cumming, Trans.). New York: Seabury Press.

Gadamer, H. (1976). On the scope and function of hermeneutical reflection (G. B. Hess & R. E. Palmer, Trans.). In D. E. Linge (Ed.), *Philosophical hermeneutics* (pp. 18–43). Berkeley: University of California Press.

Gadamer, H. (1981). *Reason in the age of science*. Cambridge, MA: MIT Press.

Gravelle, A. M. (1997). Caring for a child with a progressive illness during the complex chronic phase: parent's experience of facing adversity. *Journal of Advanced Nursing, 25*, 738–745.

Hume, D. (1975). *An enquiry concerning human understanding and an enquity concerning the principles of morals* (L. A. Selby-Bigge, Ed., 3rd rev. ed., P. H. Nidditch, Ed.). Oxford: Oxford University Press. (Original work published 1748).

Hume, D. (1978). *A treatise of human nature* (L. A. Selby-Bigge, Ed., 2nd rev. ed, P. Nidditch, Ed.). Oxford: Oxford University Press. (Original work published 1740).

Husserl, E. (1964). *The idea of phenomenology* (W. P. Alston & G. Nakhnikian, Trans.). The Hague: Nijhoff.

Husserl, E. (1970). *The crisis of European sciences and transcendental phenomenology: An introduction to phenomenological philosophy* (D. Carr, Trans.). Evanston, IL: Northwestern University Press.

Kant, I. (1965). *Critique of pure reason* (N. K. Smith, Trans.). New York St. Martin's Press. (Original work published 1781).

Kant, I. (1902). *Prolegomena to any future metaphysics that can qualify as a science.* (P. Carus, Trans.). La Salle, IL: Open Court Publishing Company. (Original work published 1789)

Kearney, R. (1994). *Modern movements in European philosophy* (2nd Ed.). Dover, NH: Manchester University Press.

Nelms, T. P. (1996). Living a caring presence in nursing: a Heideggerian hermeneutical. *Journal of Advanced Nursing, 24,* 368-374.

Paley, J. (1997). Husserl, phenomenology and nursing. *Journal of Advanced Nursing, 26,* 187-193.

Paley, J. (1998). Misinterpretive phenomenology: Heidegger, ontology and nursing research. *Journal of Advanced Nursing, 27,* 817-824.

Plato. (1984). *The dialogues of Plato* (R. E. Allen, Trans.). New Haven, CT: Yale University Press.

Ricoeur, P. (1974). *The conflict of interpretations: Essays in hermeneutics.* Evanston, IL: Northwestern University Press.

Ricoeur, P. (1981). *Hermeneutics and the human sciences.* Paris, France: Cambridge University Press.

Walters, A. J. (1995). A Heideggerian hermeneutic study of the practice of critical care nurses. *Journal of Advanced Nursing, 21,* 492-497.

Walters, A. J. (1996). Being a clinical nurse consultant: A hermeneutic phenomenological reflection. *International Journal of Nursing Practice, 2*(1), 2-10.

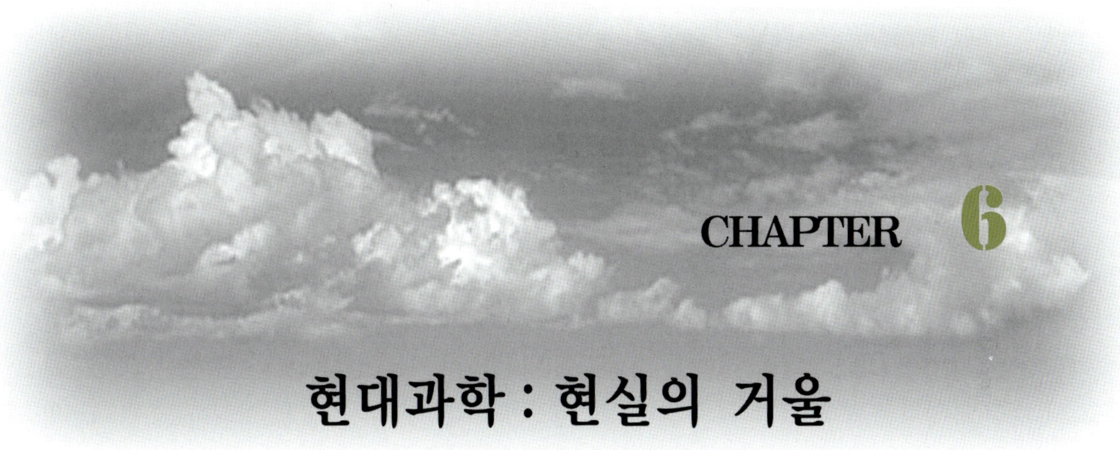

CHAPTER 6

현대과학 : 현실의 거울

주요 개념

- 관념주의(idealism)
- 실증주의(positivism)
- 환원주의(reduction)
- 이론(theory)
- 가치-배제(value-free)
- 비엔나 학파(Vienna Circle)
- 사실의 자율성(autonomy of facts)
- 인식의 특별한 의미(cognitive significance meaning)
- 가설연역적 모형(hypotheticodeductive model)
- 지식(knowledge)
- 통념(received view)
- 과학(science))
- 통일 과학(unified science)
- 실증 원칙(verifiability principle)
- 대응 이론(correspondence theory)
- 제일 언어(first order language)

20세기 과학발달에 근거를 제공한 것은 논리실증주의라고 알려진 철학파였다. 이 장에서는 좀 더 최근의 새로운 철학과 그것의 영향력으로 나타난 중요한 경향에 대하여 초점을 두려고 한다. 시대의 흐름에 중요한 도약을 생각하면서 칸트와 실증주의의 출현 사이 중간 시기에 아무런 중요한 사건이 없었다고 한다면 근시안적으로 보일 수 있다. 철학적 사고는 흐름과 같아서 지속적으로 일어나는 것이며, 좀 더 큰 맥락에서 발생한 사건에 의하여 영향을 주기도 하고 받기도 한다. 이 시기에 중요한 사건이 없었다기 보다는 여기서는 간호학의 발달에 영향을 주었던 다음의 주요 학문적 동향에 방향을 맞추려고 한다. 논리실증주의라고 알려진 이러한 경향은 좀 더 난해한 사건을 탐구하는데 적합하다.

논리 실증주의의 발달

이러한 경향에 대하여 알아보기 전에 논리실증주의가 어떻게 개발되게 되었는지를 이해하는 것이 중요하다. 인간의 모든 창조물처럼 철학도 사회적 맥락 안에서 발생한다. 서로 영향을 받기도 하고 앞으로의 발전에 영향을 주기도 한다. 특별히 논리실증주의와 이후의 철학을 이해하는 데 이러한 관계를 인식하는 것이 중요하다. 논리실증주의에 있어서 맥락이 중요한 것은 지식 영역이 명백하게 정해진 철학을 과학이라고 일컫는다는 사실이다. 이전에는 일반적으로 많은 철학적 논쟁들은 우주의 구조와 기원에 대한 우주론에 좀 더 관심이 많은 지식에 초점을 두었다. 인식론이 각광을 받았고 철학적 논쟁의 중심이 되었다. 초기의 많은 저술들은 **철학과 지식**이라는 용어를 혼용하여 사용하였다.

그러나 20세기의 시작과 더불어 새로운 발견과 발달은 별개의 본질로서의 과학이라는 학문의 출현을 촉진하였다. 다음에는 철학이 철학의 별개의 영역으로서 과학철학으로의 학문적 변천을 유도하였다. 과학의 발전에서 이러한 급속한 진전은 과학의 지속적인 성장을 지지하기 위하여 철학의 특수한 분과의 발달로 이끌어 갔다. 실제로 이러한 움직임의 하나의 목적은 '통일 과학(*unified science*)'이었고, 철학을 포함한 모든 영역에 과학의 원칙들을 적용함으로써 그들도 '과학'으로 고려될 수 있었다.

논리실증주의의 발달과 과학철학이라고 알려진 철학의 별개 분과의 출현은 복잡하면서도 개혁적인 길을 추구하였다. 칸트의 작업은 철학에 대단한 전환점을 제공하였다. 현상적 *존재*(*phenomena*, 그들이 인간에게 보여지거나 인간에 의해서 경험되어지는 물체)과 오성적 존재(*noumena*, 물체 그들 자신) 사이의 칸트의 구분은 철학에서 분기점이 되었다. 현상에 관한 영역은 **관념주의**의 전통과 일치하였다. 이러한 전통은 기본적으로 외부 세계는(external world) 없다는 것으로 존재하는 모든 것은 세계에 대한 관념이라는 것이다. 반면에 칸트는 엄격한 관념주의는 피하면서 확실하게 진전된 지식의 한계와 현상에 대하여 현상학과 관념주의의 선을 따라서 탐구한다. 그러나 칸트 철학은 논리실증주의의 결과적인 발달에 기여한 요소가 있었다. 외적인 실재가 존재한다는 것을 인식하면서 칸트는 또한 관념주의의 발달에 추진력을 더하는 한편 물질주의와 경험주의 철학의 출현에 불을 붙였다.

경험주의 시대에서 지속적인 연구에 대한 동기는 칸트시대 이후 과학의 규정 아래에서 발생했던 믿을 수 없는 성취와 더불어 좀 더 강화되었다. 1900년대 초기에 철학의 위기가 닥쳤다. 새로운 물리학은 양자이론과 상대성이론으로 대표되었고, 기존의 철학에 대하여 중요한 도전이 되었다. 그러한 진전은 인간생활에 대한 믿을 수 없는 영향만큼이나 세계를 이해하는데 있어 대단한 잠재성을 보여주었다. 기존의 철학적 체계가 지지적이든 아니든 간에 어떤 경우에 있어서는 그 시기의 과학과는 적합하지 않았다. 새로운 물리학, 경제이론의 출현, 산업혁명 그리고 일반적인 기술 발달의(인간생활에 대한 전기의 영향으로 고려되는) 배경으로 인하여 새로운 과학철학이 지속적인 발전을 하기 위하여 필요하다는 것이 명백해졌다

콩트의 실증주의

논리실증주의는 새로운 시대를 선도했던 철학이다. '**실증주의**'라는 용어는 콩트(August Comte)에 의해 수년전에 사용되었었다. 콩트는(1848/1953) 인간발달이론을 제시하였었고, 사회는 세 개의 각기 다른 단계, 즉 이론적, 형이상학적, 그리고 실증주의 단계를 거친다고 주장하였다. 사회이론에 따르면 실증주의는 사람들이 그들 주위의 세계에 대한 설명에 어떻게 신뢰를 가질 수 있는가에 대하여 기술한다. 이론적 단계에서는 존재 요소들이 신의 존재나 초자연적인 힘과 관련한 설명을 한다. 형이상학적 단계는 에너지나 아이디어와 같은 추상적인 본질에 대한 설명을 제공한다. 마지막으로 실증적 단계에서는 세계의 활동을 설명하는 과학적인 원칙들이 있다는 것을 이해하게 된다. 지식은 가설의 실험과 검증으로 얻어지게 된다.

콩트에 의하면, '실증주의가 개인적으로나 사회적으로 우리 앞에 설정한 가장 큰 목표는 좀 더 완벽하게 되려는 노력이다(p. 6).' 라는 것이다. 콩트는 '우리의 잘못된 교육에 의하여 손상되지 않고 남아있는 사람들의 양식과 그들의 편견없는 교감이 그들 자신을 자유롭게 개발하게 하는(pp. 3-4)' 그러한 계급에서 이 철학이 환영받을 수 있기를 기대하였다. 여성과 노동자 계급이 그 당시에 가장 교육을 받을 수 없는 계급이었고, 교육체계에 의하여 만들어진 '손상'이 가장 적은 대상자였다. 결과적으로 이러한 그룹의 멤버들은 철학과 정치학이 뒤섞였던 새로운 아이디어를 지지해주는 가장 큰 자원으로 여겨졌다.

논리를 실증주의에 통합하기

콩트의 실증주의는 논리실증주의라는 새로운 철학사조로 논리와 수학을 강조하였다. 이러한 움직임은 수학자 한스 한(Hans Hahn), 경제학자 오토 뉴라스(Otto Neurath)와 물리학자 필립 프랑크(Phillip Frank)가 과학철학을 논의하기 위하여 비공식적으로 만나던 1907년 초기에 시작되었다. 그들은 경험을 설명하는 데 있어서 과학이 수학, 논리 및 이론적 물리학의 역할을 어떻게 적당하게 인식을 할 수 있는가에 대하여 논쟁의 초점을 두었다. 이 그룹은 1922년에 모리츠 쉬릭(Moritz Schlick)이 비엔나 대학교에 귀납적 과학철학 교수로 부임하면서 '비엔나 학파(Vienna Circle)'로서 알려지게 되었다. 비엔나 학파의 후기 작업에 함께 참여했던 아이어(Ayer, 1959)에 의하면 이 그룹의 특성은 초기에는 조직적인 움직임이라기보다는 클럽에 좀 더 가까웠다고 한다(p. 3). 이 그룹은 문제에 대한 관심을 공유하고 공통의 지적인 접근을 하는 것을 시작으로 생겨났다. 멤버들이 지속적으로 만나고 그들의 견해를 토론하면서 비공식적인 활동들이 '좀 더 정치적인 정당과 유사하게 변형된 다른 활동들에 의하여' 증대되었다(p. 4). 그룹은 멤버들의 상세한 견해를 출판하였고, 베를린 학파(Berlin Circle)라고 불리던 다른 유사한 그룹의 멤버들과 함께 작업을 하였으며, 1930년대에는 조직적으로 국제적인 회의를 규칙적으로 개최하였다. 공식적인 그룹으로서 비엔나 학파는 1932년 쉬릭의 죽음으로 주모임을 끝내게 되었다. 그룹은 1930년대 중반 이후 해산하였지만 그들의 작업은 막대한 영향과 영구적인 유산을 남겨놓았다.

이전에도 언급했듯이, 실증주의는 과학의 근거로서 사실들, 경험적 자료들 및 실험을 가장 중요하게 주목한다. '논리'실증주의자들은 프레게(Frege), 러셀(Russel)과 다른 사람들에 의하여 개발된 상징적인 논리에서 진보를 이용하기 위하여 그들의 의도를 나타내는 '논리'라는 용어를 포함하였다.[1] 그들은 철학적 발달을 이끌기 위하여 언어에 대한 특별한 관점과 일련의 규칙들을 개발하였다. 논리실증주의자들은 지식이 인간의 인식과 지식 과정을 *설명하기* 보다는 지식개발이 어떻게 이루어져야 하는가를 *처방하기*에 초점을 두었다. 이전에도 언급했듯이, 과학발달의 증진을 도모하고 모든 학문을 '과학적' 수준으로 높이는 것이 그들의 의도였다. 이러한 영향력있는 사상가들에 의하여 구축된 규칙은 지식의 발전뿐만 아니라 철학을 수행하기 위한 구조를 만들어 냈다.

---

1) Gottlob Frege와 Bertrand Russel은 언어와 논리에 대한 아이디어 발달에 중대한 기여를 하였고 논리실증주의자들의 분석적 철학에도 도움이 되었다.

논리 실증주의의 기본 전제

형이상학에 대한 거부

논리실증주의자들의 일차적인 관심은 철학을 생산적이고도 의미있는 활동으로서 새롭게 만드는 것이었다. 이러한 미션 중에 극복되어야 하는 첫 번째 난관 중의 하나는 형이상학적 관심사의 덫이었다. 논리실증주의자들은 철학자들이 너무 오랫동안 절대 불변의 것, 본질, 초월, 형태 및 기타 유사한 주제들에 대한 토론에 초점을 맞추어 왔다고 생각했다. 그러한 토론들의 문제는 진술이 논리를 사용하거나 경험적인 자료들을 수집하는 것으로는 검증될 수 없는 그러한 형태의 생각에 대하여 만들어 졌다는 것이었다. 그러나 논리실증주의자들에게 있어서는 진술은 이러한 방법들 중의 하나로 검증될 수 있을 때만이 의미가 있을 수 있었다. 진술은 어떠한 가치가 있는 **참** 또는 **거짓** 중의 하나로 평가되어 질 수 있어야만 했다. 실제로, 진술이 참이거나 거짓이라는 것을 평가하는 것이 가능하지 않다면 어떠한 것을 말하는 목적은 무엇이란 말인가? 철학은 지식의 정당한 형태로서 기능하기 위하여 형이상학의 덫에서 자유로울 필요가 있었다. 논리실증주의의 첫 번째 전제는 철학적 또는 형이상학적 진술들에 대한 거부이었다. 이러한 학문전통에 따르면 단순하게도 그러한 문제를 추구하려는 목적이 없었다.

언어의 역할

논리실증주의자들도 진술과 검증에 대한 생각의 한 부분으로 언어에 대하여 특별한 관점을 형성하였다. 언어의 요소와 사실들 사이의 관계는 진술이 이해되거나 사실들에 의하여 검증될 수 있는 지를 평가하는 데 있어서 중요하다. 20세기에 유명한 철학자 루드비히 비트겐쉬타인(Ludwig Wittgenstein)(1933/2001)은 사실에 대응하여 언어에 대한 상세한 견해를 제시하였고 *Tractatus Logico-Philosophics*로 출판하였다. 이러한 관점은 언어와 관련하거나 그리고 언어와 관찰 사이의 연결과 관련한 논리실증주의자들의 규칙을 형성하는 데 있어서 중요하였다(Hempel, 1959). 다른 말로 하면, 이렇게 유도된 전제는 '**인식의 특별한 의미**(cognitive significance meaning)'라는 사상으로 불리어 진다. 아이어(Ayer, 1959)는 '명제의 의미는 검증에 대한 그 자체의 방법이라는 유명한 슬로건'으로 언급하였다(p. 13). 무엇보다도 이러한 규칙은 명제가 기본적이거나 단순한 진술들로 표현되기를 요구한다. 그때는 진술은 물체를 검증하는 능력이나 진술 안에 있는 단어들에 대한 경험적 지시와 관련하여 평가되어진다. 그러한 진술들은 직접적으로 관찰될 수 있는 사물들과 관련되어야만 한다(경험적 자료).

이러한 **검증가능성 원칙(verifiability principle)**은 논리실증주의의 중요한 많은 전제들에서처럼 매우 큰 어려움과 도전에 직면하는 것으로 보였다. 결과적으로 후에 그것은 검증의 가능성을 강조하는 것으로 대치되었고, 다른 말로 하면 진술은 단지 **검증되어질 수 있느냐**를 요구하고 그것이 어떠한 의미나 가치가 있는 지를 완전히 검증할 필요는 없다는 것이다. 이렇게 덜 엄중한 기준을 채택하였지만 아직도 단어와 사실 사이의 밀접한 관계를 요구하기 때문에 지식을 개발하는 과정에서 수고를 덜어주는데 큰 도움이 될 수는 없었을 것이다.

과학의 통일

논리실증주의자들은 또한 통일된 과학에 대한 그들의 견해를 제시하였는데, 다른 말로 하면 모든 과학이 동일한 원칙을 사용하여 검토되어져야 한다는 그들의 신념이었다. 비엔나 학파에서는 자연과학이나 사회과학과 같은 그러한 다른 종류의 과학들 사이의 구분을 인정하지 않고 과학의 동일한 규칙을 모두에게 적용하였다. 어떤 '과학적' 근거를 가지고 있다고 여겨지는 것이라면, 윤리학에서조차 다른 과학의 틀에 맞춰야만 한다는 것이었다. 마찬가지로 특별히 어떠한 사물을 진술하는 것이 의미있는 지를 평가하기 위한 언어를 분석하는 철학도 '과학의 논리'에 근거해야만 했다(Carnap, 1956).

종합해보면, 논리실증주의자들의 주요 전제는 형이상학을 거부하고, 검증가능성과 언어의 중요성을 포함하였으며, 통일된 과학의 가능성에 대한 견해이다. 이러한 지침이 되는 원리들로 철학은 처방적 역할을 수행하였으며, 과학의 발전을 증진시키는 방향을 제시하였다. 결과적으로 철학은 특별히 모든 과학의 학문분야에서 지식과 관련한 견해와 특별히 이론개발과 관련된 사고에 지속적인 영향을 주면서 성장하고 변화하고 있다.

논리 실증주의와 이론발달

논리실증주의는 과학에서 이론발달을 매우 중요하게 여겼다. 검증된 이론의 존재는 실제적으로 논리실증주의자들에 의해서 과학의 보증으로 여겨졌고, 과학의 지식이 구성 요소들 사이의 법규와 같은 관계를 이상적으로 보여주는 군더더기 없이 간명한 진술로 조직화되었다. 일반적으로 특정 과학의 발달은 누적적인 선형 경로를 따라서 진전되었고, 이론을 정교화시키면서 확장시켰으며, 사건을 설명하고 예측하는데 있어서 지식개발의 유용성을 증진시키기 위하여 이전의 검증을 기초로 수립되었다.

이론과 언어

논리실증주의가 강요했던 하나의 필요조건은 과학적 이론은 이론의 진술(명제)을 표현하기 위해서는 수학과 상징적 논리를 사용하는 '제일 언어(first order language)'에 근거해야만 한다는 것이었다. 또한 이론의 진술은 두 개의 카테고리, 즉 관찰적 또는 이론적으로 구분될 수 있는 상수(constant)나 용어를 포함해야 한다. 관찰적 어휘는 물리적 측량이나 검사실 수치와 같은 직접적으로 관찰될 수 있는 실재(entity)를 나타낸다. 이론적 어휘는 관찰가능한 특수한 실재나 물건(object)에 적합하지 않다. 그러나 그러한 이론적 실재는 관찰가능한, 구체적인 사물이나 사건과 관련하여 설명될 필요가 있다. 궁극적으로 이론의 진실된 가치는 대응원리를 사용하여 결정되어지는데, 진술이 얼마나 관찰가능한 사실(fact)과 대응되거나 비교되는 가에 따라 진실 또는 진실이 아닌 것으로 된다. 이러한 진리에 대한 대응**이론(correspondence theory of truth)**은 이론이론 개발 과정에서 검증의 방법으로서 이론의 경험적 검증의 필수적이었던 것처럼, 앞서 기술하였던 검증가능성에 대한 기준을 제공하였다.

예측도구로서의 이론

논리실증주의자의 과학에 대한 견해의 일부분으로써 다른 고려사항은 이러한 철학에서는 덜 명백하지만, 이러한 전통과 관련된 철학자들의 저술에서는 매우 분명한 것이 있다. 이론을 위한 필요조건은 예측도구로써의 이론을 강조하는 것이다. 서술로부터 공리를 개발함으로써 사건을 설명할 수 있을 뿐만 아니라 아주 잘 예측할 수도 있다. 이러한 철학은 과학의 목적이 '사건을 예측하고, 설명하고 그리고 통제하기'라는 공통적인 이해로 이끌어 간다. 실로 이것은 다른 학문분야에서처럼 간호학에서도 많은 연구방법에서 제시된 대로 실험연구 또는 유사실험연구에 대한 견해의 근거가 된다. 예를 들면 연구자들은 교육의 강의 과목, 운동 프로그램, 또는 새로운 상처 치료 과정 등의 중재를 개발한다. 연구자는 중재가 대상자에게 어떠한 효과를 가져 올 것인지를 평가할 수 있도록 연구설계를 개발한다. 연구자는 적당한 표집기술과 통제로 적절하게 수행한다면 결과의 정확성에 상당한 신뢰를 가질 수 있다. 그러한 연구를 통하여 연구자들은 인과관계에 대한 이해를 가질 수 있고, 그들이 미래에 중재를 사용할 때 특별한 결과를 기대할 수 있다. 이것을 조금 더 생각해보면, 어떤 '원인'이나 바람직한 결과를 이끌어 낼 중재를 제시한다는 측면에서 결과를 통제하는 것이 가능해보인다. 논리실증주의에 의하면 사건을 예측하고 설명하고 통제하는 것이 과학의 첫 번째 목적이다.

가설연역적 모형

헴펠(1952)은 이론 개발과 검증에 대하여 상세하게 기술하면서 연구의 가설연역적 모형으로 잘 알려진 하나의 과정을 제시하였다. 이 과정의 이름은 과학의 이러한 형태에 대한 기본적인 요소들을 파악하게 한다. 과학자들은 기존의 '증명된' 이론으로부터 가설을 유도해내고 적당한 연구와 검증을 하는데 가설을 사용한다. 연구결과는 본래의 이론을 명확하게 하고 수정의 필요성을 확인할 수 있도록 중요한 정보를 제공해준다. 이론을 형성하기 위하여 부가적인 가설검증이 지속되고, 다른 상황에서 또는 새로운 상황에서 가설이 검증되도록 정확성과 범위가 증가되는 결과를 이룰 수 있다. 이러한 과정은 누적적 또는 선형적 접근으로 기술될 수 있는데, 왜냐하면 지식은 이론발달에 있어서 점진적인 발전과 함께 누가적인 방식으로 유사한 라인을 따라서 발전하기 때문이다.

17세기 경험주의자들의 작업에서 이러한 점이 명확하게 강조되었다. 베이컨이 열광적으로 주장했듯이 경험주의자들에겐 지식의 발전은 사실들의 집합과 사실들에 대한 적당한 순서와 조사로 일어난다. 체계적인 실험과 자료분석은 적절한 배열을 유도할 수 있다. 논리실증주의자들이 그들의 목적을 달성하기 위한 이러한 과정의 주요한 요소는 '사실의 자율성(autonomy of facts)'이라는 개념으로, 사실들은 그들의 맥락으로부터 독립되어 조사, 수집, 배열을 할 수 있어야만 한다. 다른 말로 하면, '사실'은 맥락이나 다른 사실과의 관계로부터 어떠한 영향도 받지 않고 자율적으로 존재한다. 이러한 측면에서 '순수한' 사실이라고 불리어 질 수 있는 것들을 수집한다는 것은 과학자들이 그들의 작업에서 완벽하게 '가치-배제(value-free)' 되는 것을 요구한다. 이러한 과학체계가 적절하게 이루어지려면, 과학자들에게는 어떠한 개인적 그리고 가정된 이론적 편견을 배제하고 자유롭게 작업을 하는 것이 요구된다.

자율적인 실재로서 독립적으로 사실을 보려는 생각은 '통념(received view)'으로 환원의 한 형태이다. 지식세계는 사실로써 독립된 단위로 환원될 수 있을 뿐만 아니라, 세계는 가장 기본적인 과학과 가장 총괄적인 이론으로 연속적으로 환원될 수 있어야 한다. 후기의 이론은 이전 이론의 규칙을 적용한다. 과학이 발전함에 따라 좀 더 단순한 진술들이 이전의 것에 포함되게 되고, 좀 더 정교한 이론으로 발전한다. 이론의 궁극적인 목표는 세계의 가능한 많은 측면들을 포함하면서 단순하면서도 간결한 이론으로 만들어 가는 것이다(Hempel, 1952).

간호학에 대한 논리 실증주의의 영향

논리실증주의는 거의 40년 동안 발전되어 왔고, 그것의 역사는 셀 수 없이 많은 에세이와 논저와 책 속에 새겨져 있다. 그 운동의 멤버들과 충실한 지지자들은 수년 동안 많은 변화에 대하여 책임이 있다.

논리실증주의의 주요 전제(글상자 6-1)는 과학의 발전에 중대한 영향을 주었었다. 간호과학은 확실히 이러한 영향을 피할 수는 없었다. 부분적으로 이러한 것은 가장 영향력있는 간호지도자들 중의 다수가 논리실증주의 사상에 몰입되어 있는 학문에서 교육받고 일원화되었기 때문이다. 그러나 논리실증주의는 너무나 널리 퍼져 있어서 어떠한 지식-구축 산업에서도 그것의 영향을 피할 수 없는 그러한 경우에 해당된다. 이러한 사조의 영향력이 강화되면서 적어도 이러한 철학적 사조의 일부분과 일치하는 믿을 수 없는 성취들이 이루어졌다는 것은 의심할 여지가 없다.

Webster, Jacox와 Baldwin는 1981년에 출판된 책에서 이러한 철학을 '사망'했다고 선언했다. 철학의 소멸을 명기했음에도 불구하고 그들은 철학에 미련이 남은 '유령'에 대해서 언급함으로써 간호학에 대한 이러한 관점의 지속적인 영향에 대하여 기술하였다. 논리실증주의가 차후에 나타난 수많은 철학적 사고에 의해 밀려난 반면, 어느 시기동안 간호학 지식에 그것의 잔존물이 영향을 주었다는 것은 의문의 여지가 없다.

글상자 6-1 논리실증주의의 주요 전제

- 형이상학의 거부
- 언어의 인지적 의미
- 과학의 통일
- 비과학으로부터 과학을 구분짓기
- 환원주의
- 제일 언어를 사용하는 이론개발

글상자 6-2 논리실증주의의 영향

- 진리에 대한 대응이론
- 경험적 검증의 강조
- 과학에 대한 가설연역적 모형
- 과정보다는 과학의 산물과 이론에 중점
- 관련성이 없는 발견의 맥락
- 사실의 자율성
- 맥락과 관계없는 사실
- 과학에 대한 객관성과 가치배제 특성을 강조

논리실증주의와 그것의 후기에 반복적으로 나타난 이러한 일반적인 철학은 과학의 '통념(received view)'(Suppe, 1977)이라고 언급되었다. 간호학에서는 1960년대와 1970년대에 이론발달 움직임과 학문의 역사적 발달에 있어서 특별히 그 영향이 분명하다. 1960년대에는 간호사에 대한 교육이 박사학위 수준으로 발전하였는데 간호학의 박사학위 프로그램이 별로 없었기 때문에 기초과학에 대한 교육을 대단히 강조하였다. 그러나 간호지식과 다른 학문분야의 지식과의 관계, 특히 '기초과학'과의 관계에 대한 논쟁들이 크게 유행하였다. 1950년대와 1960년대 초기 동안, 미국의 공중위생국(Public Health Service)의 간호자원국(the Division of Nursing Resources)은 간호사들에게 학문적 발전과 연구훈련을 돕는 경제적 지원을 제공하는 프로그램들을 개발하였다(Kalisch & Kalisch, 1978). 이러한 프로그램들은 수많은 간호사들에게 간호학과 관련될 수 있는 학문분야에서 박사학위를 취득할 수 있도록 하였고, 반면에 그들은 그러한 학문분야의 철학과 방법들을 교육받고 일원화되었다. 그러나 다른 과학에서는 논리실증주의의 영향이 정점에 달하고 있었다(글상자 6-2).

이론개발

간호학에서 쉽게 볼 수 있는 결과는 이론개발을 강조한 것이었다. 논리 실증주의는 지식이 이론으로 조직화되고, 그 이론들이 측정한 구조와 형태를 갖출 것을 요구한다. 과학으로서의 지위를 획득하기 위하여, 간호사들은 간호지식의 고유성을 탐색하고 학문의 연구와 발달을 이끌기 위한 이론적 형식을 개발하기 위하여 부지런히 일하였다.

1960년대에 미국 공중위생국의 간호국은 간호이론 개발을 위한 컨퍼런스 기금을 제공하였다. 두

개의 컨퍼런스가 개최되었는데. 1968년에 케이스 웨스턴 리저브 대학에 첫 번째로 후원되었고, 1969년에 콜로라도 대학이 주최하였다. 이러한 컨퍼런스를 통해 학문과 간호과학의 본질을 기술하는 것이 강조되었고, 더 나은 발전 방향을 제시하기 위하여 철학을 사용하는 진전을 보였다. Silva와 Rothbart(1984)가 지적하였듯이, 이 시기의 저술들은 1960년대와 1970년대에 간호학의 발달에 대한 논리경험주의(또는 논리실증주의)의 영향을 보여주었다.

논리실증주의자들에게는 이론이 과학의 산물이기 때문에 간호학이 '과학'으로 간주되려면 연구가 이론-근거여야 한다는 것이 중요하였다. 이러한 강조는 이론개발과 평가에 대한 수많은 문헌에서처럼 이론과 연구사이의 관계(Benoliel, 1977 ; Dickoff, James, & Wiedenbach, 1968a. 1968b ; Fawcett, 1978)에 대한 문헌에서 상당한 논쟁을 불러 일으켰다(Chinn & Jacobs, 1978, 1983 ; Hardy, 1974, 1978 ; Kim, 1983, 1987 ; Newman, 1972 ; Walker & Avant, 1983). 이론개발에 대한 이러한 강조는 1960년대 후반에서 1970년대를 거치면서 간호학을 지배하였다. 이 시기의 구도는 올란도(1961), 로저스(1970), 그리고 로이(1970, 1971)와 다른 이론가들의 저술처럼 초기의 간호이론 발달을 포함한다. 이러한 이론적 발달은 논리실증주의에서 그들이 제시했던 견해와 일치되기 위한 노력들을 보여주었다. 이론에 대한 저술을 보면 공리와 명제를 강조하고 이론으로부터 유도된 양적인 가설검증으로 형식화된 견해를 보여주었다. 개념들은 경험적 검증을 의미하는 조작적 용어로 정의되어야 했다. 서술적 연구들은 오직 후속적인 이론구축을 위한 '기본 자료'를 제공함으로서 그 가치를 인정받았다(Fawcett, 1978, p. 60).

간호이론 개발에 있어서의 논리실증주의의 한계

Webster, Jacox와 Baldwin(1981)은 통념의 견해와 사고에 대한 과도한 집착은 간호이론의 발달을 부자연스럽게 만들었다고 제언하였다(p. 34). 이렇게 좁은 과학철학에 심각하게 빠져있던 학문에 대한 간호의 충성심은 지식개발을 위한 지침에 과도한 믿음을 신봉하였다. 다른 학문에서, 특히 쿤에서처럼 좀 더 넓은 견해를 토론했던 과학에 대한 대안적인 견해에 대한 인식이 부족한 것으로 보였다(1962, 1970, 7장을 보시오).

분과학문으로서 철학과 간호학에 있어서의 뛰어난 발달 때문에 논리실증주의가 간호학에 더 이상 어떠한 영향도 줄 수 없을 것이라고 가정하는 것은 합리적일 수 있다. 간호지식에 대한 논쟁을 좌우하는 것이 실패한 반면, 통념에 대한 지속적인 유산을 없앨 수가 없었다. Webster, Jacox와 Baldwin은 20년 전부터 통념에 대한 '유령'을 언급했지만 그 유령은 어느 정도 지속되고 있다. 논리실증주의의 결과로써, 간호학에서는 상당한 어휘들이 발달하였고, 많은 주장들이 간호학 대화에 지속적으로 나타나고 있다. 기술과 과학 사이의 구분, 분과학문과 간호학의 고유성을 경계짓는 기준, 과학의 목표로써 그리고 객관성의 필요조건으로써 진리는 이러한 철학에서 유래되었으며, 간호지식 개발의 지속적인 한 부분이 되고 있다(Rodgers, 1991). 그러나 아마도 가장 중요한 것은, 논리실증주의 운동이 간호학의 지식 기반에 대한 조사에 주요한 동기를 제공하였으며, 분과학문으로써 간호학을 발달시켰다는 것이다.

수많은 분과학문에 대한 논리실증주의 운동의 유의성과 강력한 영향력에도 불구하고, 중요한 제한점들이 궁극적으로 논리실증주의를 소멸시키고 있다. 그러한 운동의 주요한 주장이 약점으로 인해 문제가 되는 것을 볼 수 있다. 일반적으로 지식은 논리와 수식의 원칙을 사용하여 표현될 수 있는 엄격하게 형식적인 이론으로 조직되어야 한다는 필요조건은 다수의 분과학문에서는 거의 불가능한 목표라는 것이 증명되고 있다. 또한 그러한 필요조건은 또한 덜 조직화되거나 덜 형식적인 지식에 대해서 충분한 가치를 주지 못하며, 이론의 형식성이 없는 분과학문에서 유용하거나 의미가 있을 수 있다. 이론의 진실을 평가하는 기준으로서 대응이라는 필요조건 또한 문제가 되고 있다. 학자들은 경험적 자료의 수집을 통하여 검증할 수 있는 관심있는 현상을 '측정하는' 방법을 개발하도록 강요되었다. 예를 들어 위엄, 희망, 그리고 통증 등의 실재들은 명확한 경험적 상관성이 없다. 그러므로 과학자들은 관심있는 현상에 대하여 경험적 정의(관찰적 정의)를 구성해야만 했고, 그러한 관찰을 할 수 없는 중요한 측면이나 상황은 무시하거나 방치하였다. 대처는 힘든 삶의 상황을 조절하려는 그/그녀의 심리학적, 사회적 그리고 행위적 반응이라기보다는 '도구에 의하여 총점으로 측정된 대처'로 되었다. 대처를 정의할 때 수학적 점수라는 시각으로 좀 더 정확하게 구성하는 정의가 제일 주요한 정의가 되었다. 나아가, 정교한 과정들로 그러한 점수에 대한 정확성과 관련성을 입증하였다. 그러나 의심할 여지도 없이 그러한 숫자들은 그것의 맥락으로부터 분리된 경험에 대해 제한된 견해를 묘사함으로써 인간경험의 복잡성과 범위를 반영하지 못하였다. 사회심리학적 현상들에 관심이 있었으므로, 간호를 이해하는 데 있어서 맥락으로부터 이러한 현상을 제외시키는 것은 명백한 제한점이 되었다. 생리학적 변수들에 대해서도 똑같이 말할 수 있는데, 예를 들어 당뇨에 대한 생리학적 측정과 같은 생리학적 변수들은 당뇨조절을 이해하는 수수께끼의 한 부분만을 제공한다는 것이다.

논리실증주의의 다른 제한점으로는 누적적, 선형적 지식의 증진에 근거가 있다. 기존의 이론을 사용하고, 이러한 이론적 근거를 점진적으로 수정하고 확장하려는 과학자들의 작업 과정은 성공을 보여줄 것 같은 이미 검증된 바람직한 이론들에 대해 노력을 집중함으로써 과학을 발전시킬 수 있는 잠재성을 가지고 있었다. 제한된 수의 이론에 중점을 둔 과학자들은 그들의 노력을 다양한 탐구영역으로 확산시키기보다는 특수한 영역에 집중할 수밖에 없었다.

그러나 이러한 동일한 접근은 발전에 매우 부정적인 영향을 줄 수 있다. 축적된 패턴에 따른 과정을 진행시키면 과정을 과장시킬 뿐 만 아니라 실수를 관행화하고 확대시킬 수 있다(Fleck, 1935). 가치가 없다고 여겨지는 관찰도 똑 같이 중요하고 창의성과 개혁을 위한 여지를 남겨두는 것이 중요하다. 탐구에 대한 일반적인 촛점 내에서도 창의성이 있을 수 있지만, 완전히 없는 것이 아니라면 기존의 규범이 최소한으로의 방법과 사고를 추구하는 것을 지지할 수 있다. 과학사회의 다수로부터 직접적으로 반대에 서 있었더라도 상당히 의미있는 과학적 발전은 우연에 의해서 또는 과학적 인내성에 기인된 것이라는 사실은 특별히 골치 아픈 일이다.

현재 강조되고 있는 영역 이외에서의 결과를 마지못해 받아들인 하나의 놀라운 과학의 예는 1982년에 위궤양의 원인요소로써 *Helicobacter pylori*를 처음으로 발견했던 오스트레일리아 물리학자인 로빈 워렌(Robin Warren)과 배리(Barry Marshall)의 작업에서 발견된다. 헬리코 박테리아와 위궤양 사이에 확고한 관계가 있다고 1994년에 미국 국립보건원(the National Institutes of Health)에서 제출하고 결론짓기 전에 의학사회에서는 8년이나 그들의 결과에 대해서 거부하였다. 그러한 공고이후, 위궤양 질환의 치료에 헬리코 박테리아에 대한 특수한 항생제를 처방할 것이 권고되었다. 항생제가 상당한 양의 궤양 재발을 예방하고 치료한 것이 이전에 발견됐다고 하더라도, 워렌과 마샬은 그들 스스로 실험을 하도록 강요되었다. 그들은 스스로 헬리코 박테리아에 감염되었고 의료 연구자들의 일회 처방이 축적되도록 궤양을 지속적으로 진전시켰다. (좀 더 유머적인 노트에서는, Post-its@이 약간의 우연적인 발견이었다고 한다. 좀 더 전형적인 학문적 과학의 영역 안에서가 아니라, 이러한 발달은 사람들이 어떻게 의사소통하고 갈피표를 사용하는지에 대하여 엄청난 영향력을 가지게 되었었다. *혁신의 유적*, 1998). 이러한 예들은 지식개발에 전통적이고 축적적인 접근을 따르는 제한점들과 발전이 되는 데에는 혁신적이고 우연적 발견이 중요하다는 것을 보여준다.

결론

그러나 논리실증주의에 의해 규정되었던 방법은 현재까지 지속되고 있는 것 같다. 논리실증주의의 제한점은 통계적 분석과 가설검증을 하는 모든 연구의 한 부분이 아니라는 것을 인식하는 것이 중요하다. 연구자들이 연구 결과가 절대적 진리를 구성한다는 믿음이 없이, 그리고 논리실증주의의 다른 전제들에 대한 동의없이 가설연역적 모형을 사용하여 연구를 수행하는 것이 가능하다. 또한 과학자들은 그렇게 하기 위해서는 장애가 자주 있음에도 불구하고 일반적인 지혜에 도전하는 방식으로 연구를 수행한다. 과학자들은 통념에 대하여 완고히 집착함으로서 실재에 대한 것보다는 과학에 대하여 좀 더 구성된 시각으로 되려는 경향이 있다. 하나의 철학으로서 논리실증주의는 문제와 비현실적인 기대로 가득 차 있는 반면, 논리실증주의는 과학의 독특한 역할을 정의하기 시작했으며, 과학적 엄격성과 통합성을 세우는 추진력을 제공하였다.

많은 분과학문에서 논리실증주의는 1950년대까지 우세한 과학철학으로서의 자취를 감추게 되었다. 이 철학은 그 자신들의 몇 몇 지지자조차 수행하기에 불가능하다고 평가되었고, 과학의 기존의 발전방법과도 일치하지 않았다. 논리실증주의는 발전을 극대화시키기 위하여 과학이 어떻게 수행되어야 하는 가에 대한 규정을 시도하였다. 그러나 과학은 매우 잘 작동하고 발전하였으며, 철학의 적절한 역할은 과학의 기능에 대한 처방보다는 그것에 대한 서술을 하는 것이라는 다른 관점도 있다. 결과적으로 과학의 과정을 지시하기 보다는 과학을 이해하려는 쪽으로 중점이 변화하였다.

토의 과제

1. 논리실증주의자들에 의해서 옹호되었던 과학의 진행과정을 과학자들에 의하여 추구되었던 '전형적인' 연구과정과 비교하시오.
2. 논리실증주의자들에 따른 과학의 목표를 서술하시오.
3. 진리/ 절대적 진리의 본질에 대한 논리실증주의자들의 견해를 인지하시오.
4. 과학에 대한 이러한 접근의 강점과 약점을 토론하시오.
5. 간호학문의 발달에 대한 이러한 견해의 영향을 인지하시오. 간호학문의 본질에 대한 다른 가능성을 고려하시오.

참고문헌

Ayer, A. J., Ed. (1959). *Logical Positivism*. Glencoe, IL: Free Press.

Benoliel, J. Q. (1977). The interaction between theory and research. *Nursing Outlook, 25*, 108–113.

Carnap, R. (1956). *Meaning and necessity*. Chicago: University of Chicago Press.

Chinn, P. L., & Jacobs, M. K. (1978). A model for theory development in nursing. *Advances in Nursing Science, 1*(1), 1–11.

Chinn, P. L., & Jacobs, M. K. (1983). *Theory and nursing: A systematic approach*. St. Louis: Mosby.

Comte, A. (1953). *A general view of Positivism* (J. H. Bridges, Trans). Stanford, CA: Academic Reprints. (Original work published 1848).

Dickoff, J., & James, P., & Wiedenbach, E. (1968a). Theory in a practice discipline: Part I, Practice-oriented theory. *Nursing Research 17*, 415–435.

Dickoff, J., & James, P., & Wiedenbach, E. (1968b). Theory in a practice discipline: Part II, Practice-oriented theory. *Nursing Research 17*, 545–554.

Fawcett, J. (1978). The relationship between theory and research: A double helix. *Advances in Nursing Science, 1*(1), 49–62.

Fleck, L., Ed. (1935). *Genesis and development of a scientific fact*. Chicago: University of Chicago Press.

Hardy, M. E. (1974). Theories: Components, development, evaluation. *Nursing Research, 23*, 100–107.

Hardy, M. E. (1978). Perspectives on nursing theory. *Advances in Nursing Science, 1*(1), 27–48.

Hempel, C. G. (1952). *Fundamentals of concept formation in empirical science*. Chicago: University of Chicago Press.

Hempel, C. G. (1959). The empiricist criterion of meaning. In A. J. Ayer (Ed.), *Logical Positivism* (pp. 108–129). Glencoe, IL, Free Press.

Kalisch, P. A., & Kalisch, B. J. (1978). *The advance of American nursing*. Boston: Little, Brown.

Kim, H. S. (1983). *The nature of theoretical thinking in nursing*. Norwalk, CT: Appleton-Century-Crofts.

Kim, H. S. (1987). Structuring the nursing knowledge system: A typology of four domains. *Scholarly Inquiry for Nursing Practice, 1*, 111–114.

Kuhn, T. S. (1962). *The structure of scientific revolutions*. Chicago: University of Chicago Press.

Kuhn, T. S. (1970). *The structure of scientific revolutions* (2nd Ed.). Chicago: University of Chicago Press.

Legacy of Innovation. (1998). Art Fry and the invention of Post-it® Notes. *3M Innovation Chronicles*, April 1993 (available online http://www.3m.com/about3M/pioneers/fry.html) (Accessed March 4, 2004).

National Institutes of Health. (1994). *Consensus statement: Helicobacter pylori in peptic ulcer disease, 12*(1), February, 7-9.

Newman, M. A. (1972). Nursing's theoretical evolution. *Nursing Outlook, 20,* 449-453.

Orlando, I. (1961). *The dynamic nurse-patient relationship.* New York: G. P. Putnam's Sons.

Rodgers, B. L. (1991). Deconstructing the dogma in nursing knowledge and practice. *Image: The Journal of Nursing Scholarship, 23,* 177-181.

Rogers, M. E. (1970). *An introduction to the theoretical basis of nursing.* Philadelphia: F. A. Davis.

Roy, C. (1970). Adaptation: A conceptual framework for nursing. *Nursing Outlook, 18*(3), 42-45.

Roy, C. (1971). Adaptation: A basis for nursing practice. *Nursing Outlook 19,* 254-257.

Silva, M. C., & Rothbart, D. (1984). An analysis of changing trends in philosophies of science on nursing theory development and testing. *Advances in Nursing Science, 6*(2), 1-13.

Suppe, F. (1977). Historical background to the received view. In F. Suppe (Ed.), *The structure of scientific theories* (pp. 6-15). Urbana, IL: University of Illinois Press.

Walker, L. O., & Avant, K. C. (1983). *Strategies for theory construction in nursing.* Norwalk, CT: Appleton-Century-Crofts.

Webster, G., Jacox, A., & Baldwin, B. (1981). Nursing theory and the ghost of the received view. In J. C. McCloskey and H. K. Grace (Eds.), *Current issues in nursing* (pp. 26-35). Boston: Blackwell Scientific.

Wittgenstein, L. (2001). *Tractatus Logico-philosophicus.* (D. F. Pears and B. F. McGuinness, Trans.). London: Routledge. (Original work published 1933).

CHAPTER 7

맥락으로 본 과학 : 과학에 대한 역사주의 개념화

주요 개념

- 절대주의(absolutism)
- 개념적 문제(conceptual problems)
- 소통불가능(incommensurable)
- 객관주의(objectivism)
- 문제해결(problem solving)
- 심리주의(psychologism)
- 상대주의(relativism)
- 혁명(revolution)
- 산물로서의 과학(science as product)
- 문제에 가중치를 더하기(weighting of problems)
- 변칙성(anomalies)
- 위기(crisis)
- 정상과학(normal science)
- 패러다임(paradigm)
- 진보, 발달과정(progress)
- 수수께끼 풀이(puzzle solving)
- 연구전통(research tradition)
- 과정으로서의 과학(science as process)

논리실증주의가 점차적으로 소멸되고, 이어서 서구 과학철학에서 우월적인 지위를 누린 주요 전통은 역사주의였다. 실제로 역사주의는 초기에는 영향력 있게 발달하지 못했지만 철학에서는 오랜 역사를 지니고 있다. 역사주의는 1800년대 중반쯤 처음으로 의미있게 사용되기 시작하였고, 제1차 세계대전 이후 좀 더 넓게 퍼지게 되었다.

역사주의의 개괄

많은 다양한 견해들이 역사주의의 표제로 나타나고 있다. 일반적으로 역사주의의 전통은 어떤 것의 가치와 특성을 적절하게 이해하려면 역사적 발달과정 안에서 그것의 위치와 역할을 고려해야 한다는 신념으로 특징지워진다. 그러므로 역사주의는 상황이 어떻게 존재하게 되는지에 대한 철학뿐만 아니라 상황을 어떻게 이해하는가에 대한 방법론적 원칙을 제공해준다. 역사주의는 어떤 사건이나 상황을 이해하려면 이를 좀 더 큰 과정의 부분으로 보아야 한다는 관점을 제시한다. 과학철학과 관련된 역사주의의 주요 특성을 보면 과학의 발달은 과학이 발생하게 된 배경과 관련하여 조사되어야 한다는 것이다(예를 들면, 관여된 시간, 상황 및 사람들). 지식을 평가하는 데 있어서 맥락과 역사가 중요하다는 관점을 가지고, 역사주의자들은 과학을 과정의 입장에서 생각한다. 논리실증주의자들은 과학을 연구를 통하여 개발된 이론, 즉, 그것의 결과에 의하여 평가한다. 반면에 역사주의자들은 과학을 이해하고 평가하는 방법으로 과정을 주시한다.

역사주의는 **상대주의(relativism)**로 알려진 일반적인 철학적인 입장과 약간의 유사성을 가지고 있다. 인식론적인 입장에서 상대주의는 모든 지식을 주장할 때 무언가에 대해 상대성으로 평가되어야 한다고 주장한다. 전형적으로 주장들은 그 주장을 만든 개인이나 집단의 특별한 관점이나 그 주장이 발생한 맥락과 관련되어 평가된다. 역사주의의 경우에는 과학이 발생했던 관점과 맥락의 입장에서 고려되어야 한다는 점에서 상대주의의 과학과 진리에 대한 주장의 평가에 공감한다.

상대주의자와 역사주의자의 견해는 **절대주의(Absolutism)** 및 **객관주의(Objectivism)**로 알려진 다른 철학적 견해와 상당히 비교된다. '절대주의자'라는 용어는 근본적으로 윤리와 관련되어 사용되며, 어떤 행동이나 행위는 절대적으로 (즉, 언제나) 나쁘거나 또는 항상 수행되어야 한다는 견해이다. 인식론적으로 객관주의라는 용어는 유사한 생각을 갖고 있다. 모든 객관주의자들의 견해는 지식 주장은 진술이 만들어진 사물과 관련되어야 하며, 진술을 만든 사람과 관련되는 것은 아니라는 것이다. 다른 말로 하면, 객관주의는 어떤 개인이나 그룹의 가치나 관점과 상관없는 지식의 가능성을 지지한다.

절대주의 입장에서는, 행위에 대하여 단 하나의 명확한 방향이 있다. 그것은 객관적인 견해는 편견이나 선입견이 없이 상황을 조사할 수 있다는 것이고, 주장을 비교할 어떤 근거가 있다(즉, 진리가 무엇인가를 결정할 수 있는 객관적 실재)는 것이다. 반면에, 상대주의자들은 사물을 좀 더 맥락적 또는 상황적으로 본다. 간호과학에 있어서 이러한 구분은 진리의 관점과 관련하여 볼 때 가장 명백한

데, 즉, 절대적이고 필연적인 진리와 좀 더 개인화된 진리 사이의 구분을 말한다. 상대주의적 관점에 대한 부정적인 함축은 개인의 심리적 특성에만 근거한 관점을 지닌 **심리주의(Psychologism)**와 유사하다. 극도의 상대주의적 견해는 어떤 실제적인 지식을 반영하기 보다는 단지 개인의 독특한 견해나 의견을 반영하는 것으로 생각되기도 한다. 덜 급진적인 견해에서는 지각작용이나 의사결정 때로는 개인의 맥락과 뉘앙스를 고려할 필요가 있다는 것은 인정한다(글상자 7-1).

글상자 7-1 역사주의

과학철학의 관점에서 볼 때, 역사주의는 과학적 활동이 발생한 맥락과 과정에 중요성을 두고 있다. 진리, 지식 그리고 과정에 대한 주장은 그것이 발달된 맥락과 관련하여 평가되어야 한다.

토마스 쿤의 영향

토마스 쿤은 과학 발전에 있어서 역사와 맥락의 역할을 생각할 수 있는 이상적인 상황에 처해 있었다. 쿤은 이론 물리학을 공부하였고, 하버드 대학에서 주니어 펠로우로서 3년을 보냈다(Kuhn, 1970, p. v). 그 시기에 그는 과학사를 연구할 기회를 가지게 되었는데, 자신의 분야에서 다양한 과학 저술뿐 아니라 철학과 심리학 분야에 대해서도 광범위하게 독서를 하고 연구하였다.[1] 이러한 배경으로 인해 과학철학에 대한 그의 작업은 독보적인 신뢰성을 갖게 되었다. 그는 과학의 발전과 맥락을 연구하고자 했던 철학자가 아니었다. 정 반대로, 그는 과학의 저술들을 조사할 수 있는 특권적 위치에 있었던, 내부자적인 과학자였다. 더욱이, 이론 물리학이라는 그의 분야는 '실재' 또는 '확고한(hard)' 과학이라고 불리우는 전형적인 모델로서 특별한 구성을 이루고 있다. 그러므로 그는 과학의 발달과 과학 활동이 발생한 배경을 조사할 수 있는 완벽한 기회를 가졌던 것이다.

---

1) 쿤이 이 시기에 영향력있게 기술한 저술들 중의 하나는 루드윅 플렉(Ludwik Fleck)의 발생학(Genesis)과 과학적 사실의 발달이다. 플렉은 매독과 관련된 사실의 발달을 기술하면서, 사실로 확인한 것들이 개념적이고 사회적 역사들과 함께 어떻게 수반되는지에 대해서 아주 생생한 통찰력을 보여주고 있다.

패러다임

쿤은 과학을 이론개발 활동으로서가 아니라 **수수께끼 풀이과정**으로 보았다. 이러한 수수께끼 풀이 활동은 학자들의 과학적 활동이 어떻게 발전하는지를 평가하는 데 있어서 과학자들을 안내하는 '**패러다임**'과 일관성 있게 나타난다. 쿤은 그의 저술에서 패러다임에 대하여 수많은 정의를 하였지만, 그 후에 '학문적 매트릭스(disciplinary matrix)'를 그것과 관련된 '예시(exemplars)'를 포함하는 용어를 사용함으로서 패러다임을 명백하게 정의하였다. 학문적 매트릭스는 믿음, 가치, 그리고 실제적인 내용(상징적 일반화)을 포함하는 공유된 지식요소들로 구성된다. 또한 패러다임은 과학 사회가 수용했던 구체적인 문제해결, 즉 예시를 포함한다. 예시는 질문을 제기하고, 그 의문에 어떻게 답해질 수 있는 지에 대한 지침을 제공한다. 학문적 매트릭스와 예시의 공유를 통하여(다른 말로, 패러다임) 과학자들의 공동체가 만들어 진다. 과학자들은 어떤 문제들이 관련되었는지에 대해서뿐만 아니라 어떠한 것을 해답으로 간주하는 지에 대해서도 동의한다.

쿤에 따르면 패러다임의 존재는 과학의 성숙함을 나타낸다.

> 그것은 때로 단순히 이전부터 자연의 탐구에 관심을 가졌던 한 집단을 전문직 또는 적어도 하나의 분과 학문으로 변형시키는 패러다임을 받아들이는 것이다. 과학에서는(존재이유*raison d'etre* 원리는 외적인 사회적 요구라는 의학, 기술학 및 법학과 같은 분야가 아니더라도) 전문화된 학술지의 편성, 전문가 사회의 기반, 그리고 교육과정 내에서 특수한 입장의 주장은 한 집단이 최초로 단일한 패러다임을 받아들이는 것과 관련되어 왔다(p.19)[2)]

확립된 패러다임이 과학적 활동을 지속하도록 유도할 때, 과학자들은 쿤(1970)에 의해서 '**정상과학(normal science)**'이라고 언급된 방식으로 활동하게 된다. 정상과학은 패러다임이 과학활동을 유도하고, 이어서 패러다임이 분명해지고, 확장되는 수수께끼 풀이가 고도로 축적된 과정이다. 정상과학의 부분으로서 수행되는 연구는 패러다임이 제공하는 현상과 이론들의 정교한 표명을 추구한다(p.

2) 쿤은 법학이나 의학과 같은 '분과학문'이나 과학사이의 구분을 명백하게 하였다. 이러한 구분은 사회의 구체적인 요구를 충족시키기 위하여 존재하며, 새로 생겨나는 연구영역과 좀 더 전통적인 학문들 사이를 구분 짓는다. 그런데 간호학에서는 쿤의 작업에 대한 후속적인 토론에서 이러한 구분이 간과되었던 것으로 보인다.

24). 패러다임은, 특히 그것을 수용한 초기에는, 분과학문이 직면한 문제의 성공적인 해답이 되지 못한다. 오히려 그것은 '성공을 약속하는 출발점'에 있다(p. 25). 그러므로 정상과학은 자신들이 활동하고 있는 패러다임을 개선하기 위하여 연구하는 과학자들의 특징적인 활동이다. 이러한 패러다임 명료화 작업은 실험적 활동과 이론적 활동이 혼합되어 이루어진다.

패러다임이 존재하지 않을 때의 과학활동은 쿤이 패러다임 전기(preparadigm phase)라고 부른 시기에 이루어지는 것이 된다. 이 시기에는, 설명해야 할 문제가 무엇인지, 어떠한 방법이 적당한지, 그리고 과학적 문제에 대하여 제안된 해법의 효율성을 평가하는데 어떠한 기준이 적용되어야 하는 지에 대한 상당한 논쟁이 있다. 이러한 시기의 과학활동은 혼동을 주고 초점도 결여되어 있다. 패러다임이 없다면 모든 사실들은 '동일하게 합당한 듯 보인다.' 왜냐하면 탐구에서 수집될 사실들의 선택과 확인을 주재할 패러다임이 없기 때문이다. 그러므로 초기에 자료를 수집하는 것은 '보다 더 무작위적인 활동'이며, 다양한 관점들은 각각 다른 방향으로 연구 활동을 이끌어 가게 된다(p. 15).

변칙성과 혁명

쿤에 따르면 패러다임은 활동의 방향과 초점을 제공하는데 필수적이다. 패러다임은 또한 과학활동의 과정에서 결과의 해석을 가능하게 하는데 필요하다. 패러다임은 결과를 이해하는 틀을 제공할 뿐만 아니라 결과가 기대에 일치되지 않는지를 평가할 수 있게 해준다. 쿤은 패러다임에 의해 변칙(anomalies)으로써 보고되지 않는 현상에 대해 언급했다. 패러다임은 모든 관련 현상과 내용을 설명하기 때문에 변칙도 패러다임의 맥락 내에서 설명되어져야 한다. 변칙을 확인하는 것은 탐구를 위해 대단한 자극이 될 수 있고, 그러한 변칙을 설명하는데 과학적 노력을 집중시킬 수 있다.

과학의 정상 과정은 이러한 변칙을 설명하거나 해결하지 못할 수도 있지만, 시간이 흐르면서 축적될 수 있다. 이러한 변칙들이 수적으로나 중요도에 있어 충분해지면 과학자들은 **위기(crisis)**에 직면하게 된다. 정상과학은 붕괴되고, 변칙을 설명하는 유일한 방법은 새로운 패러다임을 생성시키는 것이다(Kuhn, 1970, pp. 74-75). 후속적인 과학 작업에 일관성 있는 초점을 제공하면서 생겨난 새로운 패러다임과 함께 변칙이 기존의 과학 지식으로 흡수되는 시기에 변화가 일어난다. 과학자들은 변칙이 존재하기 때문에 하나의 패러다임을 단념하지는 않는다. 과학에서 패러다임의 중대한 역할 때문에 과학활동을 이끄는 새로운 패러다임이 창조되고 지지되는 것이 아주 중요하다. 과학자들은 하나의 적당한 대안을 사용할 수 있을 때에만 기존의 패러다임을 쓸모없는 것이라고 선언한다(p. 77).

쿤은 하나의 패러다임으로부터 교체 패러다임으로 변화되는 과정을 **혁명(revolution)**으로 기술하였다. 과학에서 변칙은 하나의 위기를 발생시키고 패러다임 이전 단계와 유사한 상황을 만든다. 과학의 혁명 단계는 낡은 패러다임이 부분적으로 또는 전체적으로 공존할 수 없는 새로운 패러다임으로 교체되는 비축적적인 에피소드로 구성된다. 또한 패러다임의 변화는 과학자들이 본 것과 보여 진 것을 변화시킨다. 세계는 변화하지 않지만 과학자들이 본 것은 변화한다. 그러한 점에서 패러다임에서의 변화는 '세계관(world view)'의 변화와 유사하다.

쿤에 의해서 기술된 대로 이러한 과정은 논리실증주의자들에 의해서 옹호되었던 축적적이고 선형적인 과학의 특성과 비슷하다. 과학자들은 패러다임을 정교화하고 확장시키기 위하여 기존의 패러다임의 범위 안에서 작업을 한다. 이러한 기전은 논리실증주의자들이 이론을 확장시키고 정교화시키는 것과 유사하다. 쿤의 아이디어가 통념(received view)의 것과 구분되는 몇 개의 유의한 차이점들이 있다. 쿤이 이론보다는 패러다임에 중점을 두는 것이 하나의 명백한 차이점이다. 패러다임은 상당히 포괄적이어서 이론뿐 아니라 더 많은 구성요소들을 포함한다. 일반적으로 패러다임은 이론들을 포함할 수도 있지만, 과학자들이 그들의 세계와 그들에게 관심있는 현상을 어떻게 보느냐에 영향을 주는 요소들을 포함한다.

패러다임에서 변화의 근거가 쿤의 철학의 가장 인상적인 특징 중의 하나이다. 논리실증주의에서 이론의 변화는 반복된 가설검증의 결과와 이론을 적절히 정교화시키는 사실들의 축적으로 발생한다. 그러나 쿤의 철학에서 말하는 패러다임 변화의 과정은 사실에 근거하는 것이 아니고 하나의 패러다임이 다른 것보다 반드시 더 좋다고 결정할 수 있는 규칙도 없다. 그러나 패러다임이 **소통불가능(incommensurable)** 할 때 피할 수 없는 상황이 되는데, 이는, 각 패러다임이 각기 그것의 실재나 또는 그것 자체의 세계관을 포함하고 있기 때문에 과학자들이 하나의 패러다임을 다른 것과 직접적으로 비교할 수 없는 상황을 뜻한다. 쿤에 따르면 하나의 패러다임이 다른 것보다 더 '좋은' 지에 대하여 평가하기 위하여 사용될 수 있는 어떠한 독립적인 요소나 어떠한 객관적인 근거(진리와 같은)도 없다. 그러한 결정 규칙이나 기준이 없다면 하나의 패러다임을 다른 것과 교체할 수 있는 결정은 판단의 행위이다.

패러다임을 선택하는 과정에는 '정상과학의 기준에 의해 해결될 수 없는 의문들이 규칙적으로 발생'한다고 쿤은 지적한다(Kuhn, 1970, p. 109). 이러한 선택은 가치에 대한 질문을 포함하는데, 특별히 '어떠한 문제가 해결된다면 좀 더 의미 있는 일인가?' 이다(p. 110). 이러한 질문에 대답하는 것은 과학에서 특별히 의사결정과 관련되기보다는 다른 기준에 대하여 동의를 구하는 것을 필요로 한다.

과학의 발달과정

일부 과학자들은 과학의 **발달과정(progress)**은 과학의 중요한 특징이라고 생각한다. 일반적으로 과학활동은 무언가를 향한 지속적인 움직임으로서 간주될 수 있다.; 특별히 진리, 실용성 및 유용성은 몇 가지 예시를 제공한다. 쿤(1970)은 "대부분 '과학'이라는 용어는 명백한 방향으로 발전하는 분야로 한정된다."는 그의 진술에서처럼 이러한 신념을 반영한다. 이것은 현대의 사회과학들 중 하나 혹은 다른 하나가 진실로 과학인지 아닌지에 대한 계속적인 논쟁에서 보다 더욱 명확하게 보여준다(p. 160). 그는 '과학'에 대한 그러한 정의의 유용성에 도전하면서 덧붙이기를:

> 아마도 다음과 같은 의문들이 실제로 제기될 것이다. 왜 나의 분야는 물리학과 같은 방식으로 전진하는 데에 실패하는가? 기술이나 방법 또는 이데올로기의 어떤 변화가 그렇게 할 수 있는가? 그러나 어떠한 질문들도 정의에 대한 일치된 동의로 응답될 수 있는 것은 없다(p. 160).

발달과정에 대한 질문으로 돌아가서 쿤은 어떠한 공동체에서도 '성공적이고 창조적인 작업의 결과는 발달이다. 어떻게 그 이상이 가능할 수 있는가?' 라고 결론지었다(p. 160).

과학과 간호학에 대한 쿤의 기여

쿤은 과학적 혁명과 패러다임 변화에 대한 그의 아이디어로 과학관을 개혁시킬 수 있는 잠재성을 갖고 있다고 말하는 것이 합리적일 것이다. 다른 철학자들은 논리실증주의와 역사주의[3] 사이의 중간에 있는 중요한 과학관을 제시했다. 그러나 쿤(1970)의 관점은 이러한 입장으로부터 광범위한 이탈사태를 초래했고 과학에 대한 토론에 전혀 새로운 시대를 열었다.

인간 기업으로써의 과학

이전의 관점들은 쿤의 작업의 주요한 특징인 맥락적인 요소를 파악하는데 실패했다. 이러한 점에서

3) Karl Popper (1959, 1963)와 Imre Lakatos (1978)의 저널을 특별히 참고하시오.

특별히 명백한 것은 인간 요소(human element)이다. 쿤에 따르면 과학에서의 진보는 절대적 진리에 가까이 가는 것이 아니라 경험적 자료 또는 '더 좋은' 이론을 만들어 내는 것이다. 그러한 성취에 대한 평가는 지극히 개인적인 결정에 달려 있으며, 진보는 판단의 문제이다.

이것은 고도의 주관적인 활동으로서 과학의 그림을 제공하는 것으로 보인다. 아마도 인간과 인간의 결정을 포함하는 어떠한 행동도 필연적으로 주관성의 요소를 가진다는 것이 정확한 진술일 것이다. 진리나 거짓과 같은 객관적으로 보일 수 있는 기준은 실제적으로 상당한 정도로 과학자들의 판단을 포함한다. 쿤에 의하면, 진리 주장을 결정하는 사실의 수집은 선입견이나 또는 기존의 이론이나 쿤이 말하는 패러다임에 의해 유도된다. 객관성에 대한 믿음, 또는 상식적으로 '가치-배제(value-free)' 과학으로 일컬어지는 것은 잘못 안내되고 있다. 결과적으로 과학 사회 멤버들의 방어가능한 의사결정이 그 분야에서 적합한 행동과 진보를 결정하는 초점이 되었다.

쿤의 과학관은 패러다임으로 유도된 정상과학으로 구성되고, 맥락에 의해 그리고 공동체로써 기능하는 과학자들로 한정된 인간 기업(human enterprise)으로서 과학을 제시하고 있다(글상자 7-2). '학자들의 공동체(community scholars)'라고 널리 알려진 개념이 협력적인 학문적 환경의 발달과는 약간 다른 어감을 갖는다고 하더라도 간호학에서 공동체의 아이디어가 간호과학 발달에 기여할 수 있다는 것은 쉽게 알 수 있다. 사람들이 공통의 목표와 이념을 향하여 협조적으로 작업을 한다는 아이디어는 쿤의 저술과 상당히 유사하다. 그러나 과학활동의 결과에서 나타나는 변이성으로 인하여 과학의 **산물(product)**보다는 과학의 **과정(process)**과 관련하여 과학을 생각하는 것이 가장 적절하다. 쿤의 철학에서 서술된 과정은 논리실증주의자들에 의하여 제시된 축적적이고 선형적인 접근의 요소들을 포함한다. 그러나 엄격한 논리실증주의자 접근에서 누락된 가장 중요한 요소는 창조성과 혁신을 위한 기회였다. 쿤은 변칙에 대한 반응으로 특별히 혁신적인 수수께끼 풀이에 대한 역할을 인정함으로써 창조성에 대하여 상당한 개방성을 제공하고 있다. 그러나 쿤에서 조차 창조성은 패러다임에 의하여 부과된 매개변수로 인하여 제한된다. 간호학처럼 다양성과 다측면의 초점 그리고 인간과 건강 상황의 역동적인 특성이라는 관점을 가진 학문에서는 이것은 의미있는 문제로 고려될 수 있다. 이러한 분야에서 혁신과 창조성은 중요할 수 있는데, 이는 모든 과학의 분야에서도 그러할 것이다.

글상자 7-2 쿤의 역사주의의 주요점

- 과학은 수수께끼 풀이이다.
- 과학은 패러다임을 중심으로 조직화된다.
- 정상과학은 패러다임을 정교화시키고 확장시키는데 중점을 준다.
- 변칙은 생기기 마련이며, 이러한 변칙들이 패러다임에 의해서 설명되지 않는다면 이어지는 위기로 귀착한다.
- 새로운 패러다임이 나타나고 정상과학은 위기 이후에 결과적으로 나타난다.
- 과학은 위기시기에 축적적이고 선형적이 된다.
- 과학의 산물은 패러다임과 관련하여 평가되어야 한다.

과학과 비과학의 경계

쿤의 저술 중 또 다른 중요한 점은 탐구에 대한 주관적인 문제나 방법에 근거하여 과학과 비과학을 구분하지 않았다는 것이다. 과학의 이러한 특성은 탐구를 이끄는 특정한 패러다임과 관련하여 결정된다. 즉 과학은 내용이나 기준의 문제라기보다는 과정과 활동의 문제이다. 패러다임에 대한 방법과 적절한 예시를 포함하는 패러다임에 대한 초점은 '과학'의 작업에서 사용될 수 있는 탐구의 유형과 구체적인 방법에 좀 더 많은 유연성을 허용한다.

이러한 유연성은 간호학자의 관심을 끄는 데에 훨씬 적합하다. 과학에 적합한 사실, 현상, 이론 및 가설들은 가설연역적 접근의 엄격한 제한으로부터 자유롭게 되어 간호학자들은 학문과 관련된 현상을 설명하는 데 있어서 좀 더 넓은 범위를 가지게 되었다. 예를 들어, 간호학 연구는 간호학자들의 공동체의 욕구와 관심에 따르는 다양한 방법들을 포함할 수 있다. 그러나 쿤은 다수의 패러다임이 동시에 존재할 수 있는지 없는지에 대한 의문에 상세한 설명을 하지 못했다. 하나의 분과 학문에서 모든 연구활동을 지시할 수 있는 단 하나의 패러다임만 있다면 과학자들이 다양한 방식으로 독특하면서도 관련없는 문제들을 탐구하지 못할 것이다. 이러한 직접적인 하나의 예는 질적인 방법을 사용하는 연구자에 의하여 설명되었던 매우 다른 형태의 문제들과 그러한 작업이 좀 더 전통적인 과학과 어떻게 공존할 수 있는 가이다. 의료분야에서는(실제로 모든 건강관리에서처럼) 쿤의 관점으로 유전학, 생화학 및 질병의 '미생물' 원인에 중점을 두는 동시적인 존재를 어떻게 설명하는 가를 알아보는 것은 어려운 일이다. 쿤의 관점에 따르면 패러다임은 학문적 매트릭스이며 분과 학문에 있는 모든 작업을 설명해야 한다. 각기 다른 방법들, 이론들 및 현상을 포함하는 그러한 다양한 시각이 분과 학문 내에서 존재할 수 있고 또한 존재하며, 동시에 연구자들의 주의를 이끌어 갈 수 있다.

쿤의 관점에 대한 이러한 심각한 제한점에도 불구하고, 간호학자들은 간호지식의 발달을 위하여 쿤의 관점과의 관련성에 대하여 광범위하게 서술하였다. 1970년대와 1980년대에 간호학의 이론적 문헌에는 과학혁명에 관한 쿤의 저술에 대한 참조가 보편화 되었으며, '패러다임'이라는 용어는 간호과학의 어휘에 빠르게 침투되었다. 쿤에 의하여 기술된 '과학'과 간호학의 위치를 비교한 결과 간호학 저자들은 간호학을 패러다임 전 단계로써 평가하였다. 간호학의 초기 학문적 시기동안(특별히 1970년대와 1980년대) 철학은 과학의 모델로서 사용되었고 간호학의 과학적 위치를 평가하는 기준을 정하는 데 고려되었다. 쿤의 관점에 의해, 사정되었던 간호학은 '메타 패러다임'을 형성한 것으로 평가되었지만, 쿤의 철학에서 주장되었던 명백한 패러다임은 아니었다. 김(1989)은 일반체계이론, 행동주의, 현상학 및 다른 학문으로부터 온 개념들을 자주 사용한 것에 주목하면서, 간호학에서 사용된 몇 개의 패러다임을 규명하였다. 그러나 그녀는 연구들이 복수의 관점들의 혼합에 근거한 아이디어를 사용하여 수행되었고, 간호학에서 연구를 안내하는 단일한 '패러다임'으로부터 유도된 것은 아니라고 보았다. 그녀는 중요한 패러다임들이 외관상으로는 각기 다른 관점으로부터 생겨난 것 같다고 보았다. 많은 간호학자들은 패러다임이라는 아이디어에 그렇게 집중하는 것이 간호학에서 발생한 과학적 과정에 중요하며, 전체적으로는 적어도 쿤의 관점을 일반적으로 수용하는 것을 나타낸다는 것을 의미하는 것처럼 보았다.

1970년대와 1980년대에 간호학 이론의 특성에 대하여 포괄적으로 저술했던 하디(Hardy)는 과학철학과 간호학의 지식기반의 발달에 쿤의 저술이 끼친 영향을 보여주는 분명한 사례를 제시하였다. 하디는 초기에는 그 시기에 보편적이었고 많은 간호학자들이 교육받았던 학문에서 명백했던 과학의 통념에 의해 강한 영향을 보여주었다. 그러나 하디는 그녀의 후기 논문에서는 쿤을 광범위하게 인용하고 있는데, 특별히 메타패러다임에 대하여 논의하면서 그녀는 간호학에 적합한 것으로 쿤의 관점을 상당히 신임하기에 이르렀다.

간호사들이 철학과 친밀해지면서 철학적 원리들이 교육 프로그램에 포함되었고, 쿤의 관점에 대한 제한점들이 좀 더 명백해졌다. 패러다임과 학문적 매트릭스에 대한 쿤의 초점은 과학의 역사에서 발생했던 많은 것들에 어울리지 않았다. 쿤의 철학은 이렇게 서술적 수준에서 실패하였다. 쿤의 관점이 과학발달에 대한 모델로서 적합할 수 있는지 없는지와 관련하여 많은 의문점들이 떠올랐다. 하나의 의미있는 질문만이 복수의 패러다임의 가능성과 과학발달에서의 축적적인 과정의 제한점들을 설명하였다. 쿤이 논리실증주의자들의 엄격한 축적적이고 선형적인 접근으로부터 벗어났다고 하더라도 쿤에 의하여 기술되었던 정상과학의 과정은 이러한 접근의 잔여물을 반영하고 있다. 학문의 정체성의 견지에서 보면 학문이 어떻게 오랜 시간동안 지속성을 유지했는가는 명백하지가 않다. 패러다임이 혁명적 방식으로 변화를 지속했다면 학문을 함께 유지하고 모든 이러한 변화를 통하여 하나의 초점이나 목적을 준 것은 무엇이란 말인가? 후기 역사주의자들에 의하여 떠올랐던 의문과 도전들이 여기에 있다.

로단의 과학관

역사주의 전통의 또 다른 철학자로 래리 로단(Larry Laudan)은 많은 점에서 쿤의 관점과 유사한 과학관을 제시하였다. 이것은 두 철학자가 유사한 철학적 전통에 뿌리를 두고 있기 때문에 예상할 수 있다. 즉, 역사주의 철학자들은 실증주의 철학자들과 마찬가지로 철학의 주요한 교의와 관련하여 그들의 입장에 상당한 유사점을 보여준다. 로단과 쿤의 유사성 중의 하나는 로단이 과학의 일차적인 활동을 기술하면서 쿤의 **'수수께끼 풀이(puzzle-solving)'**와 매우 닮은 문제해결 단계를 사용한 점이다. 이렇게 현저한 유사성 이외에 두 철학자의 관점에는 중요한 차이점도 많이 있다.

쿤의 관점에 대한 비판

로단과 쿤이 과학의 발전과정에 중점을 두고 맥락적 측면에 관심을 공유하였지만 로단은 쿤의 시각에 대하여 많은 문제를 제기하였다. 우선 로단은 쿤의 철학에서 명백한 우월성을 성취한 패러다임이 거의 없다고 주장하였다. '정상과학'에 대한 쿤의 묘사와 비교할 때, 로단에 따르면 실제로 '혁명'이 좀 더 정상적이다. 부조화는 '충돌하는 전통들이 영원히 공존'(Laudan, 1977, p. 136)하는 과학의 지속적인 측면이며, 이는 과학자들의 작업을 안내하는 하나의 패러다임에 대하여 쿤이 묘사한 통일된 접근보다는 좀 더 규범적이다.

로단은 또한 패러다임의 '소통불가능(incommensurability)'에 대한 쿤의 아이디어에 대하여서도 토론하였다. 쿤은 경쟁하는 패러다임들이 존재할 때 판단의 문제로써 결정과정을 기술하였다. 패러다임은 다방면에 걸쳐 과학자들의 견해에 영향을 주고, 과학 작업은 패러다임의 영향을 반영하여 수행되기 때문에 그것의 진실된 가치나 정확성과 관련하여 하나의 패러다임을 다른 패러다임과 비교하는 것은 단순할 수가 없다. 다른 말로 하면, 과학자들은 좀 더 '올바른' 패러다임을 따르는 것을 선호하지만, 과학활동의 모든 측면에 대하여 패러다임의 영향과 관련된 결정을 하는 것은 가능하지 않다. 이러한 견해의 차이점과 직접적인 방법으로 하나의 패러다임과 다른 패러다임을 비교할 수 없는 것이 과학에서 '소통불가능' 문제의 근거가 된다.

그러나 로단은 소통불가능에 대한 관심은 과학의 추구를 위한 미래의 방향을 결정하는 것과 관련된 것이 아니라고 지적한다. 과학자들의 의문은 어떤 패러다임이 좀 더 '정확하거나' 또는 '진실된' 것인가에 있지 않다. 소통불가능은 단지 하나의 패러다임이 직접적으로 다른 것과 비교될 때만이 관심사가 된다. 그러나 일반적으로 과학자들이 직면한 결정은 경쟁하는 패러다임들 중에서 단 하나의 패러다임을 선택하는 결정이 아니다. 반면에 로단은 과학에 대한 또 다른 접근이 그들의 '문제해결' 효율성과 발전과정에 대한 기여로 평가되어야 하고, 접근들 중에서 직접적인 비교를 요구하는 상황은 아니라고 주장하였다.

문제해결

로단에 의하면 과학활동의 근거는 과학 작업에 대한 각기 다른 접근들을 평가하는 열쇠가 되는 것으로 문제해결에 있어서 효율성이 있는 '진보(progress)'이다. 반면에 쿤은 과학을 '수수께끼 풀이'로써 기술하였고, 로단은 쿤의 강조점에서 좀 더 변형된 것으로 문제에 초점을 두었다. 로단에 의하면 과학의 지속성은 쿤에 의하여 기술되었던 패러다임 변화와 성공적인 혁명을 통해서가 아니라 과학자들에 의하여 설명되는 문제들을 통해서 제공된다. 또한 로단은 과학에서 개념적 문제에 관심을 갖고 비중을 두는 데 실패한 쿤을 비난하였다. 과학자들에 의하여 사용되었던 과정들은 어느 정도는 패러다임에 의하여 지시되었다. 그러나 쿤의 텍스트를 통한 강조점은 과학활동의 개념적 영역을 거의 언급하지 않은 경험적 문제들에 대한 것이다.

연구전통

로단(1977)은 과학의 문제해결 활동을 쿤의 패러다임과 대조되는 **'연구전통(research tradition)'**으로 조직하였다. 로단은 연구전통을 정의하기를 '연구 영역에서 실체와 과정에 대하여 그리고 그러한 영역에서 문제를 탐구하고 이론을 구성하는데 사용되는 적절한 방법에 대한 일련의 일반적인 가정들'이라고 하였다(p. 81). 연구전통은 전통과 관련된 현상, 방법 및 이론들에 대한 가정들을 포함한다. 혁명 과정을 통하여 전체 패러다임이 변화한다는 쿤의 시각과는 대조되는 로단은 연구전통의 어느 부분이 어떻게 변화할 수 있는 가를 지적한다. 로단은 연구전통을 전면적인 변화가 아니라 시간의 흐름에 따라 지속적으로 발전해가는 것으로 보았다. 이러한 측면에서 로단은 다른 철학자들과 일치하며, 과학의 발달에 대하여 진화론적인 관점을 가졌던 스테판 툴민(Stephen Tolumin) (8장을 보시오)과 일치한다.

연구전통에 대한 이러한 아이디어는 로단의 합리성에 대한 탐구와 과학 발전에 대한 근거를 제시한다. 로단에 따르면, 논리실증주의자들에 의하여 제시된 것 즉, 진리에 대한 명백한 기준에 의하여 유도된 합리성을 보여주었던 것보다 더 합리성에 대한 폭넓은 주장이 요구된다. 로단(1977)은 합리성에 대한 적법한 성분으로써 표면적으로는 '비과학적(non-scientific)' 요소(p. 132)의 포함을 주장하였다. 로단은 '우리가 과학적 연구전통의 진보를 최대화시킬 수 있는 것은 무엇이든 하는 것'으로써 합리성을 재정의하였다(p. 124). 로단에 따르면, 합리성은 진리에 대한 특수한 하나의 목표 또는 기준에 근거한 것이 아니고, 단순히 과학 작업의 진보를 최대화시키는 것에 근거를 둔다. 정확하게 진보로써 설명되는 것이 문제해결이다. 로단에 따르면, 연구전통의 진보는 문제해결의 적합성과 진보가 일어나는 속도의 함수이다. 로단은 초기에 간명한 형식으로 연구전통의 적합성을 평가하는 것으로 그의 주장을 제시하였다는데 경험적 문제의 수에서 개념적 그리고 발생한 변칙적인 문제수를 빼면 문제해결 효율성이 된다.

이러한 공식은 상당히 단순해 보이고 최초의 견해에 대한 것이다. 그러나 연구전통의 평가는 해결되거나 발생된 문제의 수를 헤아리는 문제가 아닌 것이다. 로단은 특수한 형태의 문제에 대한 중대한 유의성을 인정해주는 가중 문제에 대하여 상세한 체계를 제공하고 있다.

문제에 대한 가중치 인정하기

문제에 가중치를 주는 것(weighting of problems)은 로단의 철학 중 중요한 부분이다. 문제해결에 대한 평가는 그 시기에 존재하는 연구전통과 관련이 있으며, 관심, 지지 및 자원을 위해서 경쟁한다. 또한 문제해결 효율성에 대한 평가는 이론 사정을 위하여 널리 퍼져있던 학설과 마찬가지로 연구전통 내에 존재하는 이전의 이론과도 관련이 있다.

이러한 모든 고려 사항들을 마음속에 깊이 생각하면서, 과학자들은 수많은 요소들에 따라 문제에 각기 다른 가중치를 주었다. 예를 들면, 이전에 해결되었던 문제에는 가중치를 증가시켰다. 다른 말로 하면, 어떤 것을 제안할 것 같은 것 이외에 부가하여 해결된 문제를 설명하는 다른 대안적인 이론이 필요한 경우이다. 비정상이 존재하면서 해결이 되지 않았던 문제는 해결에 대한 저항이 그들의 가치와 고려사항을 증가시키는 것만큼 가중치가 증가된다. 몇 가지 문제는 과학에서 특별히 현저한 예로 되고, 전형적인 종류의 문제형태로 성립된다. 이러한 문제 형태는 또한 특별한 관심과 더 높은 가중치를 보장받는다. 마침내 부가적인 가중치가 문제에 상당한 일반성을 주게 되고, 그 문제에 대한 해결은 또한 수많은 이전의 문제에 대한 해결을 제공한다. 그러한 문제에 대한 해결은 그 분야에 있었던 대규모의 문제에 대한 해결을 포함한다.

개념적 문제들

로단이 경험적 문제들을 강조한 반면, 그가 '과학적 진보와 합리성이 오로지 경험적인 문제 해결로 이루어져 있다고 상상하는 것은 상당한 실수가 될 것'이라고 지적한 것처럼(1977) 개념적 문제들에 상당한 관심을 준 것을 생각해 보는 것도 중요하다(p. 45). 나아가 로단은 개념적 문제해결을 '경험적 문제해결과 마찬가지로 과학의 발달에 중요하다'고(p. 45) 기술하였다. 로단은 '경험주의자들이 인정했던 것 보다 문제해결을 위한 좀 더 풍부한 이론의 사례들을 서술하기 위하여, 이러한 비경험적 문제들의 본성을 탐구하기 위하여, 그리고 이론 평가에 개념적 문제들이 가지고 있는 역할을 보여주기 위한' 노력으로 그의 책 전체를 개념적 문제에 대한 것으로 할애하였다(p. 45). 로단은 개념적 문제들이 역사를 통하여 과학에서 특별한 역할을 했던 것에 대하여 논쟁하였다. 그러나 과학자들의 전형적인 반응은 이러한 '비과학적인 고려사항'에 대한 강요를 개탄하였다(p. 47). 그러한 반응에 대조적으로, 로단은 과학의 일반적인 범위에 비과학적인 측면을 통합하는 것을 시도하였다.

로단(1977)에 따르면. **개념적 문제**는 '*어떤 이론 또는 다른 이론에서 나타났던 문제*'이다. 개념적 문제들은 '이론의 특성이고, 개념을 제시한 이론들과 독립적으로 존재하지 않는다(p. 48).' 이론들이 불일치할 때 명백한 것처럼, 이론이 내적인 일관성 또는 외적인 일관성을 보여주는 그런 경우에는 개념들은 이론에 대하여 *내부적*일 수 있다(p. 49). 로단은 그러한 문제들의 특성에 대하여 상당히 상세하게 설명하였다. 여기에서 주목할 것은, 과학에서 경험적 문제뿐만 아니라 개념적 문제에 대하여도 로단이 강조했다는 것을 아는 것이 가장 중요하다. 그는 비경험적인 요소들의 부재를 어떤 특정한 과학의 '성숙성'의 표시로 만드는 것처럼 행동했던 과학자(쿤처럼)들에는 강력하게 반대한다(p. 47). 로단에게는 개념적 문제들이 과학에서 직면하는 경험적 문제를 수반해야 한다는 것이 명백하였다.

과학의 평가에서 개념적 문제들의 역할에 대한 이러한 주장에 대한 의문이 '성숙(mature)'이냐 아니냐에 덧붙여, 로단은 좀 더 넓은 수준에서 성숙 과학과 미성숙 과학에 대한 의견에 도전하였다. 과학의 평가는 성숙한 과학으로의 전환이 영구한 것이라고 보여주지 않으며, 단일 패러다임의 우세한 역할의 결과로서 성숙성을 성취하는 것과 관련하여서는 특히 그러하다. 또한 로단은 성숙한 과학은 "'미성숙한' 과학보다 본질적으로 좀 더 진보적이고 과학적"이라는 쿤과 라카토스의 주장에 의문을 갖는다(Laudan, 1977, p. 151). 결론적으로 그는 성숙함과 미성숙함을 비교하는 생각은 어떤 의미로는 모델이 '미성숙한 과학'의 복제로서 주로 디자인된 것처럼 타당화 하려는 것이라고 주장한다(p. 151). 다른 말로 하면, 하나의 과학은 성숙해지기 위한 것이라고 주장되며, 그러한 과학에 부합하는 기준은 성숙한 과학의 예로써 제시된다는 것이다. 이것은 성숙한 과학의 모델로 적합하지 않은 예들을 포기하게 만든다. 이것은 그러한 과학을 '거짓 과학pseudoscience.'이라고 명명하게 만든다. 현재 과학이 어떻게 기능하고 발전하는 지를 이해하기 위한 노력을 조금밖에 제공하지 않지만, 성숙한 과학의 모델은 결과적으로 발견될 뿐이라고 로단은 인정한다.(p. 151).

로단과 지식의 사회학

진보와 그것의 문제들(*Progress and Its Problems*)이라는 텍스트에서 로단(1977)의 결론은 과학사를 이해하기 위하여 지식의 사회학적 측면을 함께 살펴보면서 어떻게 그의 주장을 제기하게 되었는지에 대한 상세한 논쟁을 보여준다. 역사주의자의 관점에 부합하여 로단은 지식발달의 작업과 그러한 작업과 관련된 제도상의 그리고 조직적인 구조 사이의 뒤얽힌 관계를 지적한다. 그러나 그는 지식의 사회학에 대한 만연된 아이디어에 도전하면서, 그러한 것들이 과학과 합리성에 대한 거짓된 가정에 근거한다는 것을 발견하고, 인지 사회학의 경우 과학적 발달이 사회적 구조와 신념과 함께 연관될 수 없다는 것을 찾아내었다. 로단에 따르면, 지식 사회학에서의 이러한 초점은 '과학자들의 사회적 배경과 그가[sic] 지지하는 물리적 세계에 대한 특별한 신념 사이의 결정적인 관계의 존재에 기초를 둔다(p. 217).' 이러한 진술은 그 시기에 떠오르던 포스트모던을 인정하는 것처럼 보이는데(9장을 보시오), 그 시기에 과학은 고전주의, 여성차별주의, 그리고 지배와 억압과 같은 주제들과 관련된다. 로단은 과학이 그러한 관점을 필연적으로 포함해야 한다는 것을 끔찍이 거부하면서, 그가 이의를 제기하는 것은 과학과 관련하여 인지 사회학의 실제이고 그러한 사회과학에 대한 아이디어는 아니라고 강조하였다.

대신에 로단은 그들 스스로 좀 더 많은 사회학적 이해를 제공하고, 문제에 가중치를 주고, 그리고 사회학적인 해명이 좀 더 환영받을 수 있는 두 개의 예로써 다른 것보다 덜 진보적인 것처럼 보이는 연구전통의 수용에 대하여 그 자신의 저술에서 많은 부분을 지적하고 있다(p. 224). 궁극적으로 그는 세계를 이해하기 위한 노력은 인간의 고유한 속성이란 것을 취지로 하고 있다. 연구전통으로 조직된다면 과학자들은 특별한 문제에 우선 순위를 주고 판단할 수 있으며, 이론적 그리고 개념적 수준에서 작업할 수 있다. 과학자들은 관련되고 유의한 문제들에 초점을 두고, 그들에게 '풍부한' 자원에 대한 충분히 진보적이고 가치있는 방법을 따르도록 자극되어질 것이다.

과학(또는 분과학문) 내에 존재하는 다수의 연구전통의 가능성과 함께 이러한 조직적인 구조는 좀 더 많은 유연성을 제공하고, 어떤 특정한 시점에 과학의 작업을 점하고 있는 관심의 초점을 다양하게 할 수 있다. 경험적 문제들은 지속적으로 강조되겠지만 문제들의 다른 유형을 제외시키지는 않을 것이다. 문제해결에 대한 강조는 실용주의 또는 유용성을 수반한다. 과학이 그 자체의 지식 욕구라는 렌즈를 통하여 그것과 관련된 문제들을 결정하기는 하겠지만, 좀 더 넓은 응용의 입장으로 문제를 볼 수 있는 기회는 그러한 욕구에 잘 들어맞는다. 그러한 접근을 통하여, 로단은 과학에 대한 관점을 좀 더 넓고, 유연성이 있고, 문제 중심적으로 그리고 합리적 과정과 진행의 중요성을 인식하면서 적절하게 제공하고 있다.

과학과 간호학에 대한 로단의 기여

로단은 과학에 대한 매우 실용적이고 응용적인 관점을 제공하고 있다. 그의 초점은 문제해결, 개념적인 문제와 경험적 문제의 균형, 그리고 진리와 관련된 '적절성'에 대한 강조에 있는데, 이는 과학에 대한 초기의 관점, 아마도 과학의 주요한 주장과의 완고한 대조로써 그의 입장을 특징짓는 것이다. 이러한 실용적인 입장은 건강 증진을 위한 의미있는 중재의 제공에 초점을 두는 간호의 목적과 목표에 잘 맞는 것 같다. 실제로 로단은 문제해결 모델의 실행가능성이 제일 큰 가치라고 주장한다(p. 127). 이러한 관점으로 과학이 과학자들의 행위를 이해하고 과학발전을 증진시키기 위하여 충족시켜야 하는 진보적이고 합리적인 기준인지 아닌지를 결정하는 것이 가능하다. 경험적 및 개념적 수준에서 작업이 이루어지며, 문제가 과학에 도전했던 기간, 문제의 포괄성 또는 일반성 등, 다양한 요소들에 따라서 문제의 우선순위가 정해질 수 있다.

이러한 일반적인 특성에서 보면(글상자 7-3), 연구전통으로 과학을 조직화하는 것은 과학 분야 안에서 더 큰 유연성과 다양성을 허용한다. 분과 학문에서 '매트릭스'를 구성하는 쿤의 패러다임과 달리 연구전통에 대한 로단의 주장은 분과학문에 동시에 존재하고 있는 복수 전통의 가능성을 배제하지 않는다. 로단은 각기 다른 전통이 통합될 수 있는 과정을 기술하였으며, 실제로 과학자들이 동시에 하나 이상의 연구전통 안에서 작업할 수 있다. 간호학에 있어서도 이러한 형태의 상황이 발생하고 있는데, 예를 들면, 간호사들의 건강과 관련한 환경과 맥락의 역할에 대한 인식이 증가함에 따라, 간호학의 다른 형태로부터의 내용과 지역사회 건강개념이 함께 혼합되는 것이다. 로단에 의하면 과학의 발달에 따른 각기 다른 전통들의 '합병'에 대한 이러한 과정은 혁명적인 방식보다는 점진적으로 발생한다.

글상자 7-3 로단의 역사주의의 주요점

- 과학은 문제해결이다.
- 과학은 경험적 문제와 개념적 문제 모두를 포함한다.
- 문제의 가중치는 우선순위와 중요성에 따라 결정된다.
- 과학은 연구전통에 따라 조직된다.
- 한 분야 또는 분과 학문에 복수의 연구 전통이 존재할 수 있다.
- 지식 주장은 연구전통과 관련하여 평가되어야 한다.

쿤과 마찬가지로 로단도 과학 활동에 있어서 가치와 이념을 상당히 강조하고 있다. 이후의 텍스트인 *과학과 가치*(*Science and Values*)에서 로단(1984)은 가치의 역할에 대하여 좀 더 상세하게 강조하면서 전형적인 합의가 이루어지는 것이 얼마나 어려운가를 인정한다. 이와 대조적으로 불일치는 과학 작업을 자극하고 토론을 촉진시킬수 있다. 작업이 진전되기 전이나 합리성이 결정되기 전에, 가치에 대한 합의를 이루는 것은 필수적이지 않다.

프라이(Fry, 1995)는 로단의 작업이 '간호과학을 위한 중요한 모델이 될 수 있다'고 주장하면서 그의 접근이 '중대한 고려의 대상이 되어야 한다고' 권고한다(p. 80). 그의 작업은 쿤의 철학과 통념에 대한 많은 단점을 설명하였다. 로단의 작업은 간호학의 수많은 저자들로부터 관심과 지지를 받았다(Kegly, 1995 ; Thompson, 1985 ; TinkIe & Beaton, 1983). 로단은 '문제해결'에 대한 강조를 포함한 몇 가지 이유에서 간호 과학자들에게는 특별히 의미가 있다. 간호학에서 응용 및 실용적 초점이라는 관점에서 보면 지식 발달을 구축하는 이러한 방법은 진리를 찾는 것보다 좀 더 지지될 수 있는 것 같다. 또한, 간호사들은 인간과 건강의 주관적인 복잡한 주제들을 다룬다. 이러한 내용은 신체적, 심리적, 행동적, 사회적, 정서적 및 미학적인 것들을 포함하는 다양한 관점에서 들여다 볼 수 있다. 포괄적이고 의미있는 방식으로 그러한 복잡한 현상을 다루려면, 간호사들은 설명하려는 문제에 부합하는 다양한 탐구 형태를 인정하는 과학관을 가져야 한다. 한 분야에서 복수의 연구 전통의 존재를 지지하고 하나의 분과 학문으로써 몇 개의 정체성을 유지하는 로단의 접근은 간호과학을 위하여 가치있는 고려의 대상이 된다.

결론

쿤이나 로단의 작업이 미래에 적용 가능한 유용성이 있는지와는 관계없이 역사주의는 과학에 대한 지위, 역할 및 과정, 진행의 결정 그리고 하나의 분과 학문의 특성에 대하여 새로운 관점을 제공한다. 이러한 철학자 모두는 과학으로부터 분리되어 가정되는 관념들을 소개하는데, 특별히 가치, 일치 및 판단과 같은 관념들이며, 과학은 단순히 지식체이기보다는 과학자들의 행위라는 사실이다. 그러한 관점들은 과학과 철학 학생들에게 특별한 형태를 갖는 지식 생산보다는 인간 기업으로써 과학을 보는 것을 격려한다. 과학의 인간적 요소를 고려하게 하는 논쟁들은 간호과학을 발달시키고 이해하기 위한 시도로 설명되어져야 한다.

토의 과제

1. 쿤과 로단의 역사주의 관점에 대한 주요 주장을 서술하시오.
2. 과학철학에서 논리실증주의와 역사주의를 비교하시오. 각 견해에서 제시된 대로 과학발전을 평가하는 목표, 과정 및 기준에 대한 토론을 고려하시오.
3. 과학을 평가하는 수단으로서 과정 대 결과에 초점의 영향을 토론하시오.
4. 역사주의 견해에서 간호과학 발달의 유사점과 차이점을 토론하시오.
5. 간호학 탐구에서 경험적 문제와 개념적 문제의 예를 설명하시오.
6. 간호학에서 패러다임의 예와 연구 전통의 예를 설명하시오.

참고문헌

Fry, S. T. (1995). Science as problem solving. In A. Omery, C. E. Kasper, & G. G. Page, (Eds.), *In search of nursing science* (pp. 72-80)/ Thousand Oaks, CA: Sage.

Hardy, M. (1983). Metaparadigms and theory development. In N. L. Chaska (Ed.), *The nursing profession: A time to speak* (pp. 427–437). New York: McGraw-Hill.

Kegly, J. A. K. (1995). Science as tradition and tradition shattering. In A. Omery, C.E. Kasper, & G. G. Page, (Eds.), *In search of nursing science* (pp. 43–57). Thousand Oaks, CA: Sage.

Kim, H. S. (1989). Theoretical thinking in nursing: Problems and propects. *Recent Advances in Nursing, 24*, 106–122.

Kuhn, T. S. (1970). The structure of scientific revolutions (2 ed.). Chicago: University of Chicago. (originally published 1962).

Kuhn, T. S. (1974). Second thoughts on paradigms. In F. Suppe (Ed.), *The structure of scientific theories* (pp. 459–482). Urbana: University of Illinois.

Kuhn, T. S. (1977). *The essential tension: Selected studies in scientific tradition and change*. Chicago: University of Chicago Press.

Lakatos, I. (1978). *The methodology of scientific research programmes*. Cambridge: Cambridge University Press.

Laudan, L. (1977). *Progress and its problems*. Berkeley: University of California Press.

Laudan, L. (1984). *Science and values*. Berkeley: University of California.

Popper, K. (1959). *Logic of scientific discovery*. New York: Basic Books.

Popper, K. (1963). *Conjectures and refutations*. London: Routledge & Kegan Paul.

Thompson, J. (1985). Practical discourse in nursing: Going beyond empiricism and historicism. *Advances in Nursing Science*, 7(4), 59–71.

Tinkle, M. B., & Beaton, J. L. (1983). Toward a new view of science: Implications for nursing research. *Advances in Nursing Science*, 5(2), 27–36.

CHAPTER 8

개념의 레퍼토리와 도약

주요 개념

치밀한 학문(compact discipline)
느슨한 학문(diffuse discipline)
문명화(enculturation)
전문적(profession)
전략적 합의(strategic consensus)
세계관(weltanschauugen)
개념(concept)
학문(분과 학문)(discipline)
발견적(heuristic)
합리적, 이성적(rational)
전달(transmit)
사이비 학문(would-be discipline)

과학철학으로서 역사주의는 과학 활동을 이해하기 위한 수단으로 과정과 맥락을 중요하게 여긴다. 스테판 툴민(Stephen Toulmin)의 연구는 역사주의 과학철학에 대한 흥미로운 변이를 제시하였다. 찰스 다윈(1859)이 제시한 진화론으로 보면, 툴민은 자신의 연구를 진화적 관점으로 볼 수 있다고 설명한다. 툴민의 철학은 과학자들의 활동과 그들의 지식구축에 대한 지위 이상의 것을 제공하며, 쿤의 관점에서의 '혁명'을 단순히 '진화'로 대치한 것이 아니다. 지난 몇 세기동안 일반적인 인식론의 발달을 되돌아보면 툴민의 기여에 대한 평가를 보다 잘 할 수 있다.

툴민을 이해하기 위한 배경

과학의 합리적 관점에 대한 전례

20세기의 대부분을 과학 철학자들은 과학의 진보와 과학의 합리적 관점을 구축하는데 몰두하였다. **합리적** 관점은 과학에 대한 맥락적 요소 또는 외부적 요소보다는 과학에 대한 내부적 요소에 근거하여 과학을 분석하게 한다. 이러한 관점에 따르면, 과학에 대한 합리적인 접근은 1) 과학의 목적(가장 일반적으로, 절대적 진리)과 2) 경쟁적인 이론들 중 평가방법, 혹은 선택하는 방법을 설명해야 한다. 다시 말하자면, 과학은 목표를 가지고 있으며 그러한 목표를 향한 과정을 평가하는 명백한 기준이 있다는 것이 합리적 관점이다. 합리적 과학은 일련의 규칙으로 시작하고, 지속적인 발전을 위하여 합의에 근거한 **발견**이 뒤따르거나 또는 그 이상의 탐구로 이끌게 된다. 다양한 과학 철학자들에 의하여 제시되었던 관점에서 합리성의 정도는 철학이 단순히 합리적 또는 비합리적으로 명명될 수 있는 상황을 만들기 보다는 연속체로 제시된다.[1)]

과학에서 합리주의에 대한 쿤의 영향

쿤은 맥락적인 요소와 과학자 자신들의 과학 발전에 대한 논의를 소개함으로써 만연된 합리주의 사상에 도전하였다. 쿤은 과학은 탐구되어야 하는 본질보다는 역사를 가지고 있다고 지적했다. 쿤이 역사, 맥락 그리고 패러다임을 강조했다는 측면에서 의심이 가긴 하지만, 쿤은 자신의 입장은 상대주의자가 아니라고 주장한다. 쿤은 이론 물리학이라는 그의 배경으로부터 신뢰성을 갖추었지만, 쿤은 과학을 역동적인 활동이라는 관점을 제시하였다면서 과학은 정적인 관점에서가 아니라 역사적이고 동적인 설명을 통해 가장 잘 이해할 수 있다고 보았다. 쿤과 같은 견해는 합리성에 대한 생각에 새로

---

1) 최근에 과학의 합리적 관점을 엄격하게 구축하려는 시도는 흔히 있는 일은 아니다. 이러한 접근이 사라지는 이유 중에 하나는 그러한 시도가 현대과학의 맥락 안에서 상당 부분 성공적이지 않았기 때문이다. 철학자들은 과학적 기획으로, 달리 말하면 과학의 내부적 작업에 대해서만 초점을 맞추어서 발전과정을 적절하게 설명하는 과학관을 발전시키는 데에는 상당한 어려움이 있었다. 폴 파이어아벤트는(1975) 그의 저서 *반방법론(Against Method)*에서 과학을 다소 임의적이고 관념론에 근거한 것으로 보았고, 과학에서 신념의 역할에 대한 인식이 중요함을 지적하였다. 과학에서 가장 적절한 것에 대한 그의 견해는 특별히 과학 활동에서 창조성과 참신성을 가치화 한 '어떤 것이든 좋다(anything goes)'로 요약되어진다. 그의 작업은 수많은 이유로 호되게 비판을 받았지만, 적어도 그의 관점이 과학이 과학 활동에서 합리적이거나 합리적이어야 한다고 믿는 사람들에게서 전혀 동의를 받을 수 없었다는 점만은 사실이 아니었다.

운 의미를 부여했다. 즉, 합리성은 단일한 논리적 체계에서 보다는 그 자체의 역사적 발달과 변화를 지배하는 과정에 있다.

이러한 과학관은 상당한 호소력을 가지고 있고, 과학을 탐구할 때 역사와 맥락을 모두 조사해야 하는 이유와 정당성을 제공한다. 간호사들은 이전에 발생한 일에 대해 특별한 관심을 가지지 않는 한, 대상자나 환자, 그들 주위에 있는 사람들 간호의 현재 상태 등을 고려하지 않는다. 그렇다면 왜 과학에는 그러한 사항들을 고려하지 않았는지 대단히 의문스럽다.

역사에 대한 관심이 흥미로운 것만큼 아마도 쿤과 그와 유사한 입장에는 약간의 문제가 있을 수 있다. 쿤의 견해가 가진 가장 중요한 제한점들 중의 하나는 과학사는 그의 혁명적인 시나리오에 들어맞지 않는다는 것이다. 예를 들면, 쿤은 뉴톤과 갈리레오의 고전 물리학으로부터 아이슈타인의 상대성 이론으로의 변화는 다소 무의식적인 세계관의 진보나 변화를 나타내거나 또는 초기 이론은 좀 더 정확한 것에 대한 갑작스럽고 위대한 인식의 결과로 다소간 뒤집어 엎혀지게 되었다는 인상을 주고 있다. 반면에, 쿤이 *코페르니 혁명*(*Copernican Revolution*)(*1957*)에서 기술한 대로 코페르쿠스 이전 시기의 천문학에서 뉴톤과 갈리레오의 과학으로의 변화에 대한 쿤의 분석을 보면 이러한 변동의 '혁명적인' 본질에 대한 의문을 갖게 한다. 이러한 변화는 완성되는 데 거의 한 세기 반 동안 걸렸고, 매 변화 때마다 상당한 논쟁거리였음을 쿤 자신의 설명에서 제시하고 있다. 궁극적으로 변화는 낡은 관점이 무시되거나 또는 새로운 관점을 채택하기 위하여 과학자의 동료들에 의하여 강요당했기 때문이 아니라 논쟁들이 천문학자들을 납득시켰기 때문에 일어난 것이다. 일반적으로 이러한 상황은 쿤에 의하여 제안된 혁명에 대한 아이디어에 잘 부합하지 않는 것처럼 보인다.

패러다임 변화가 쿤의 접근법이 암시한 대로 완전할 수 없는지 의문으로 남아 있다. 또한 경쟁적인 패러다임이 완전히 대안적인 세계관이 되지 않을 수도 있다. 이론적 수준에서 보면 과학이 확실한 단절이 있는 반면, 방법론적 측면과 같은 다른 수준에서는 연속성이 그대로 남아있다. 지속되는 연속성이 아니라 발생한 변화에 대해서만 초점을 맞추면 과학 발전의 상당한 요소를 간과할 수 있다. 7장에서 읽었듯이, 쿤의 관점은 과학자들이 탐구를 위해 선택한 수단을 왜 추구하는가에 대해 부분적으로 설명하고 있으나, 과학에서 무엇이 연속성을 제공하고 있는 지는 설명하지 못하고 있다.

과학에 대한 툴민의 아이디어

로단도 과학에 연속성을 주는 이러한 문제들을 인식하면서 연속성에 대한 의문을 가지게 되었다. 이와 유사하게, 툴민은 과학의 발전과정에서 연속성과 변화 모두를 인정하는 방식으로 과학의 발달을 보았다. 이러한 툴민의 견해는 툴민의 저서 *인간 이해* (*Human Understanding*) (1972)에 대하여 약간의 배경을 제공한다. 툴민이 제기한 몇몇 이슈들은 변화에 기여하는 요소들을 포함하고 있는데, 비록 완전한 패러다임 변화가 발생하지 않는다 해도 확실히 변화는 일어났으며, 툴민은 반대와 합의가 어떻게 발생하는지 그리고 그러한 변화를 설명하는 것은 무엇인지에 대하여 의문을 가졌다. 툴민은 또한 변화에도 불구하고 남아있는 근원적인 일관성을 설명하는 것은 무엇인지에 의문을 가졌고, 진보를 어떻게 바라보아야 할 지를 설명해야 할 필요성을 인식하였다. 마침내 그는 이론으로부터 지식의 실제를 분리하는 문제, 즉 다른 말로 하면 인식론으로부터 과학을 분리하는 문제를 규명하였다. 과학자는 단순히 진보적인 변화의 수동적인 수혜자로서 과학을 하는가? 또는 우리가 과학의 본성에 대하여 지적으로 말을 해야 한다면 그들은 고려되어져야만 하는 핵심적인 요소들인가?

내적 탐구 대 외적 탐구 접근

이러한 질문에 대한 답으로 툴민은(1972) 하나의 새로운 '인식론적 자화상(epistemic self-portrait)'을 구축하려는 목적으로 그는 '인간(Man)의 자연(Nature)에 대한 이해 덕분에 자연(Nature)도 인간(Man)을 이해할 수 있게 되는 능력, 과정 및 행동에 대한 새로운 설명'을 제시하였다(p. 25). 툴민의 견해는 서구 과학철학에 대한 토론의 또 다른 측면을 잘 고찰해 봄으로써 잘 이해될 수 있다. 1600년대부터 철학자들은 인식론을 고찰함에 있어서 두 경향 중의 하나를 취하려는 경향이 있었다. 단순하게 말하면 지식에 대한 접근을 '내적 탐구(inward-looking)'와 '외적 탐구(outward-looking)'(p. 3)로 구분하는 것이다. 툴민에 따르면, 내적 탐구 관점의 기원은 철학적 또는 이론적이고, 지식을 판단하는데 사용되는 표준에 역점을 두어 다루었다(p. 3). 다른 의미로 내적 탐구 인식론은 인간의 마음이나 인간의 인지 작업 고찰에 초점을 두는 것으로 보여지기도 한다. 외적 탐구 관점은 지식 주장의 판단에 대하여 실제적인 표준과 적용에 관심을 갖는다. 또한 외부 세계의 본질에 대하여 탐구함으로써 지식이 그것을 적절히 반영하거나 획득하기 위하여 어떻게 성립되어지는가에 대하여 숙고하기도 한다. 인식론적 수준에서 경험주의는 외적 탐구 관점의 하나의 주요한 예이다. 20세기의 거의 대부분은 외부 세계에 대한 진리를 탐구함에 있어 특별히 외부에 초점을 둔 행위들이 강조되곤 했었다.

동시에 철학자들은 처음에는 개인 수준에서 지식과 이해의 문제들을 다루었었다. 존 로크부터 버트란트 러셀에 이르기까지 정통적인 인식론자들은 지식의 문제를 개인 사상가가 타당한 생각이나 진리에 어떻게 도달하게 되는가를 설명하기 위한 필요성으로 해명하였다. 최근에서야 개인적인 지식을 존재에 대한 사회적인 영역과 연결하려는 시도를 많이 하게 되었다. 루드비히 비트겐쉬타인(Ludwig Wittgenstein)은 지식발달에 있어서 언어의 역할을 강조한 그의 저술로 인하여 이러한 변화에 유력한 역할을 하였다. 데카르트도 마음과 물리적 신체 사이, 또는 내적인 마음과 외적인 세계 사이(때로 사적-공적 구분으로 일컬어짐)를 구분하여 내적 탐구와 외적 탐구 사이의 이러한 딜레마에 대한 지속성의 근거를 제공하였다.

툴민은 사적인 경험 밖에 존재하는 공적인 물체의 외부 세계를 기술하거나 구성하기 위하여 사적인 경험을 어떻게 간파하는 가에 대한 문제에 직면하였다. 툴민의 의문은 단지 지식에 대한 것이 아니라 인간 마음속에 있는 지식의 이해, 파악 또는 '간파(penetration)'라는 것이다. 총체적 접근으로의 툴민의 시도는 철학에서 완전히 새로운 아이디어가 아니라 최근에 상당한 발달을 이루었던 것이다. 한스 라이헨바흐(Hans Reichenbach)는 1938년에 그의 책 *경험과 예측*(*Experience and Prediction*)에서 그의 생각을 소개했다. 이 저술에서 라이헨바흐는 '발견의 맥락'과 '정당화의 맥락'이라는 구절을 철학의 논쟁으로 소개했다. 과학이 발생했던 맥락을 탐구하는 이러한 사고는 **세계관(Weltanschauungen)** 분석으로 일컬어지는데, 포괄적인(총체적인) 자연관을 이해하는 것으로 독일어 용어를 사용하고 있다. 이러한 형태의 저서가 툴민에게도 새로운 것이 아니다. 그는 과학철학에 대한 초기의 교과서에서 통념에 반대하는 유사한 형태의 분석을 제시하고 있다(툴민, 1953). 세계관 분석은 전통적인 내적 탐구 대 외적 탐구 접근을 넘어서는 것이다. 그들은 전형적으로 지식-생성 활동을 언어와 방법론의 일반적인 연결과 관련된 다양한 요소들에 대한 관심을 포함하고 있다.

개념들

철학자들의 분석형태와 관계없이 거의 모든 토론에서 일반적인 특성이 하나 있다. 지식과 이해에 대한 거의 모든 토론에 포함된 중심 용어는 지식의 도구라고 생각되는데, 이는 **개념(concept)**이라는 관념이다. 개념이 무엇인가에 대하여는 상당한 혼란이 있다. 이러한 혼란은 과학을 효과적으로 묘사하는 데에 중요한 방해물로 제시되었었다. 개념에 대한 관심은 과학의 인식론과 철학에서 매우 중대하여 그 동안 철학적 관점들을 분류하고 발전을 추적하는 초점이 되어 왔다.

툴민이 그의 논의에서 개념에 대한 내용을 통합한 것은 당연한 일이다. 개념에 대한 그의 생각과 개념의 역할에 대한 전반적인 철학적 체계를 수립하였다. 툴민(1972)은 개념에 대하여 단순히 언급하거나 재인식하는 것을 넘어서, 그의 첫 번째 관심을 다음과 같이 지적하였다.

> 첫번째 관심사는 개념적 집합, 체계, 또는 '개념 사용자'의 공동체에 의한 집단적 근거에 속한 주민 속으로 들어가는 것으로 개념을 고려하는 것이다. 우리는 그러한 개념의 집합이 생성된 사건의 패턴에 관심을 가질 수 있고, 역사적으로 개발할 수 있으며, 폐지시킬 수 있다.; 역사적 또는 사회학적, 인류학적 또는 무엇이든 간에 결과적으로 일어난 변화가 관심있는 개념의 지적인 권위에 영향을 주는 것이 무엇인지를 탐구할 수 있다(p. 12).

개념이 무엇인지, 개념으로 무엇을 할 수 있는지를 고찰하는 것 이외에 툴민은 어떤 개념 또는 개념의 체계가 하나의 분과학문에서 어떻게 성립되고 지위를 얻는 가에 대하여 관심을 가졌다. 이것은 개념발달과 변화의 패턴뿐만 아니라 그러한 활동에 맥락을 제공하는 '개념 사용자(concept user)'의 사회적 특성에 대한 관심도 포함한다.

툴민은 개념 변화 탐구에 근거가 되는 틀을 개발하였는데, 이는 개혁과 변이의 원리 및 선택적 영구화(자연 선택)에 대한 다윈의 저서에서 유래된 것이다(Toulmin, 1972, p. 135). 오랜 동안 변화가 어떻게 발생하는 지에 대하여 유용한 통찰력을 갖게 해주는 다윈의 원리를 툴민은 일반적인 역사적 설명의 형태로 생각하였다. 이러한 진화에 대한 생각은 모든 역사적 실재, 즉 사람, 제도 및 지식발달에까지도 적용될 수 있다고 툴민은 주장한다(p. 135). 개념에 대한 툴민의 생각을 좀 더 깊이 탐색하기 전에, 과학의 조직에 대한 그의 접근을 이해하는 것이 그의 생각에 대한 유용한 배경이 될 수 있는데, 이는 어떤 조건들이 다윈의 원리에 부합되도록 충족시켜 주어야 되기 때문이다.

분과 학문의 정의

툴민(1972)에 따르면, **분과 학문(discipline)**은 세 개의 상호관련된 요소들로 특징지어지는데, '(i) 과학에 대한 현행의 설명적인 목표, (ii) 개념과 과정에 대한 현행의 레퍼토리, 및 (iii) 특정한 분과학문에서 일하고 있는 과학자들의 축적된 경험(p. 175)이다. 대조적으로, 전문직은 일련의 기구, 역할 및 분과 학문의 '업무가 적용되기 위한 것이거나 과정과 기술을 개선하기 위한 사람들로 조직된다(p. 142).' 이러한 관점에서는 분과 학문과 전문직을 분리할 수 없으며, 분과학문에 포함된 지식을 지속적으로 사용하고 발달시키기 위한 전문직이 없다면 분과 학문은 발전할 수 없거나 변화할 수 없으며, 궁극적으로는 존재하지 못하게 된다. 툴민은 사람들이 지식을 사용하거나 발달시키지 않는다면 지식은 거의 가치가 없다고 말한다. 이것은 또한 사람들에 의하여 생성되고 영구화되고 널리 유포되는 지식은 그것의 존재에 대하여 고유한 사회적 특성을 가진다는 것을 나타낸다. 툴민은 분과 학문과 전문직 사이의 관계에 대하여 아주 상세하게 제시하지 않았다. 이것은 각 분과 학문을 위하여 하나의 전문직이 있는지 또는 몇 개의 전문직이 존재한다면 분과 학문의 지식을 공유하는 지에 대하여 약간의 의문점을 남긴다. 그러나 이러한 질문과 관계없이, 툴민이 지식, 과정 및 분과 학문의 기술을 가지고 작업을 하는 전문직의 멤버임에는 틀림없다.

분과 학문의 인간과 사회적 구조화를 초점으로 툴민은 어떻게 분과 학문이 발달하는 지에 대하여 부가적으로 상세하게 제시하였다. 툴민에 따르면, 분과 학문에서 중대한 요소는 일반적으로 드러난 문제들이 규명될 수 있다는 것에 관하여 충분히 동의된 목표나 이상에 대한 재인식을 하는 것이다. 분과 학문은 '설명적' 목표나 이상을 갖는 것으로 묘사되며, 즉 세계에 존재하는 사물에 대한 설명을 제공하는 것에 초점을 두고 있다(p. 364). 이러한 이상에 초점을 맞추면, 분과 학문은 조직의 연속성과 명확성이라는 공통점이 있는 방식으로 발달할 수 있다. **치밀한 학문(compact disciplines)**은 조직으로 되는 기준을 만족시킨다. 그들은 명백하게 진술된 목표를 가지고 있고, 전문직의 포럼을 개설하고, 설명과 지식발달을 평가할 때 적당한 기준에 대한 합의를 가지고 있다. 툴민은 좀 더 느슨하게 구조화된 학문에 대해서는 느슨한(diffuse) 또는 **사이비(would-be disciplines)** 학문이라는 용어를 사용하였다. 이러한 방식으로 기능을 하는 분과학문은 방법론적으로나 구조적인 수준에서 치밀한 분과학문의 기준을 충족시키지 못한다. 툴민은 이것을 '새로운 과학이 그 학문의 지적인 목표에 대하여 명확한 정의에 도달하게 되고, 적당한 학문적 상태를 성취하게 되는 가장 좋은 지침들 중의 하나는 동의된 일련의 근본적인 개념들과 선택 기준에 대한 궁극적인 정점'이라고 기술하였다(p. 381). 그러므로 분과 학문은 지적인 이념들을 보여주고, 분과 학문이 설명하거나 이해하기를 바라는 어떤 것들을 제시해야 한다.

과학적 문제에 대한 툴민의 정의

분과 학문에 대한 이러한 주장은 툴민의 업적을 이해하는 데 중요하고 간호학과의 관련성에 관심을 갖게 한다(글상자 8-1를 보시오). 어떠한 분과 학문이 '치밀한' 또는 '사이비' 또는 '느슨한' 상태에 부합하는 특성을 갖고 있건 아니건 간에, 툴민의 견해는 과학의 과정과 변화에 대하여 아직까지 적용될 수 있다. 과학에 대한 설명적 이념이라는 근본적인 역할을 재인식하고 규명된 문제들에 대한 과학적 작업에 초점을 두는 것은 이러한 과정을 연구하는 데 핵심적인 사항이다. 툴민은 매우 단순한 공식을 사용하여 과학적 문제를 정의한다.:

과학적 문제=설명적 이념-현재 능력 (p. 152)

이 공식에서 명백하게 알 수 있듯이, 툴민은 로단과 약간의 유사성을 갖는데, 그들 둘은 모두 문제를 과학적 활동과 발전에 대한 평가라고 본다. 툴민에게 문제는 문제 해결이라는 과학의 목표와 함께 변화를 위한 자극으로 보았는데, 즉 분과 학문의 지적인 이상을 달성하기 위하여 활동을 증가시키는 것으로 보았다.

과학활동의 맥락에 대한 툴민의 주장을 보면 이 공식은 과학의 발전 과정을 이해하는 근거를 제공한다. 툴민이 기술한 바와 같이 지적인 이상은 분과 학문의 다양한 요소들 중간의 연결고리를 제공한다. 우선적으로 분과학문은 적당한 목표와 과정과 관련하여 명백한 초점이 없기도 한다. 분과 학문이 발전함에 따라 목표가 좀 더 명확하고 상세해지며, 그러한 목표와 관련한 설명적 과정에 대하여 어느 정도의 동의가 발달해 간다. 그러한 설명적 과정은 분과 학문의 개념적 근거와 뒤엉켜서 연결된다. 문제를 설명하기 위한 과학적 노력의 초점이 바로 개념이다. 분과 학문의 개념은 역사적으로 연속성을 제공한다. 그들은 '**문명화(enculturation)**'의 과정을 통하여 한 세대의 과학자들로부터 다음 세대로 이어지는 내용의 '**전달(transmit)**(p. 158)'을 형성한다(p. 159). 개념들 안에 내포된 설명적 기술이 도제 제도의 형태로 연속적인 세대로 전달된다.

글상자 8-1 과학의 문제와 간호

과학의 문제에 대한 툴민의 생각은 간호와 관련성이 있다. 실례를 든다면, 믿을 수 없는 도전에도 불구하고, 잘 하려는, 성공하려는, 그리고 성취하려는 사람들에 의하여 제시된 흥미로운 도전을 생각해보라. 간호는 이러한 상황의 부분들을 설명하는 대처나 적응과 같은 개념들의 레퍼토리를 가지고 있다. 그러나 몇 사람들은 역경을 극복할 뿐만 아니라 그 결과로 성숙하게 되기까지 하는 지에 대한 이해는 부족하다. 회복력 또는 내적인 강인함의 근저가 되고 이러한 긍정적인 발생을 지지할 수 있는 기전을 이해할 수 있는 설명적 이념은 대처나 적응과 관련된 현재의 능력으로는 충족되지 않는다. 회복력에 대한 다른 개념과 관련될 수 있는 이러한 긍정적인 건강 현상과 연관된 결과가 과학의 문제이다.

분과 학문의 개념 이해

개념적 문제 해결의 수준과 중요성

분과학문의 개념을 이해하기 위해서, 툴민(1972)은 새로운 과학자들이 개념이 갖는 중요성의 수준을 어떻게 이해해야만 하는 가에 대해서 기술하였다. 개념적 문제를 해결하는 작업은 세 가지 수준에서 일어나는데, 개념들이 분리되었지만 아직 관련이 될만한 특성에 관심을 갖는다. 아마도 개념적 문제에 대한 작업에 가장 분명한 수준은 그 개념들이 의사소통될 언어에 관심을 갖는 것일 것이다. 이러한 '언어적(linguistic)' 요소는 개념에 적용된 술어(또는 이름)와 그러한 이름을 사용하는 문장 둘 다를 포함한다.

툴민에 따르면(1972) 표현 기술은 개념적 문제를 해결하려는 시도에서 설명되어져야 하는 개념들의 또 다른 양상이다. 이러한 기술은 '과학자들이 자연의 물체, 사건 및 현상 중에서 일반적으로 발견할 수 있는 관계를 설명하는—예를 들어 연역적으로 증명하는 것이 아닌 보여주는—것에 의하여 변화된 모든 과정들을' 포함한다(p. 162). 이러한 표현 기술은 산술적 형태, 그래프, 도형, 분류체계 및 컴퓨터 프로그램을 포함한, 개념들을 묘사하는 다양한 방법들을 포함한다(p. 162).

언어 요소에 따라서 표현 기술은 개념의 '상징적' 특성을 구성한다. 과학에는 어떤 의미를 갖는 개념을 위한 개념의 적용에 관한 명백한 기준이 있다. 과학자들은 개념의 적용이 보장되는 상황과 개념이 적용되지 못하는 상황을 구분할 수 있어야 한다. 개념의 '영역' 또는 '적용범위'에 대한 이해가 없다면, 개념은 과학자들에게 '경험적 관련성'을 갖지 못하게 된다(p. 162). 개념적 문제, 언어의 합성 및 표현 기술을 해결하려는 시도에 적용 과정이 포함되고 설명되어야 한다.

과학철학의 역사에서 경험적 문제들은 개념적 본성을 가진 문제보다 더 많은 관심을 받아왔다. 경험주의에서 과학의 기원에 대한 관점으로는, 대부분의 사람들이 경험적 지향성과 관련하여 우선적으로 과학에 대해 생각하는 것처럼 보일 수 있다. 쿤조차도 새로운 패러다임의 성공은 그 패러다임의 혁명과 진전을 계속하는 데에 기여한다고 지적하였다.

로단(1977)처럼 툴민은 과학에서 개념적 문제의 역할에 대하여 상당한 관심을 가지고 있다. 그러나 로단은 경험적 문제와 개념적인 문제를 두 개의 각기 다른 유형의 문제로 취급하고, 이론을 평가하는 데 있어서 각 형태를 동일하게 고려한다. 로단에 따르면, 전반적인 문제해결 효율성은 해결된 경험적인 문제의 수와 중요성을 사정함으로써 평가되고, 그리고 생성된 변칙과 개념적 문제의 수와 중요성으로부터 추론함으로써 평가되어진다. 경험적 문제가 이러한 방정식(해결된 경험적 문제로 시작해서 거기로부터 공제한)의 근거가 된다고 하더라도, 어떻게 변칙과 개념적 문제가 각기 또는 함께 이론의 효율성을 손상시킬 수 있는지는 매우 중대하다. 대조적으로 툴민은 개념적 문제에 근본적으로 집중하는 철학을 제시한다. 툴민에 의하면 과학 활동은 개념발달의 과정이다. 개념적 문제는 경험적 그리고 개념적 수준에서 함께 작업을 하여 해결된다.

개념적 문제의 유형

툴민은 개념적 문제가 과학의 작업에 비판적 중심이라는 점에서 로단과 유사하다. 그러나 툴민은 개념적 문제의 유형을 좀 더 확대했고, 문제들을 5개의 범주로 규명하였다(글상자 8-2를 보시오). 첫 번째, 과학이 이성적으로 설명하기를 기대하는 현상이 있지만, 성공적으로 현상과 함께 작업을 하는 과정을 현재는 가지고 있지 않다. 또한 개념적 문제는 현상을 부분적으로 설명하는 형식으로 존재하지만 현상에 대한 이해는 완전하지 않다. 과학의 하나의 분야 내에 공존하는 다른 개념들은 문제의 근원이 되기도 하거나 또는 과학의 다른 분야에 있는 개념들 사이에 갈등이 되기도 한다. 다른 말로 하면 개념들은 각기 다른 분과학문에서 다르게 정의되거나 적용된다. 개념적 문제에 대하여 최종적으로 설명된 형태대로 툴민은 과학과 일반 또는 일반적인 사회 사이의 관계에 대하여 인상적인 고백을 하고 있다. 그는 개념적 문제의 각 범주를 과학 내에 개념과 과정 사이에 존재할 수 있는 갈등으로써 그리고 사회 속에 널리 퍼져 있는 태도로 규명한다. 그러한 '과학 외적(extra-scientific)'인 생각은 과학적 토론과 즉각적인 관련성이 없더라도 함축적 의미를 가질 수도 있다. 책임감, 자유 및 삶과 죽음과 같은 개념은 탐구 중에 직접적으로 설명되지 않는다 하더라도, 적어도 과학자의 작업에 영향을 주는 개념적 문제를 발생시키는 논의를 가능하게 한다.

글상자 8-2 개념적 문제의 유형

- 현상학자들이 설명하기를 원하지만 부족한 과정(예, 영성).
- 단지 부분적으로만 이해되는 현상(예, 영성, 슬픔).
- 하나의 분과학문 내에 있는 개념들 사이의 갈등(예, 대처, 적응)
- 다른 분과학문에 있는 개념들 사이의 갈등(예, 건강)
- 개념과 사회적 태도 사이의 갈등(예, 건강 이행)

변화에 대한 설명

과학의 적당한 활동을 기술하는 데 덧붙여서 과학 철학자들은 과학이 어떻게 변화하는지를 설명해야만 한다. 과학자들은 막연히 같은 전례나 사상을 따르지는 않는다. 과학사의 과정을 보면, 철학자들은 그 분야에서 이데올로기를 지속하게 하는 것은 무엇이며 또한 이데올로기에 대한 충성의 변화에 도화선이 된 것이 무엇인가를 기술해야 하는 상당한 도전에 직면하게 된다. 로단과 유사한 방식으로, 툴민은 문제가 변화를 위한 배경을 형성하는 것으로 본다. 문제들은 과학적 설명에 변화가 발생한다는 사실에 의해 의미를 갖는다. 그러나 변화는 진공 상태에서 발생하는 것이 아니며, 툴민은 변화가 발생하는 맥락에 대하여 매우 많은 관심을 기울였다. 이러한 맥락 내에 있는 영향을 미치는 요소들은 외적 또는 사회학적 고려 사항과 함께 내적 또는 지적인 고려 사항을 포함할 수 있다. 내적인 고려 사항은 문제가 약간의 해결의 가능성을 가지고 있는 것처럼 보여져야 하는 문제의 본성과 관련된다. 분과 학문은 새로운 아이디어가 사정되고 평가되는 것을 허용하는 방식으로 전문적으로 조직되어야 하기 때문에 토론과 경쟁의 포럼이 존재해야 한다. 툴민에 따르면, 또 다른 내적인 고려 사항은 문제의 '성숙성'과 관련된다. 과학자들이 문제를 적당히 설명하기 위해서 기술, 아이디어, 기구 및 다른 도구들이 존재해야 한다. 과학자들이 우선적으로 해결해야 할 것으로 보이는 문제가 충분한 내적인 유의성을 갖는 것이 성숙성이라고 할 수 있다.

또한 과학을 수행하는 데 외적인 고려사항이 과학자들의 활동에 현저한 영향을 준다. 그러한 고려사항은 특별한 영역에서 작업을 위한 동기와 기회를 제공하기도 하고 다른 영역에서는 혁신에 장애가 되기도 하며, 영향을 미치기도 한다. 툴민(1972)이 내적 요소와 외적인 요소들 사이의 관계를 기술한 것처럼, '이렇게 내적인 고려사항은 사회적 동기가 가능한 이론화에 초점을 맞추고 있다'(p. 221).

사상의 장점을 평가하는 데 있어서, 툴민은 개념에 있는 변이와 변화를 평가하기 위한 아주 간단한 접근을 기술하였다. 그의 기준은 상당히 실제적이고 맥락적이다. 우선 변이를 평가하는 것은 관련성, 정확성, 상세함 및 응용성을 비교하는 것이라고 툴민은 주장한다. 이러한 기준과 관련된 판단의 표준은 비공식적이며, 현재 분과 학문의 이상을 나타낸다. 변이의 장점은 단순한 용어로 진술되거나 평가되기 어렵다고 툴민은 덧붙인다. 다른 말로하면 대부분의 상황에서는 하나의 개념이 다른 것보다 '더 낫다'라고 단순히 진술할 수 없다. 유사하게 대안에 대한 공헌을 양을 한정하거나 점수화하는 수단이 없다. 평가는 전형적으로 '전략적 합의(strategic consensus)'에 의존한다(p. 231). 이러한 합의의 과정을 기술하면서 툴민은 어떻게 기준 그룹이 설정되는지, 다른 말로 하면, 어떤 그룹이 좀 더 영향을 주며 과학에서 궁극적인 판단으로 인정받는지에 대하여 흥미로운 토론을 제공한다.

> 하나의 새로운 개념, 이론 또는 전략....효과적인 '가능성'을 갖게 되고....관련된 전문직의 영향력있는 수에 의하여 신중히 채택될 때만이 그리고 그들의 긍정적인 보증을 획득할 때만이 충분히 '성립된'다 (p. 266).

이러한 진술과 함께 툴민은 지적인 기능과 지식의 과정에 영향을 주는 힘과 관례를 명확히 한다. 결국 이러한 '낡은 보호(Old Guard)'는 다수의 철학자들에 의하여 제안된 체계적인 설명과 공통점이 전혀 없어도(p. 270) 사회적 그리고 정치적 방식으로 전문직의 다양한 요소들 중에서 계속되는 경쟁을 통하여 다음 세대에 의해 바뀌어 지게 된다(p. 266).

개념의 본성과 역할

과학 수행에서 개념의 본성과 역할에 대한 툴민의 관점은 단순히 단어들 또는 사물의 실제 특성으로서 다루어지는 개념들 사이에 위치한다. 첫 번째 입장은 명목론으로 일컬어지는데, 단어들에 일차적인 초점을 두는 것이다. 명목론자들의 입장은 '녹색'을 단순히 녹색으로 존재하는 일반적인 조건을 공유하는 어떤 것에 붙여진 이름으로 취급한다. 대조적으로 사실주의(realism)는 그들이 공유하는 본질적인 성질, 녹색이라는 속성 때문에 '녹색'이라고 부른다. 사실주의자 입장에서 녹색은 '녹색'이라는 용어 사용에 관하여 말하여지는 것으로부터 분리된 실제 사물 또는 본질이다.

이전의 토론에서 본 것처럼, 툴민은 분과 학문은 '전달'을 형성하는 개념의 레퍼토리를 갖는다고 설명한다. 이러한 전달은 개념의 레퍼토리에 대한 적절한 과정과 용어를 어떻게 사용하는가 그리고 분과 학문의 설명적 이념을 성취하기 위한 시도를 할 때 개념들을 어떻게 적용하는가를 배우는 과학자들의 연속적인 세대를 통하여 전달된다. 설명되어져야 하는 남아있는 문제는 개념의 변화과정이며 궁극적으로 과학적 발전과 관련된다. 툴민의 견해는 다윈의 견해처럼 변화란 '변이에 대한 하나의 이원적 과정과 선택적 영속이라는 용어로 설명될 수 있다(p. 136).' 그러나 생생한 새로운 변이를 양산할 수 있는 이러한 과정을 위해서는 더 나은 조건들이 만족되어야 한다. '선택적 압력(Selective pressure)'이 새로운 개념의 장점이 명백하게 되는데 필요하다. 진지한 경쟁이 없다면 변이는 그들의 경쟁자를 상대하여 지지를 얻을 기회가 없다. 경쟁은 매우 광범위할 필요는 없는데, 그렇지 않고는 변이가 너무나 퍼지게 되어서 뿌리를 내리지를 못한다. 또한 변이는 지속되기 위해서는 충분히 '잘 적응되어야(well adapted)' 하는데, 다른 말로 하면 분과 학문의 요구에 대처할 수 있어야 한다(pp. 137–138).

'전략적 합의'의 역할

쿤이 현재 과학의 작업에 상당히 위협적인 것으로 변칙을 소개한 반면, 툴민은 진화의 방식으로 새로운 아이디어와 기존의 개념간 상호작용으로 본다. 과학의 작업은 과학의 개념적 레퍼토리를 확장하고 강화시키기 위하여 발생하고, 강력한(또는 좀 더 가망있는, 또는 좀 더 유용한) 개념들은 존속되고, 약한 것은 사라진다. '전략적 합의(strategic consensus)'(p. 231)는 변이들 중에서 선택하기 위한 적당한 기준을 결정하는 것인데, 툴민은 덧붙이기를,

> 과학자들은 그들의 판단에서 개념적 혁신에 동의할 수 있다. 왜냐하면 단순히 이러한 합의는 당분간 과학에서 어떠한 종류의 변화가 동의된 지적인 목표에 도달하게 될지를 결정하는 것이기 때문이다(p. 231).

툴민은 합리성을 그러한 판단이 만들어진 과정의 특성으로 정의한다. '그것은 적합한 경험을 가진 명석한 두뇌의 인간이 심판관 또는 배심원으로서 자격이 있는 그 자체의 '법정'을 갖는다(p. 95). 합리성을 위한 보편적인 기준이 없기 때문에 원칙은 환경이나 맥락에 의존하여 변하기도 한다. 다른 말로 하면, 합리성은 진리-탐구와 같은 근거 위에 있기 보다는 차라리 맥락적이다. 이러한 텍스트를 통하여 툴민의 주장과 일관되게, 합리성의 결정에는 '체계적(systematic)' 분석, 즉 형식 논리의 관점에 의해 합리적인 것으로 여겨지기 보다는 '보통 사람(populational)'들의 견해가 포함된다. 개념적 변화는, 경우에 따라서는, 우리의 동료, 동물 또는 무생물체를 효과적으로 그리고 조화롭게 다루는 일상적인 문제를 해결하는 데 기여하거나 분과 학문의 요구를 충족시키기는 정도로 합리적이라고 여겨진다(p. 493).

툴민의 연구의 종합

툴민은 여러 측면에서 적어도 쿤과 로단을 넘어서는 과학관을 제공한다. 툴민의 견해는 과학의 내용만큼 조직과 수행에 대한 많은 관심을 지향하면서 맥락을 좀 더 강조하기 때문에 역사주의와의 관계가 좀 더 명백해야 한다. 툴민은 분과 학문과 전문직 사이의 관계에 대하여 통찰력있는 세세함을 제공하고, 분과 학문의 발달에 따른 가능한 변이에 대하여 흥미로운 묘사를 한다. 치밀한, 느슨한 그리고 사

이비 분과 학문에 대한 토론은 간호학을 단순히 패러다임 이전 시기의 분과 학문으로 기술하는 것보다 더욱 분명하게 한다. 왜냐하면 툴민은 분과 학문의 현재 상태에 대한 주장을 하기 보다는 발달의 과정을 기술하기 때문이다.

툴민과 로단은 '설명적 이념(explanatory ideals)'(툴민의 단어를 사용하여)의 역할에 대한 흥미로운 견해를 공유한다. 그러나 툴민에 의하면 목적이나 목표를 공유하는 것은 분과 학문 전반에 중요한 것으로 보인다. 대조적으로 로단은 분과 학문 내에 공존하는 각기 다른 관점과 목적을 인정하고 과학자들의 하부 그룹의 목표나 작업을 구분하는 수단으로 연구 전통이라는 개념을 사용한다. '전략적 합의'의 과정을 통하여 유도된 목표에 대한 툴민의 사상은 분과 학문이 분리된 방식(단 하나의 분과 학문 대 하나의 분과 학문 내에 다수의 연구 전통)에서의 주요 차이점을 갖는 두 가지 철학에 모두에 적합한 것으로 보인다. 로단은 목표에 대한 합의는 가능하지 않을 뿐 아니라 필요하지 않을 수 있다는 것과 연구전통에 대한 그의 견해는 단일한 분과 학분 내에 존재하는 변이를 인정한다. 이러한 견해는 그 분야 내에서 설명되는 문제의 범위를 통하여 분과 학문 내에 존재하는 일관성을 유지하는 한편 분과 학문 내에서 더 많은 다양성과 유연성을 인정한다. 툴민은 시간의 흐름에 따른 분과 학문의 연속성의 중요한 구성요소로써 개념을 좀 더 강조하고 있지만, 이러한 관점의 많은 부분을 공유하는 것으로 보인다.

개념에 대한 툴민의 강조는 그의 철학에서 명백한 유일한 특성이고, 간호와의 관련성에 좀 더 중요한 고려사항임을 정당화한다. 로단의 철학이 개념적 문제에 대하여 가중치를 주는 것이 독특하고 과학적 분과 학문에서 그들의 중요성에 대하여 상세히 설명하는 것도 중요하지만, 툴민(1972)은 개념을 과학 토론의 중심에 세웠다. 개념에 대한 그의 사상은 '모든 개념은 지적인 작은-관례이다'라는 진술에서 잘 반영되고 있다(p. 166). 툴민의 견해에서 개념은 분과학문의 현재의 지적 기반의 내용을 반영할 뿐만 아니라, 기술, 상징적 표현, 적용의 범위와 그리고 궁극적으로 과학자들의 판단을 반영한다.

간호와의 관련성

개념에 대한 툴민의 접근은 이론발달과 관련한 상당수의 간호 문헌과 과학에서의 개념의 역할과는 흥미로운 대조를 이룬다. 개념들은 얼마 동안은 간호에서 지식발달에 중요한 요소로 보여 졌었고

(Chinn & Kramer, 1991 ; Waker & Avant, 1988, 1995), 개념에 대한 수많은 분석 보고서를 간호 문헌에서 접하기 쉬었다. 또한 개념들은 지식발달의 중대한 요소로써 다른 분과 학문의 문헌에서도 토론되어진다. 개념에 주어진 관심에도 불구하고 지식 발달에서의 개념의 본성과 역할을 충분히 이해하는 것은 여러 가지 분과 학문의 문헌에서도 분명하지는 않다(Rodgers, 2000a, 2000b).

전형적으로 개념은 사상으로, 정신적 이미지, 단순히 단어나 문장의 부분으로, 또는 관찰 가능한 실재의 양상에 대한 명칭이나 상징으로 간주되어 왔다. 간호 문헌에서 개념에 대한 다양한 토론을 보면 '인간 사고의 과정과 관련한 개념들, 개념과 경험적 실제 사이의 관계, 개념과 언어 사이의 관계 및 개념발달에서의 사회적 맥락의 역할에 대한 의문들을 제기한다(Rodgers, 2000b, pp. 10–11)'. 툴민의 작업은 이해에 대한 개념의 잠재력 기여에 대하여 상세하게 탐색할 수 있게 하고, 지식발달에서 개념이 중요한 역할을 했음을 보여주고 있다. 이러한 작업은 개념분석을 위하여 좀 더 철저하고 철학적인 실제적인 토대를 세울 수 있게 하며, 단순한 '분석(analysis)' 으로부터 '개념개발(concept development)'의 작업까지 주장을 확대시킨다. 로저스(2000a)는 툴민의 아이디어를 개념분석에 대한 대안적 접근을 수립하는 것으로 보았고, 툴민에 더하여 과학의 근본적인 활동으로써 개념발달에 대한 강조를 주장한다.

툴민에 의하면 모든 과학 작업은 개념발달의 과정이다. 과학의 내용, 조직 및 수행에 대한 그의 논쟁은 과학자들의 활동에 비전을 제시하는 유일한 방법과 과학적 노력의 합리성을 결정하기 위한 유일한 방식을 제공한다. 과학을 '과학적 사업(scientific enterprise)'으로 생각하는 것은 단지 연관되는 규칙과 구조를 보여줄 뿐만 아니라 과학적 노력의 핵심에 있는 과학자들의 역할, 그리고 과학적 작업의 초점을 제공하거나 방해하거나 촉진하는 조직적 구조 등을 일깨우는 아이디어를 제공함으로써 툴민의 입장과 함께 더욱 강력한 발판을 얻는다. 간호학은 지식 발달을 위한 전진하는 구조와 방향을 제공하는 전문적 그리고 사회적 맥락에 대한 다양한 측면을 인식함으로서 이득을 취할 수 있다.

분과 학문과 전문직에 대한 툴민의 생각은 간호와 관련한 다른 영역에서도 유의한 통찰력을 제공한다. 간호학의 최근 역사를 보면 간호학이 '분과 학문(discipline)'인지 아닌지에 대한 주제가 널리 퍼져 있다. 그러한 토론은 상당한 논쟁을 포함하며 간호학이 분과 학문인지, 전문직인지, 또는 가장 대중적인 대안인 전문직 분과 학문인지에 대한 혼란에 대해서도 논쟁해 왔다. 학문적 분과 학문과 전문적 분과 학문 사이의 구분이 제안되었었는데, 그것은 왜 간호학이 좀 더 전통적인 과학(때로는 '치밀한' 과학이라고 일컫는)과 같은 다른 학문들과 다르게 역할을 하는 지를 부분적으로 설명해준다. 물리학과 화학은 이러한 구분을 설명하는 데 유용한 비교를 하게 해준다. 그 문제에 대한 툴민의 논쟁은 간호학을 위한 이러한 토의에 약간의 유용한 통찰력을 제공할지 모른다. 툴민의 관점에 따르면,

간호학과 같은 학문과 연관된 차이점들은 상황적인 쟁점들과 조직화된 '전문직'과 관련되어 질 수 있으나 학문 그 자체의 고유한 내재적인 요소들과 관련된 것만은 아니다. 예를 들면, 간호사들은 다양한 법과 실무법령에 의하여 조절되는 구조 안에서 일을 하고, 그것은 간호 행위의 전달 범위에 유의한 경계를 정해준다. 그러한 상황은 분과학문의 발달에 피드백을 주지만, 분과 학문 그 자체가 다른 학문적 본질과 다르다는 것은 중요하지 않다. 그러므로 간호사들은 그들의 분과 학문과 전문직을 전문직 요소에 영향을 주는 유일한 맥락적 요소를 가지고 있는 것으로 볼 수 있고, 다른 분과 학문과 다른 학문적 구조를 갖는 것을 필수적이지 않다고 볼 수 있다.

과학에 대한 툴민의 견해는 과학이 명백한 설명적 이념을 가질 것을 요구한다. 그러한 이념이 없다면, 앞으로 탐구해야 할 필요성이 있는 문제가 무엇인지를 판단하기 위해 그의 공식을 적용할 수 없게 된다. 이 입장은 다른 과학철학에서 제시된 견해와 확실히 구분된다. 예를 들어 논리실증주의자는 과학의 목표에 대하여 전혀 설명하지 않고 대신에 생산된 결과물(이론)과 그것이 절대적 진리에 접근하는 데 얼마나 기여하는가를 설명한다. 쿤(1962/ 1970)은 과학을 패러다임을 정교화하는 과정으로 본다. 로단(1977)은 과학을 하나의 분과 학문에서 특수한 연구전통에 따르는 것으로 본다. 목적과 목표는 단지 연구전통과 패러다임의 사례에서만 의미를 가질 수 있다. 그러나 툴민의 접근은 분과 학문의 멤버들이 분과 학문의 전반적인 초점과 목표에 대하여 명백하게 이해할 것을 요구한다. 목표를 묘사하고 동의를 얻으려는 노력은 엄청난 양의 내용과 목적으로 인해 때때로 체계가 세워지지 않은 것처럼 보일 수 있는 간호학과 같은 분과 학문에서는 매우 가치가 있을 수 있다. 개념적 레퍼토리의 변화가 어떻게 일어나는 가에 덧붙여서 시간이 지남에 따라 과학이 어느 정도의 일관성을 어떻게 유지하는가를 설명하는 것이 부분적으로는 툴민의 도전이었다. 광범위한 간호 역사를 통하여 볼 때, 간호학의 초점과 목표에 대한 관심과 그것의 개념적 전달은 간호학자들의 작업에서 일관성을 보여주기도 하고, 발전을 지속하기 위한 초점을 제공하기도 한다.

결론

툴민은 과학의 역사주의 견해의 영역에서 독특한 입장을 취한다. 그의 접근에서 하나의 명백하게 새로운 것은 개념에 대한 그의 강조이다. 과학 분야의 핵심을 나타내는 개념에 초점을 둠으로써 툴민은 과학철학에서 우선적으로 강조하는 것, 즉 과학적 변화가 일어나는 과정을 기술할 수 있었다. 그러나 툴민은 시간이 지남에 따라 분과 학문에서 연속성을 설명하는 과학의 과정을 파악하게 되었고, 다른 말로 하면, 어떻게 분과 학문이 더 많은 시간 동안 그들의 핵심을 인식하고 유지하는 가에 대한 것이다. '전달'이라는 개념에 초점을 둠으로서 툴민은 사회적 구조와 과학 과정에 대하여 흥미로운 요소를 제공하고 과학에 대한 역사주의자의 아이디어에 대한 새로운 영역과 통찰력을 추가한다. 쿤이나 로단과 유사하게 툴민은 과학 활동에 관여했던 사람-과학자들을 위한 유의한 역할을 인지하고, 지식의 특수한 유형으로써 보다는 기획으로 과학에 대한 사상을 확대하였다. 개념, 분과 학문의 조직 및 새로운 과학자들의 사회화에 대한 그의 작업을 통하여, 툴민은 간호학의 지식발달과 성장을 지속하는 데 있어 고려해야할 흥미로운 아이디어를 제공한다. 그는 로단의 문제해결에 대한 강조에 대해서 표면적으로는 실제적인 특성은 유지하지만 과학적 문제해결 과정이 어떻게 평가될 수 있는가를 설명하는 데에 사회적 요소를 소개하고 있다. 또한 지적인 분과 학문의 이념과 성장에 대한 툴민의 논쟁은 간호지식의 구축과 과학적 변화의 기전 및 간호학문의 발전을 이해하려는 간호학자들에게 상당한 통찰력을 제공해준다.

토의 과제

1. 간호학에서 관심있는 개념을 선택하여 그 개념의 언어, 표현기술 및 적용범위에 대하여 토론하시오.
2. 툴민은 분과 학문을 설명적 목표, 개념과 과정의 레퍼토리 및 과학자들에 의하여 축적된 경험으로 특성화하였다. 간호학이 하나의 분과 학문으로서 이러한 특성과 어떻게 적합한지에 대하여 토론하시오.
3. 치밀한, 느슨한 그리고 사이비 학문에 대한 툴민의 생각인 분과학문으로써 간호학의 상태를 비교하시오.
4. 개념 발달을 위하여 간호학이라는 맥락에서 작용할 수 있는 경쟁의 포럼(Forums of competition)에 대하여 토론하시오.
5. 새로운 과학자들이 간호학의 개념적 전달과 관련하여 문명화되는 방법에 대하여 토론하시오.

참고문헌

Chinn, P. L., & Kramer, M. (1991). *Theory and nursing: A systematic approach* (3rd ed.). St. Louis: C. V. Mosby.

Darwin, C. (1859). *On the origin of species by means of natural selection or the preservation of favoured races in the struggle for life*. London: J. Murray

Feyerabend, P. (1975). *Against method*. London: Verso.

Kuhn, T. S. (1957). *The Copernican revolution: Planetary astronomy in the development of Western thought*. Cambridge: Harvard University Press.

Kuhn, T. S. (1970). *The structure of scientific revolutions* (2nd ed). Chicago: University of Chicago. (originally published 1962).

Lsudan, L. (1977). *Progress and its problems*. Berkeley: University of California Press.

Reichenbach, H. (1938). *Experience and prediction: An analysis of the foundations and the structure of knowledge*. Chicago: University of Chicago Press.

Rodgers, B. L. (2000a). Concept analysis: An evolutionary view. In B. L. Rodgers and K. A. Knafl (Eds.), *Concept development in nursing: Foundations, techniques, and applications* (2nd ed.) (pp. 77-102). Philadelphia: W. B. Saunders.

Rodgers, B. L. (2000b). Philosophical foundations of concept development. In B. L. Rodgers and K. A. knafl (Eds.), *Concept development in nursing: Foundations, techniques, and applications* (2nd ed.). (pp. 7-38). Philadelphia: W. B. Saunders.

Toulmin, S. (1953). *The philosophy of science: An introduction*. London: Hutchinson's University Library.

Toulmin, S. (1972). *Human understanding*. Princeton, NJ: Princeton University Press.

Walker, L. O., & Avant, K. C. (1988). *Strategies for theory construction in nursing* (2nd ed.). Norwalk, CT: Appleton & Lange.

Walker, L. O., & Avant, K. C. (1995). *Strategies for theory construction in nursing* (3rd ed.). Norwalk, CT: Appleton & Lange.

CHAPTER 9

포스트모더니즘으로의 전환

주요 개념

해체(deconstruction)
주변(margins)
내러티브 지식(narrative knowledge)
포스트구조주의(poststructuralism)
실천(praxis)
담론(discourse)
메타내러티브(metanarative)
포스트모더니즘(postmodernism)
권력(power)
구조주의(structuralism)

역사주의 시대는 과학의 논리실증주의적 관점이 지닌 경직성에서 벗어나, 가치와 맥락 그리고 인간적인 요소를 결합하는 관점으로 변화하는 중대한 전환의 신호탄이 되었다. 그렇다고 논리실증주의를 하나의 철학적 전통으로서 더 이상 존재하지 않는다고 생각하기 쉽지만, 그렇게 단정해 버리면 큰 오산일 것이다. 다른 학문과 마찬가지로 간호학의 철학적 사고의 조류도 이전에 존재했던 조류들로부터 발전한 것이다. 그런 의미에서 어떠한 철학적 조류도 결코 사라진다고 할 수 없으며, 단지 이전 조류의 '이후(post)'라고 간주할 수밖에 없다.

포스트모더니즘

철학에서 **포스트모더니즘**을 이해하기 위해 제일 처음 직면하는 문제이자 항상 부딪히는 문제는 **포스트모더니즘**에 대한 정의를 확립하는 것이다. 이는 사실상 거의 불가능한 작업인데, 그 이유는 포스트모더니즘 자체가 단일한 정의를 거부하기 때문이다. 따라서 정의를 통해서 포스트모더니즘에 접근하기보다는, 이전의 다른 철학적 조류들을 논의할 때처럼 여러 가지 예제와 포스트모더니즘의 변형들을 살펴보면서 접근하고자 한다. 이로써 철학 속에 나타나는 포스트모더니즘의 다양한 모습들을 보다 잘 이해할 수 있게 될 것이다.

카훈(Cahoone, 1996)은 포스트모더니즘의 발전적 역사에 대한 개요에서 '포스트모더니즘'이라는 용어가 불러일으키는 혼동과 논쟁들을 잘 포착해 냈다. 포스트모더니즘이라는 '명칭'은 날이 갈수록 인기를 더해간다는 사실을 인용하면서, 그는 다음과 같이 지적하였다.

> 포스트모더니즘이라는 조류에 대한 철학적 의견은 아주 깊게 나누어져 있다. 어떤 이들에게 포스트모더니즘은 현대 유럽이 남겨준 폐쇄적인 유산들로부터 최후의 해방을 의미한다. 이런 유산에는 신학, 형이상학, 권위주의, 식민지주의, 민족주의, 그리고 우월주의가 포함되어 있다. 다른 이들에게 포스트모더니즘은 불만을 품은 좌파 지식인들이 서구 사회를 파괴하려는 시도로 보인다. 또 다른 이들에게 포스트모더니즘은 애매모호하게 헛소리나 하고 다니는 작가들을 지칭한다(p. 1).

카훈은 이러한 반응들이 모두 왜곡된 것으로 간주하면서, '포스트모더니즘이 지칭하는 그 모든 것에 대한 단일하고 핵심적인 정의나 의미를 찾는 것은 실수'라고 지적한다. 그 대신에 포스트모더니즘에서 공통적으로 소통하는 광범위한 존재론 혹은 세계관을 인식하고, 지식의 원천과 현대 사회에서의 지식의 역할에 관한 가치 진술을 인식함으로써 포스트모더니즘의 대표적인 특징들을 보다 쉽게 포착할 수 있게 될 것이다.

포스트모더니즘의 기본 신조

이미 위에서 언급한대로 포스트모더니즘의 의미와 의도를 제대로 전달할 수 있는 유일한 하나의 정의는 없다. 다음의 한 가지 신조는 포스트모더니즘의 핵심적인 특징을 잘 보여준다. 포스트모더니즘 철학과 그것이 풍미했던 시대에 관한 많은 문헌에서 '중심이 잡히지 않는다'는 주장은 포스트모더니스트들의 일치된 목소리로 여겨진다.[1] 이 주장은 시인 윌리엄 예이츠가 쓴 '재림(再臨, The Second Coming)'에서 각색한 문장이며, 일부 발췌한 시의 내용은 다음과 같다.

> 점점 넓어지는 원환을 그리며 선회하니
> 매는 제 주인의 목소리를 못 듣는다.
> 만물은 흩어지고, 중심이 안 잡히고,
> 한갓 무질서만이 세상에 충만한다.
> 피에 물든 조수가 터져 나와, 도처에
> 순수한 의식은 자취를 감춘다.
> 선인은 일체 신념을 상실하고
> 악인은 격정에 차 있다.(Yeats, 1976)[2] (이창배 옮김)[3]

이 시에서 예이츠는 재림과 괴물적 형상이 계속해서 나타나는 모습을 그리고 있다. 예이츠는 또한 다소 종말론적인 시각을 나타냈는데, 그동안 이 시의 요소와 그것으로 지칭되는 특정 인물, 사상, 그리고 사건에 관해 적지 않은 논쟁이 있어 왔다. 중심이 잡히지 않는다, 혹은 중심이 무너진다는 개념이 포스트모더니즘의 사상과 통하는 면이 있기 때문에, 이러한 표현이 포스트모더니즘에 대한 논의에서 나타나는 큰 이유일 것이다.

근대 철학은 보편성, 절대성, 그리고 절대 진리에 대한 믿음으로 크게 특징지을 수 있다. 당시에 유행하던 사조는 하나의 현실을 옹호했으며, 이 하나의 현실을 기반으로 모든 지식이 평가되고 참/거짓이 판단될 수 있다고 생각하여 왔다. 실증주의자들은 과학이 엄격한 경험주의와 일치한다고 정의하였으며, 특히 하나의 현실과 통하는 절대적인 지식을 얻는데 있어 과학의 힘을 믿었다.

---

1) 예를 들어 Marshall(2000), Lim(2000) 그리고 Tiemann(1993)의 논문을 보자.
2) 1918년 원본 출판.
3) "예이츠 시의 이해" 이창배 옮김, (1997). 문학과 지성사.

포스트모더니스트들은 하나의 현실과 그것이 제공하는 통일적이고 안정적인 중심에 대한 믿음의 기반을 저버렸다. 그것이 버려진 이유는 단순히 싫어서가 아니라, 그러한 기반이 변호의 여지가 없다고 간주되었기 때문이다. '중심'의 개념은 통일성과 억압을 불러일으키며, 개인들의 다양한 세계와 다각적인 경험이 존재하는 현실과 그 가치를 인정하지 못하게 한다. 다르게 표현하면, 포스트모더니즘에서는 사람들은 자기만의 실재를 만들어 간다고 믿으며, 인간에 대한 그 어떠한 탐구에서도 그런 개별적 실재들이 인정되고 존중되며, 핵심적인 역할을 차지하도록 하고, 목소리를 낼 수 있도록 해야 한다고 믿는다.

메타내러티브(Lyotard, 1984, p. xxiv)는 모든 사람의 인생, 경험, 그리고 삶의 의미에 대하여 적합하고 단일한 해답과 설명을 제시하는데, 포스트모더니즘은 이러한 메타내러티브에 대한 거부이다(글상자 9-1). 이런 관점에서 포스트모더니즘은 과학, 문화, 행동, 정치, 그리고 문학의 기발한 융합물로 볼 수 있다. 포스트모더니즘의 과학적 요소는 이해를 얻기 위해 방법론을 적용했다는 사실에서 출발한다. 포스트모더니즘과 문화와의 관련성은 사람들이 만들어가는 개인적 구성(construction)들이 사회와 문화적 영향을 크게 받는다는 면에서 엿볼 수 있다.

글상자 9-1 포스트모더니즘

포스트모더니즘은 메타내러티브, 즉 모든 사람과 상황에 맞는 하나의 현실에 대한 묘사를 거부한다. 대신에 다양한 진리와 다양한 실재가 인정되며, 모든 지식 주장에 있어서 지식 공유에 존재하는 권력 관계들이 지대한 영향을 끼친다는 사실이 인정되어야 한다고 주장한다.

포스트모더니즘은 지식 주장에 사회적, 문화적, 경제적, 그리고 여타의 요소들이 영향을 끼친다는 것을 인정한다. 모든 사건이 다양하게 해석될 수 있으며, 탐구의 초점은 대개 '주변'을 차지하는 덜 알려진 의미를 발굴해 내는데 있다.

담론의 역할

포스트모더니즘과 문학의 연결은 간호와 관계가 있는 아주 흥미로운 대목이다. 포스트모더니즘의 문헌에는 '담론'이라는 용어가 대대적으로 다루어진다. 포스트모더니즘 전통에서 담론은 인간 존재에 있어 언어의 핵심적인 역할을 나타낸다. 언어는 다양한 사회적, 정치적, 문화적 의미를 담고 있으며,

그것을 사용하는 집단의 위상과 가치를 반영한다. 언어는 또한 그 집단과 집단 구성원들이 발전하면서 큰 영향력을 행사한다. 이러한 언어를 분석함으로써 대화에 존재하는 크고 작은 메시지들을 밝혀낼 수 있다. 사실상 담론 분석은 문학 비평에서 자주 쓰이는 탐구 방법이며, 문학 비평과 수사학에서 담론 이론에 대한 매우 영향력 있는 작품들이 나오기도 했다. 담론은 또한 의료 및 건강관련 현상들이 문헌을 통해 어떻게 전달되는지 잘 포착하며, 건강에 대해 논의할 때 돌봄 제공자와 돌봄 수혜자 사이의 관계도 잘 나타내 준다. 개념을 전달하기 위해 쓰이는 언어는 단어의 단순한 집합 그 이상이고, 정보뿐만 아니라 내재된 가치 진술도 함께 전달한다. 한 예로, 최근에 '성전파성 질환'이라는 문구가 '성전파성 감염'으로 바뀐 사실을 들 수 있다. 이는 성병 환자가 '질환'이 있다는 말에 대한 거부감을 줄이고, 치료가 가능할지도 모르는 '감염'이라는 말로 대체해서 보다 부드럽게 표현하려는 시도로 간주할 수 있다.

그러나 담론은 언어 이상이며 인간의 행동과 행위까지도 포함한다. 진술은 단어의 단순한 조합을 뛰어 넘어 청자와 화자 사이의 상호작용을 의미한다. 인간의 행동과 행위도 메시지를 전달하고, 그 메시지가 해석이 되며 반응을 일으킨다. 이 때문에 인간의 비언어적 상호작용도 언어적 상호작용과 똑같은 방식으로 작동한다. 인간이 쓰는 단어, 인간 소통의 다른 유형들, 그리고 인간 행동은 모두 담론의 일종이기 때문에 분석의 대상이 된다.

크게 보면 포스트모더니즘은 사회의 산업화, 기술의 등장과 기술의 잠재적인 우월성, 그리고 '과학'의 드높은 위상에 대한 지속적인 의존에 대한 하나의 반발이다. 프랑스 철학자 장 프랑수아 료타르(Jean-Francois Lyotard)는 과학 자체가 일종의 담론이라고 주장했으며, 20세기의 현대사회에서 일어난 변화가 '과학, 문학, 예술에 대한 게임의 법칙을 변화시켰다'고 주장한다. 계속해서 그는 다음과 같이 진술한다.

> 과학은 항상 담론과 충돌한다. 그 이유는 과학 자체가 유용한 규칙들을 열거하고 진실을 추구하는 것으로 한정짓지 않기 때문이다. 과학은 그 이상으로 자기 게임의 법칙을 정당화하도록 구속하였다. 과학은 자기 법칙을 정당화시킨 후 자기 지위를 정당화시키는 담론을 만들어내는데, 이 담론이 곧 철학이다.(p. xxiii)

료타르에게는 과학이란 자기만의 '담론'을 만들어내며 자기 정당화하는 지식 접근법이었다. 그동안에는 과학이란 객관화된 지식으로서, 그 지식을 '알고' 수행하는 사람과는 전혀 관계가 없는 것으로 간주되어 왔다(p. 3). 또한 과학은 엄밀한 연구의 결과물로서 인간인 과학자들이 만들어내는 것이 아니라고 여겼다. 그러나 포스트모더니즘이 등장하면서 과학에 대한 시각이 바뀌었다. 즉, 과학을 더 이상 하나의 궁극적인 목적으로 혹은 그 자체로 가치가 있는 것으로 간주하기 어려워졌다. 이제 과학은 생산되고 교환되는 상품으로서 상품화된 형태에서 중요한 가치가 있는 것으로 받아들여졌다(pp. 4–5). 료타르(1984)는 과학의 이러한 가치/상품적 지위에 대한 인식을 주장하는 한편, '과학적 지식은 지식의 총체를 대표하지 못하며, 항상 다른 종류의 지식과 경쟁하고 충돌하면서 함께 존재한다'는 점을 인정했다. 료타르는 이러한 종류의 지식을 '**내러티브 지식**'으로 일컬었다(p. 7).

구조주의

사회 연구에 과학적 원리를 적용함에 따라 **구조주의**라는 이론적 사조가 생겨났는데, 스위스 언어학자인 페르디낭 드 소쉬르(Ferdinand de Saussure, 1959)가 처음 형태를 발전시켰고 인류학자인 클로드 레비스트로스(Claude Levi–Strauss, 1963)가 이를 크게 진척시켰다. 특히 레비스트로스의 구조주의는 개인과 집단의 행동에 영향을 끼치는 구조에 큰 중점을 두었다. 인간에 작용하는 구조로 언어, 인간관계, 전통 및 의식 등을 들 수 있으며, 이 구조들은 개인과 집단의 발전에 영향을 끼친다. 인간이 구조적인 사회에 존재한다는 점을 살린 이러한 접근은 이전의 철학자들이 자아(*self*)를 크게 강조한 것과는 아주 대조적이다(Cahoone, 1996). 자아를 중시한 이전 철학자들로는 마르크스, 현상학자, 그리고 정신분석학 이론가들을 들 수 있다. 구조주의는 사회와 문화를 연구함에 있어 과학적 원리를 적용하려는 시도로, 인간의 전유물인 사회와 사회적 행동을 설명하는 규칙과 인과 관계를 밝히고자 하였다. 이러한 구조주의적인 접근은 현실을 만드는데 있어 문화와 다른 인간적인 요소들의 역할을 인정하였다. 또한 인간의 본성을 기존의 과학적 현상만으로 설명하는 것을 거부하였다. 그러면서 구조주의는 인간에 대한 '과학적' 연구에 걸맞는 엄중함과 객관성을 유지하려고 노력하였다.

포스트구조주의

들레즈(Gilles Deleuze, 1983, 1993), 데리다(Jacques Derrida, 1974) 그리고 푸코(Michel Foucault, 1972a, 1972b, 1977)와 같은 포스트구조주의자들은 개개의 실재가 사회적으로 만들어진다는 점은 받아들였지만, 과학의 외형(탈)을 거부함으로써 구조주의적 접근과 달리 했다. 그들의 접근은 문화 자체를 조사하는 탐구 기법에 초점을 두었는데 이는 문화가 문학이나 다른 인간 창조물과 불가분의 관계를 맺고 있기 때문이다. 이러한 인간 구성물(constructions)에 대한 조사는 문화가 실재에 영향을 주는 방식 그리고 메시지와 의미가 언어와 다른 문화적 매체를 포함하는 방식에 직관을 제공하리라 기대하였다.

포스트모더니즘과 **포스트구조주의**는 지식을 어떻게 구축하는가를 설명하려들지 않는다. 대신에 통일성, 단일성, 획일성, 진리 및 근본주의 등의 지배적인 관념에 도전한다. 각 전통의 철학자들은 새로운 탐구 방법을 제시했을 뿐만 아니라, 의미가 구성되고 전달되는 방법을 탐구할 수 있는 자기성찰적인 기법을 만들어 냄으로써 긍정적으로 기여하였다. 포스트구조주의에서의 탐구 방식은 그 대상을 해체하는데 초점을 둔다. 포스트구조주의적 탐구는 언어나 관행처럼 상황을 조사하지 않는다. 그보다는 텍스트를 해체해서 불확실한 메시지와 영향들을 마치 절대적 불변의 의미를 지닌 것처럼 확인하는데 힘을 쏟는다.

포스트구조주의의 대표적인 철학자인 데리다는 이런 시각의 전환을 '책의 종말이자 글쓰기의 시작'이라고 일컫는다. 데리다는 완성품에서 완성의 행위로 분석의 초점을 전환시킨다. 데리다는 *그라마톨로지 Of Grammatology*라는 독창적인 저서에서 말하기(담화)가 언어의 가장 중요한 형태였지만, 이제는 그 위상이 변하고 있는 추이를 다음과 같이 설명한다. 이전의 언어학에서는 화자의 '현존(presence)' 때문에 언어의 여러 형태들 중에서 담화가 제일로 우선시 되었다. 이는 담화가 이루어지기 위해서 화자가 반드시 그 자리에 존재한다는 점에 착안한 것이다. 이에 반해 글은 담화의 필사 정도로만 여겨졌다. 필사가 언어의 중요한 역할 중의 하나이지만, 화자의 부재 때문에 글은 담화보다 낮은 위상이 되었다. 데리다(1974)는 '담화의 죽음'을 예고했으며, 이는 담화가 언어에서 특권적 위치를 더 이상 차지하지 않는다는 것을 의미한다. 이와 유사하게 이제는 글쓰기란 종이에 단어나 말한 것을 적어놓는 필사의 행위 그 이상을 뜻하게 되었다. 이런 의미에서 글쓰기는 영화, 춤, 그리고 다른 일반 및 공연 예술 형태를 포함한다. 데리다는 말하기와 글쓰기에서 화자를 중심에서 물러서게 하고, 대신에 텍스트를 소비하고 해석하는 독자를 강조한다.

해체

화자보다 독자에 초점을 돌리는 것은 텍스트에 다양한 해석이 가능하다는 것을 보여준다. 화행(speech act)이나 텍스트의 한 편에 대하여 하나의 타당한 의미가 있다기보다는, 읽거나 들은 것을 다양하게 해석하고 이해할 수 있다는 것이다. 해체의 과정을 통해서 이런 다양한 의미와 해석을 밝혀낼 수 있으며, 이로써 텍스트에 존재하는 모순점과 독자에게 전달되는 다양한 메시지들을 볼 수 있다. **해체**는 '유망한 주변적 텍스트를 찾기' 위해, 그리고 숨겨진 혹은 잘 보이지 않는 메시지들을 밝혀내기 위해 노력한다(Derrida, 1974, p. xvii). 데리다(1974)에 의하면, 특정한 용어들은 텍스트에서 '상주하는 위계질서'를 형성한다(p. xxvii). Jean Watson(1999)은 이러한 상황을 서구 보건의료체계에서 '의료(medicine)'와 '치유(cure)'가 차지하는 특권적 지위와 연결시키고 있다. 이에 반해 '간호(nursing)'와 '돌봄(care)'은 종속적인 개념이며, 이들은 배경적 지위, 혹은 데리다가 일컫는 **주변적** 지위를 차지한다. 다시 말해 건강 관련 문헌은 의료와 치유에 초점을 두기 때문에, 그 반대 개념인 간호와 돌봄은 옆으로 밀려나게 된다. 그리고 이러한 개념들은 논의에서 제외되기 때문에, 결국 '주변적' 지위를 차지하게 된다.

해체 과정은 '기존의 위계질서'를 역전시키려고 노력한다. 주변으로 미루어진 용어와 아이디어를 밝혀내며 이들에게 특권적 지위를 부여함으로써 텍스트를 재구성하려 한다. 그렇게 함으로써, 실제로는 상당한 영향력을 행사하면서도 겉으로는 나타나지 않는 부재나 은폐된 개념들이 텍스트에 스며들어 있는 문화적 가치와 함께 이러한 해체의 과정을 통해서 폭로된다. 이러한 인식과 해체는, 마치 '치유'가 중요하다고 여기는 가정된 진리처럼, 하나의 가정된 진리는 실제로는 사회적으로 구축된 것이며 사회에서 통용되는 가치와 강조의 결과임을 분명하게 한다.

역사에 대한 푸코의 적용

프랑스 철학자 푸코는 이러한 아이디어를 역사의 이해에 적용시켜서 보여주고 있다. *지식의 고고학 The Archaeology of Knowledge*이라는 책에서 푸코(1972a)는 역사학적 탐구에서의 전통은 동떨어져 보이는 사건들 사이에 연관성과 장기적 안정성을 찾는 것이라고 기술하고 있다(p. 3). 역사학자들은 관계와 연속성에 초점을 두었으며, 일련의 사건들은 모두 알려져 있다고 가정했다. 그리고 '일련의 사건들 속에서 각 요소를 다른 요소들과 관련하여 위치를 결정하는 문제에 불과하다(p. 7)'고 생각했다. 그러나 푸코에게 있어 역사학적 탐구의 초점은 사건의 연속을 확인하고, 그 성격을 규명하고, 관련된 사건들을 밝혀내며, 일어났던 변화와 변형들을 다루는 것에 있다. 푸코에 의하면, 역사의 과정은 이전에는 '과거의 업적을 기억하고, 이들을 문서로 전환하고, 이러한 흔적들로부터 담화를 이끌어 내는 것이다. 그런데 이러한 흔적들은 대개 언어적이지 않으며, 그들이 실제로 말한 것이 아니라 침묵 속에서 말해진 어떤 것들이다. 우리 시대에 와서 역사는 이러한 *문서*들을 *기념물*로 전환시킨다'(p. 7). 푸코는 한 시대를 거시적으로 기술하여 '총체적 역사'를 만들어 내는 역사가들의 일상적인 관행에 대해 반론을 편다(p. 9). 이러한 총체적 역사는 어떤 특정한 시대가 '비잔틴 시대' 혹은 '미국 식민지 시대'처럼 아주 광범위한 용어로 구별되는 것에서 엿볼 수 있다. 이러한 표기는 구조화되어 구별과 확인이 가능한 시대와 사건들이 문명사 속에 존재한다는 인상을 준다. 푸코는 한 시대에 대한 다양한 방식의 다양한 해석이 존재한다는 것을 보여주는 '일반적 역사'로의 전환을 주장했다.

역사에서 사건과 전후 관계들을 다양하게 배치해서 해석하는 것, 특히 단절과 전환을 살펴보는 것은 푸코의 지식 및 권력 개념과 일치한다. 푸코에 의하면, **권력**은 한 개인이나 집단의 소유물이 아니라, 다양하고 광범위하게 퍼져있는 관계와의 상호작용 속에서 작동한다. 대개의 사람들은 이러한 권력의 작동을 의식하지 못하지만 이것은 권력 관계를 유지하는데 필수적인 조건이 된다. 관계 속에서 다른 사람이 '권력'을 가지고 있다는 것을 인식할 때, 그 관계의 성격이 금방 변할 수 있다는 것을 쉽게 알 수 있다. 결과적으로 권력 관계를 유지하려면 권력의 작동을 인식시켜서는 안 된다. 지식은 권력의 중요한 공급원이다. 이 둘은 너무 밀접하게 연관되어 있기 때문에 이런 관계를 반영시키기 위해서 푸코는 '권력/지식'이라는 용어를 쓴다. 권력/지식은 원하는 행동에 맞게 행동하는 개인들을 보상하면서 그러한 행동들을 장려하고 제한한다.

이러한 아이디어들이 데리다와 다른 학자들의 문학적 탐구와 어떤 관계가 있는지 이제야 살펴볼 수 있다. 언어는 권력/지식의 중요한 매개체이다. 담화(화행)를 통해서 권력/지식 체계를 밝혀낼 수 있다. 이런 점들 때문에 언어나 담화는 분석의 중요한 대상이 된다. 이는 이들이 지니는 진가 때문이 아니라 이들이 지닌 기원과 역사에 대한 이해가 중요하기 때문이다. 또한 진리에 대한 주장들이 권력 관계들을 어떻게 드러내는가를 이해하는 것이 중요하기 때문이다.

푸코는 진리가 굉장한 사회적 가치와 권력을 지닌다고 주장한다. 다음의 발췌문에서 푸코는 진리의 5가지 중요한 특성을 설명하는데, 여기서 그의 주장이 잘 나타나 있다.

> 진리는 과학적 담론의 형식에 집중되어 있고 진리를 생산하는 기관에 집중되어 있다. 진리는 지속적인 경제적, 정치적 자극(정치적 권력과 경제적 생산에 대한 요구만큼이나 진리에 대한 요구)에 예속되어 있다. 진리는 다양한 형태로 크게 확산되고 소비되는 객체이다(특정한 제약이 있지만 그래도 사회에서 비교적 넓은 반경의 영향력을 가진 정보와 교

> 육이라는 도구를 통해서 순환된다). 진리는 소수의 거대한 정치적, 경제적 기구의 의해 통제되면서 생산되고 전파된다. 이러한 통제는 지배적이고 때로는 배타적이다. 통제기관은 대학, 군대, 문서, 그리고 언론 등을 포함한다. 마지막으로 진리는 총체적인 정치적 논쟁과 사회적 대결(즉 '이데올로기'의 대결)의 쟁점이다. (Foucault, 1972b, pp. 131-132)

푸코는 진리 혹은 지식이 권력과 내재적으로 관련되어 있다고 기술하면서, 권력 체계의 덫으로부터 진리를 해방시키는 것이 목표가 될 수 없다고 주장한다. 진리가 권력 그 자체이기 때문에 이러한 목표에 도달하는 것은 사실상 불가능하다. 그 대신에 필요한 것은 현 시대의 사회적, 경제적, 문화적 지배로부터 지식의 권력을 분리시키는 것이다(Foucault, 1972b, p. 133).

포스트구조주의자들은 개인이 주관적 정체성 혹은 본질을 지니고 있다는 현상학자들의 사고를 거부한다. 대신에 개인은 자아에 대한 담론으로서 자아를 드러내는 다양한 방식을 지니고 있다. 개인이 자아감이나 정체성을 지니고 있다는 사실은 행위, 행동, 그리고 다른 소통 방법을 통해서 타인에게 명백하게 드러난다(Cahoone, 1996 ; Derrida, 1974, Foucault, 1972a, 1972b). 포스트구조주의적 탐구는 언어에 초점을 두고 있으며, 특히 기존의 담론과 그것이 드러내는 권력 관계에 초점을 둔다. 포스트구조주의적 분석은 담론을 통해서 밝혀진 권력 관계를 확인하는데 그 목표를 둔다. 말해진 것을 인식하는 것만큼이나 중요한 것은 말하지 않은 것을 밝혀내는 것이며, 이는 해체의 이데올로기와 일맥상통한다.

간호에서의 포스트모더니즘의 적용

포스트구조주의적 탐구

포스트모던적 탐구 접근 방식은 간호사들이 관심을 갖는 다양한 현상과 상황을 이해하는데 큰 도움을 줄 수 있다(글상자 9-2). 예를 들면, 포스트구조주의적 탐구가 간호에 적용된 한 분야로 정신 건강이 있다. 쥬랙(Dzurec, 1995)은 '정신장애'에 대한 역사 기록과 함께 정신장애자들에게 실패한 치료 접근법들을 제시하고 있다. 쥬렉은 자신의 논문에서, 치료의 실패를 '미국인의 삶에 침투해 있으면서 심한 정신장애에 관한 사고와 행위를 조종하고 있는 아주 분명하지만 숨겨져 있는 가정들을 구성하는 암묵적 가치들'과 연관시켰다. 이러한 가치들은 '복지보다는 일자리, 하향보다는 상향적 사회이동, 낮은 지위보다는 높은 지위, 의존보다는 독립'에 대한 선호를 반영하는 것이다. 그리고 다양한 질병을 치료하는데 필요한 자원의 희소성에 관한 가정들도 반영되고 있다(p. 251). 쥬렉은 주어진 상황을 분석하여 새로운 형태의 이해를 얻기 위한 대안적 관점의 중요성을 보여주고 있다(Dzurec, 1989).

글상자 9-2 포스트모더니즘의 탐구 방법

포스트모더니즘의 탐구 방법은 다음을 포함한다.

- 포스트구조주의적 분석
- 해체
- 담론 분석
- 내러티브 분석
- 페미니스트 분석

해체

포스트구조주의적 접근법은 기타 간호 영역에도 적용되었다. 로저스(Rodgers, 1991)는 해체의 과정을 통해서 간호에서 통용되는 도그마(dogma)의 기원과 영향을 탐구하였다. 간호에 대한 일반적인 명제들을 조사해서, 간호에 수용된 이데올로기가 출현한 맥락과 동기를 보여주었다. 예를 들면 간호는 '예술이자 과학'으로 설명되고, 학구적인 학문 분야와 대조를 이루는 '전문적 학분 분야'로 설명되기도 한다. 인간의 본성에 대한 진술이라든지 인간과 상호작용하는 간호사의 역할과 같은 진술들은 즉각적으로 이해할 수 있는 내용 이외에도 지각과 가치에 대해 상당한 양의 정보를 전달해 준다. 필립스(Phillips, 1993)는 '돌봄'을 이해하기 위해 해체의 기법을 적용시켰으며, 돌봄을 간호와 거의 동의어로 계속 강조하는 것은 돌봄의 정서적 측면을 지나치게 강조하는 결과를 가져온다고 주장하였다.

이런 기법은 일반적인 보건의료 상황과 대중 매체에도 적용될 수 있다. HIV 양성인 독자들을 대상으로 출판된 여러 편의 출판물을 조사해본 결과, 많은 광고물들에서 사람들이 운동하면서 알약 한 개를 들고 웃고 있는 모습을 묘사하고 있는데, 이들은 HIV 양성인 사람들의 지속적 건강과 안녕을 위해 하루에 알약 한 개면 충분하다고 주장한다. HIV의 치료에 대해 상당한 진전이 있어왔지만, 이러한 광고가 전하는 메시지는 여러 가지 의도하지 않은 결과를 낳을 수도 있다. 자가간호, 예방, 그리고 치료 요법을 따르는 것이 중요한데, 이러한 광고는 그런 중요성에 대한 인식을 낮추는 결과를 가져올 수 있다.

다른 예로 연구를 '엄밀한(hard)' 연구와 '엉성한(soft)' 연구로 구분하는 아이디어를 생각해 보자. 이러한 용어의 사용만으로도 특정 연구 방법에 엄격성과 적절성이 있거나 없다는 이미지가 전달된다. 설명과 '통제'를 의미하는 과학의 특정한 측면들이 종종 자연을 정복하는 대상으로서 자연에 대한 가부장적 견해를 전달하곤 한다. 포스트구조주의적 접근에서는 연구를 '권력 관계의 법제화'로 본다. 즉 '연구의 초점은 다양한 목소리와 다양한 중심을 가진 담론을 상호 대화를 통해서 생산해 내는데 있다(Lather, 1991, p. 112).' Lather는 포스트모더니즘의 특징을 잘 반영하고 있는데, 그는 객관성에 집착하는 것을 거부하고 모든 연구에서 인종, 계급, 젠더, 권력, 동기, 그리고 권위에 대한 문제에 집중할 것을 주문한다(p. 113). 포스트구조주의적 전통에서 연구자는 자기의 편견과 선입견을 고려할 필요가 있다. 심지어 탐구와 관련된 최초의 아이디어에 영향을 주는 그런 편견과 선입견도 고려의 대상이 된다. 다시 말하면, 특정한 상황을 연구 문제로 처음 인지하고 명명하는 것은 연구자의 견해를 반영한다는 것이다. 예를 들면, 회복력에 대한 연구는 어떤 사람은 특정 집단 구성원의 특성으로 간주되지 않는 예상치 못한 강점이나 수단을 지니고 있다는 연구자의 숨겨진 관념들을 암시하거나 나타낸다. 역경 속에서 시달릴 것이라는 기대가 없다면 회복력과 같은 개념들이 존재하거나 혹은 그러한 형태나 내용들을 구분할 수 있겠는가?

이러한 관찰과 탐구의 유형들은 담론에서 의도하지 않은 결과를 노출시킬 수도 있고, 또는 주어진 상황에 대한 특정 견해를 강조하는 방법으로 작용할 수 있다. 포스트모더니즘 접근법을 지지하는 이들에게는 모든 담론에 내재된 권력을 인지하는 것이 인간 경험에 대하여 보다 완전한 이해를 얻는데 중요하다. 포스트모더니즘은 연구자들이 탐구를 시작할 때 바로 이런 의문점을 고려하도록 한다. 심지어 일상 대화, 교육, 글쓰기에서도 이러한 자기성찰이 요구된다. 언어는 다양한 메시지와 의미를 전달한다. 상황이 구성되는 방식에 따라 다양한 판단과 선입견이 전달된다. 간호사에게는 언어가 고정 관념에 각 개인을 맞추거나 혹은 개인이 일반적 통념에 따르도록 강요하지 않고, 각 개인의 고유성을 이끌어낼 수 있는 기반을 마련해 준다. '중심이 잡히지 않는다'(예이츠로부터 추출함, 1976)는 포스트모더니즘의 슬로건을 기억하면 도움이 될 것이다. 각 개인은 자기만의 중심이 되며 다양한 실재들은 지지되고 장려된다.

연구에서의 다원성 채택

간호연구에서 포스트모더니즘으로의 전환으로 나타난 가장 중요한 결과 중의 하나는 탐구에 사용할 수 있는 방법론이 상당히 많아졌다는 사실이다. 많은 간호학자들은 '다원론'을 지지하거나 연구에 대해 다양하게 접근할 것을 주장한다(Coward, 1990, Letourneau & Allen, 1999; Phillips, 2001). 절대 진리에 대한 믿음이 붕괴되고 객관성의 가치와 본질이 연구에서 적절한 관심 대상이 될 수 있을지에 대한 지속적인 논쟁 속에서, 경험의 주관적 본질을 활용하는 방법론들이 개발되었다. 포스트모더니즘이 1970년대 관심을 끌기 시작한 이후 질적 연구는 대중성을 얻고 방법론적으로도 크게 발전하였다.[4] 간호 및 다른 분야의 연구자들은 개인들의 고유한 실재를 포착하는데 포스트모더니즘과 부합되는 방법들을 사용하며 그 사용 빈도도 점차 증가하고 있다. 그런데 양적연구를 이용하는 학자들도 초기의 과학시대, 특히 논리실증주의와 연관된 시기에 공유했던 광범위하고 압도적인 일반화를 옹호하기보다는, 자신들의 연구 결과는 오직 현실의 부분적 견해일 뿐임을 지지하기도 한다는 것을 인식하는 것이 중요하다. 이제는 내러티브 연구, 담론 분석, 페미니스트 연구, 포스트구조주의 연구 등과 같은 새로운 방법론들이 개발되고 있다(Carr, 1996; Hallet, Austin & Luker, 2000; Jorgensen & Phillips, 2002; Naples, 2003; Phillips, 2003; Powers, 1996; Traynor, 1996; Weiss & Wodak, 2003).

실천

'**실천(praxis)**'이라는 용어는 포스트모더니즘 운동에 꾸준히 쓰이며 주관적 존재와 객관적 존재라는 확연히 구분되는 영역들의 통합을 포착하는데 주로 쓰인다(Thorne & Hayes, 1996). 일부 문헌에서 아주 흔히 나타나는 이 용어는 '실무' 혹은 '행동' 대신으로도 쓰인다. 실천의 정의는 문헌에서 흔하게 나오지 않지만, 실천이 일반적으로 쓰이는 것을 보면 지식과 가치에 기반을 둔 행동과 행위를 지칭한다는 것을 알 수 있다. 실천은 단지 무엇인가를 '하는' 것이 아니라 인간으로서의 총체적 존재를 반영하면서 행동하는 것이다. 간호사들의 행동과 상호작용은 해야 할 행동에 대한 지식이 있기 때문에 생기는 결과이기도 하지만, '실천'이라는 개념은 그뿐만 아니라 그런 결과가 개인의 철학적 가정과 사회화를 반영한다는 사실까지 포함한다.

---

4) 모든 질적 연구가 포스트모던 전통에 적합한 것은 아니라는 것을 인식하는 것이 중요하다. 언어, 담론 그리고 내러티브에 대한 관심은 포스트모더니즘과 일관성이 있기 때문에, 내러티브 또는 면담에 기초한 자료에 대한 아이디어가 발판을 굳히게 되었고, '경험적' 질적 연구 수행이 가능하게 되었다. 연구자는 질적 연구를 수행하지만 진리에 대한 관념은 계속 가지고 있다. 방법과 철학 사이에는 밀접한 관계가 명백히 존재하지만 절대적이지는 않다.

포스트모더니즘은 지식의 본질에 대한 오래된 견해에 도전하며, 세계를 이해하고 인간을 이해하는데 있어 새로운 접근법을 장려하고 있다. 개인의 고유함과 개성에 귀를 기울이고 존중하는데 익숙한 간호사들은 이러한 철학에 금방 편안함을 느낄 것이다. 이는 또한 간호사들에게 '과학'이라는 좁은 개념을 넘어서서 다른 형태의 지식 추구에 도전하도록 한다. 일부 저자들은 인간에 대한 연구가 *인간 과학*이라는 고유한 영역을 형성한다는 점을 내세워 이런 다양한 접근법을 정당화하고 있다. 그러나 이는 과학과 상당한 대조를 이루고 있다. 이러한 인간 과학은 자연 과학과 현저한 차이를 갖게 되어 결국 각각의 고유한 탐구방법을 필요로 하게 되고 신뢰성에 대한 기준도 각기 달라진다.

철학에서 포스트모더니즘으로의 전환이 여러 가지 결과를 가져오기도 하고 또한 지식 개발에 영향을 주기도 했지만, 이제는 간호실무와 간호 서비스의 조직과 전달에 광범위한 영향을 끼칠 수가 있다. Watson(1999)은 포스트모더니즘 시기를 서양 문화의 '침식'과 관련해서 기술한다(p. 47). 포스트모더니즘은 깊게 뿌리박힌 고정관념과 위계질서에 도전한다. 예를 들어 간호학에 대한 의학의 우세, 여성에 대한 남성의 우세, 다른 어떠한 지식 형태에 대한 과학의 우세를 들 수 있다. 포스트모더니즘은 단순한 인식론의 변화를 넘어서서 본질적으로 문화의 변화이다. '두 가지 세계와 두 가지 시대 사이에 위치한(Watson, 1999, p. 47)' 간호는 이러한 철학적 사고가 제공하는 기회를 살리기 위해 자기의 역할과 정체성을 재고하고 '자기의 능력과 가능성에 대한 새로운 진리를 직시할' 필요가 있다(Watson, 1999, p. 47). 치유(cure)보다는 돌봄(care)을 기반으로 한 사고방식이 새로 생길 가능성이 있으며, 간호의 정의와 간호지식 기반을 수정할 가능성도 있다.

결론

포스트모더니즘이 기존의 전통에 대해서, 그리고 '진리'로 받아들여진 것에 대해서 상당한 반성을 불러일으켰다는 사실은 명백하다. 그러나 모든 철학적 관점은 상당한 제한점을 가지거나 혹은 한 가지 입장을 취하기 이전에 상당히 심사숙고를 해야 할 의문점들을 지니고 있다. 포스트모더니즘은 지식과 과학의 통념에 의문을 던지게 한다. 어떤 의미에서 포스트모더니즘은 연구자들이 지식체를 구축하는데 있어서 믿어왔던 것들에 대한 기반을 밀어냈다고 볼 수 있다(예를 들면, 지식은 발견되는 것이 아니라 만들어진다는 주장). 포스트모더니즘은 지식에 대한 다원론적 접근을 지지하지만, 지식의 질을 평가하는 방법이나 어떤 지식 주장이 더 타당한지를 평가하는 방법은 거의 제시해주지 않고 있다. 포스트모더니즘은 근거 기반에 의하여 진리를 만드는 것이 아니라 논쟁 기반의 진리를 생성한다. 혹은 적어도 일상의 감각적 자료를 뛰어 넘기 위한 다른 형태의 근거를 사용하도록 허락해 준다. 이런 특징들이 포스트모더니즘의 최대의 장점에 속하나, 또한 심각한 우려의 대상이 되기도 한다. 비록 과학자들이 지식에 다양한 편견들이 반영될 수 있다는 사실을 받아들인다고 하더라도, 그런 편견들이 인정되어야 하는 것인지 아니면 편견에 대한 통제를 시도하는 것이 더 적절한 것인지에 대한 의문은 아직도 남아 있다(비록 완벽한 객관성이 불가능하더라도). 포스트모더니즘 전통에서는 특정 편견들에 맞대응하기 위해서 다른 편견들을 내세워야 한다는 주장이 있다(제11장 페미니즘을 참조하시오).

여느 철학적 입장과 마찬가지로, 지식 주장과 탐구의 본질에 대한 주장 모두가 변호의 여지가 있고 적절하다는 보장을 받기 위해서는 정밀조사가 필요하다. 한 측면으로는 포스트모더니즘 및 이와 관련된 철학적 발전 사안들은 창의성과 혁신성을 지지한다. 철학자 파이어아벤트(Feyerabend, 1975)는 '어떤 것이든 좋은' 탐구의 접근법을 주장하면서 보다 전통적인 접근법에서는 창의성과 혁신성이 너무 결여되어 있다고 주장했다. 물론 학자들은 실제로 무제한이 가능하지 않으며 모든 것을 받아들일 수 없다는 것을 잘 안다. 모든 대안이 똑같은 정도의 효과를 주지 못한다는 것도 잘 안다. 포스트모더니즘의 원리에 적합한 철학적 방법론적 탐구는 지속되고 있다. 간호사들은 포스트모더니즘의 이러한 지속적인 발전에 기여해 왔으며, 앞으로도 이 떠오르는 전통을 형성하는데 크게 기여할 것이다.

토의 과제

1. 포스트모더니즘의 전통을 논리 실증주의 및 역사주의의 주요 의제들과 비교/대조하시오.
2. 특정 현상이나 개념에 대하여, 사회적, 경제적, 교육적, 문화적, 개인적 가치들이 그 현상을 바라보는데 있어 어떻게 영향을 줄 수 있는지 논의하시오.
3. 현재 건강관련 뉴스 기사나 광고에서 전달되는 의미와 메시지를 논하시오.
4. 과학을 '상품'으로 생각할 경우 간호지식 개발에 어떤 함축성이 있는지 논하시오.
5. 포스트모더니즘 철학에 기초한 연구의 가치와 유용성을 평가하기 위한 준거들을 논하시오.

참고문헌

Cahoone, L. (1996). Introduction. In L. Cahoone (Ed.), *Modernism to postmodernism: An anthology* (pp. 1–23). Cambridge, MA: Blackwell Publishers.

Carr, G. (1996). Themes relating to sexuality that emerged from a discourse analysis of the *Nursing Times* during 1980–1990. *Journal of Advanced Nursing, 24,* 196–212.

Coward, D. D. (1990). Critical multiplism: A research strategy for nursing science. Image: *Journal of Nursing Scholarship, 22,* 163–167.

Deleuze, G. (1983). *Nietzsche and philosophy* (H. Tomlinson, Trans.). New York: Columbia University Press.

Deleuze, G. (1993). *The Deleuze reader* (C. V. Boundas, Ed). New York: Columbia University Press.

Derrida, J. (1974). *Of grammatology* (G. C. Spivak, Trans.). Baltimore: Johns Hopkins University Press.

Dzurec, L. C. (1989). The necessity and evolution of multiple paradigms for nursing research: A post structuralist perspective. *Advances in Nursing Science, 11*(4), 69–79.

Dzurec, L. C. (1995). Severe mental disability? Or a play of wills? In A. Omery, C. E. Kasper, & G. G. Page (Eds.), *In search of nursing science* (pp. 245–260). Thousand Oaks, CA: Sage Publications.

Feyerabend, P. (1975). *Against method.* London: Verso.

Foucault, M. (1972a). *The archaeology of knowledge* (A. M. S. Smith. Trans.). New York: Pantheon Books.

Foucault, M. (1972b). Truth and power, interview by A. Fontana and P. Pasquino (C. Gordin, Trans.), *Power/Knowledge: Selected interviews and other writings 1972–1977.* NY: Pantheon Books.

Foucault, M. (1977). Nietzsche, genealogy, history (D. B. S. Simon, Trans.). In D. Bouchard (Ed.), *Language, counter-memory, practise* (pp. 139–164). Ithaca, NY: Cornell University Press.

Hallett, C. E., Austin, L., & Luker, K. A. (2000). Community nurses' perceptions of patient 'compliance' in wound care: A discourse analysis. *Journal of Advanced Nursing, 32*(1), 115–123.

Jorgensen, M., & Phillips, L. (2002). *Discourse analysis as theory and method.* Thousand Oaks, CA: Sage Publications.

Lather, P. (1991). *Getting smart: Feminist research and pedagogy with/in the postmodern.* New York: Routledge.

Letourneau, N., & Allen, M. (1999). Post-positivistic critical multiplism: A beginning dialogue. *Journal of Advanced Nursing*, 30, 623–630.

Levi-Strauss, C. (1963). *Structural anthropology* (C. Jacobson, & B. G. Schoepf, Trans.). New York: Basic Books.

Lim, S. G. (2000). The center can(not) hold: American studies and global feminism. *American Studies International, 38*(3), 25–35.

Lyotard, J. F. (1984). *The postmodern condition: A report on knowledge* (G. B. B. Massumi, Trans.). Minneapolis, MN: University of Minnesota Press. (Original work published 1979)

Marshall, J. M. (November 20, 2000). Does the center hold? *The American Prospect, 11*(24).14.

Naples, N. A. (2003). *Feminism and method: Ethnography, discourse, analysis and activist research,* New York: Routledge.

Phillips, D. A. (2001). Methodology for social accountability: Multiple methods and feminist, poststructural, psychoanalyitc discourse analysis. *Advances in Nursing Science, 23,* 49–66.

Phillips, N. H., & Hardy, C. (2002). *Discourse analysis: Investigating processes of social construction.* Thousand Oaks, CA: Sage Publications.

Phillips, P. (1993). A deconstruction of caring. *Journal of Advanced Nursing, 18,* 1554–1558.

Powers, P. (1996). Discourse analysis as a methodology for nursing inquiry. *Nurs Inq 1996 Dec; 3*(4): 207–17.

Rodgers, B. L. (1991). Deconstructing the dogma in nursing knowledge and practice. *Image: Journal of Nursing Scholarship, 23,* 177–181.

Saussure, F. de (1959). *Course in general linguistics* (W. Baskis, Trans.). New York: Philosophical Library.

Thornr, S. E., & Hayes, V. E. (Eds.). (1996). *Nursing praxis: Knowledge and action.* Thusand Oaks, CA: sage Publications.

Tiemann, K. A. (1993) On making the center hold. *Teaching Sociology, 21,* 257–258.

Traynor, M. (1996). Looking at discourse in a literature review of nursing texts. *Journal of Advanced Nursing, 23,* 1155–1161.

Watson, J. (1999). *Postmodern nursing and beyond.* Edinburgh: Churchill Livingstone.

Weiss, G., & Wodak, R. (Eds). (2003). *Critical discourse analysis: Theory and interdisciplinarity.* New York: Palgrave Macmillan.

Yeats, W. B. (1976). The second coming. In F. Tuohy. *Yeats* (p. 168). New York: Macmillan.

CHAPTER 10

해석적 연구 : 깨어진 거울[1)]

주요 개념

행동(action)	의사소통적 행동(communicative action)
비판적 사회이론(Critical Social Theory)	존재(*Dasein*)
프랑크푸르트 학파(Frankfurt School)	지평의 융합(fusion of horizons)
해석학적 순환(hermeneutic circle)	해석학(hermeneutics)
해석(이해) (interpretations)	언어성(linguisticality)
실천, 관행(praxis)	선이해(preunderstanding)
대화(speech)	텍스트(text)

철학에 포스트모더니즘이 등장하면서 새로운 탐구 전통들이 많이 탄생하였다. 포스트모더니즘 운동과 관련하여 발전된 두 가지 형태는 내러티브의 유행과 해체의 가능성이다(Derrida, 1974 ; Mueller-Vollmer, 1988). 후기구조주의 사조 또한 포스트모던 운동의 시작과 관련되어 있는데, 이로 인해 연구는 '과학적인' 원리의 적용으로부터 인간 및 사회조직에 대한 연구로 관심을 돌리게 되었다. 일반

---

1) 본 제목은 1962년 아가사 크리스티의 원작소설 '*산산히 깨어진 거울(The Mirror Crack'd from side to side)*'을 근간으로 1980년 제작된 영화를 참고로 한 것이다. 거울이라는 언급은 마음을 거울로 여긴 철학적 아이디어에서 나왔고, 진리에 대한 대응이론과 관련되어있다. 또한 Rorty(1979)의 *Philosophy and the Mirror of Nature*를 참조하시오. 이 제목이 추리소설로부터 나온 것은 우연이 아니다.

적으로 포스트모더니즘은 탐구에 있어서 절대적인 객관성이 필수라는 사고를 거부하고, 적어도 다원론적 접근법을 이용하라고 주장하였다. 이를 현대적인 관점에서 보면, 집단과 문화 내의 개인과 구성원으로서 갖는 인간의 유일한 실재성을 인정하고 다양한 진리를 인정하는 것이 필수이다.

다른 두 가지 탐구 형식도 포스트모던 전환의 일부로 각광을 받게 되었다. 그 하나인 해석학은 데리다(Derrida)의 글쓰기에서 언급된 언어학적 초점을 상당 부분 반영하고 있다. 또 다른 유명한 사조인 비판적 사회이론은 권력의 위계질서에 대한 사고를 반영하고 있는데, 이 사고는 특히 푸코의 관점으로부터 나온 포스트구조주의의 탁월한 구성요소가 되고 있다. 이러한 전통들은 최근의 철학 발전과 일치하고 있으며, 철학에서의 새로운 운동을 탐구하는 데에도 적합할 뿐 아니라, 간호연구에 대한 함축성을 탐구하는데 적합한 새로운 단계이다. 이 두 가지 철학적 전통은 서로 아주 다르므로 각각에 대해 다루고자 한다. 그러나 이들은 공통점도 상당히 지니고 있는데, 그 이유는 둘 다 일반적인 포스트모던 사조의 장르에 속해 있기 때문이다.

해석학적 전통

해석학은 1980년대 즈음에 하나의 탐구방법으로 재기한 탓에 철학에서도 비교적 최근에 발전한 것으로 보이지만, 실상 이 철학은 1600년대 그 이전으로까지 거슬러 올라가는 아주 긴 역사를 지니고 있다. 이 철학은 사실상 수사학에 관한 아리스토텔레스의 업적으로부터 유래된다. 이와 같은 긴 역사에도 불구하고 해석학은 포스트모더니즘과 관련된 유사한 사조들과 함께 재등장한 아주 최근까지도 '과학'의 어떤 문헌에서도 거의 관심을 받지 못하였다. 해석학은 문학 해석의 형태로서 여러 세기 동안 적용되어 왔기에 실제로는 새로운 전통이 아니다. 그러나 철학에서 해석학이 등장한 것과 연구와 관련된 독특한 탐구 형태로서의 해석학이 수용된 것은 포스트모던의 발전으로 기인된 것이다.

'해석학'이라는 용어는 그리스의 전령 신인 헤르메스(Hermes)의 이름으로부터 간접적으로 유래되었다. 헤르메스라는 이름은 그리스 용어인 *hermeneutikos*로부터 나왔는데, 이는 *hermeneutes*로부터 유래되었고 '해석자'를 의미하며, *hermeneuein*은 '해석하기 위해'란 뜻을 지닌다. 독일어 파생물에서도 *hermmeneuein*이라는 용어를 포함하는데, 이는 '해석하기 위해'라는 의미를 지니고 있으며, *hermeneutike*는 '해석의 예술'(Honderich, 1995)을 뜻한다. 신화에 따르면 헤르메스의 역할은 신들로부터 일반 사람들에게 메시지를 전달하는 것이었다. 이 역할을 수행하기 위해 헤르메스는 신과 인간

사이의 이해의 차이에 다리를 놓을 필요가 있었다(Mueller-Vollmer, 1988). 헤르메스의 역할과 능력은 해석의 예술이나 과정으로서의 해석학의 본질에 상당한 직관을 제공해 준다. 현대 해석학에 대한 논의에서 가장 뛰어난 학자 중의 하나인 가다머(Hans-Georg Gadamer, 1975, 1976)의 학파에서 보면, 해석학은 인간 사이의 상호 이해에 도달하기 위한 노력에서 나타나는 차이나 간격을 메워주는 과정이다.

가장 일반적인 형태에서 보면, **해석학**은 이해의 과정이고 때로는 이해의 예술로도 지칭된다(Mueller-Vollmer, 1988). 그 이전에 해석학은 성서의 기본적인 의미와 의도를 이해하기 위한 시도에서, 즉 종교적 텍스트를 탐구하기 위해 적용되었다. 이러한 탐구는 텍스트 내용을 명확하게 하기 위함인데, 이는 각 교회가 자신들의 해석을 텍스트에 억지로 부여하려는 명백한 욕구들을 제거하기 위해서였다. 이렇게 아주 초기에 발전된 해석학은 특히 19세기와 20세기에 해석의 과정으로서 상당한 진화를 거듭해 왔다. 해석학의 최근 발달에 아주 중요한 영향을 끼친 사람 중의 하나인 슐라이어마허(Friedrich Schleiermacher)는 이해에서 언어학적 차원을 강조하였고 학자적으로 추구해야 할 것으로서 해석학을 자리매김하는데 도움을 주었다(Redeker, 1973). 해석학 발전에 기여한 기타 유명한 학자들은 역사학자인 훔볼트(Wilhelm von Humboldt, 1963)와 드로이센(Johann Gustav Droysen, 1977), 그리고 철학자인 칸트(Immanuel Kant, 1965), 딜타이(Wilhelm Dilthey, 1976), 카시러(Ernst Cassirer, 1944), 후설(Edmund Husserl, 1970)이 있다. 보다 최근에는 독일 철학자인 가다머(Gadamer, 1975)가 하버마스(Jürgen Habermas, 1971, 1984)와 하이데거(Martin Heidegger, 1962, 1971)와 함께 중요한 역할을 담당하였다.

특정한 접근들의 다양성에도 불구하고, 해석학으로 분류되는 견해들 사이에는 상당히 공통되는 기본이 있다. 일반적으로, 해석학의 과제는 친숙하지 않은 것을 이해하도록 이끌어주는 것이다. 이러한 목표는 '알기 위해'를 목표로 하는 인식론이나 이론을 개발하고 가능성을 획득하고 원인과 결과의 관계를 결정하는 것을 목표로 하는 전통과학이 갖고 있는 보편적인 목표와 비교할 때 가장 명백해진다. 그 대신에 해석학은 '이해' 혹은 '지혜(계몽)'에 목표를 두고 있다, 즉 '나는 이해한다'라고 말하는 능력이다. 이는 화자나 저자의 메시지를 다양한 파편으로 단순하게 듣거나 보는 것이 아니라 완벽하게 인지하는 것을 뜻한다. 사람이 이해를 하게 되면 그는 어떤 식으로든 변화하게 마련인데, 그 이유는 인간은 새로이 발견된 의미를 현존재 내로 통합하기 때문이다.

해석학의 전제

세 가지 전제를 기초로 하여 해석학이 적용된다. 첫째는 **언어성** 혹은 언어의 우선성(중요성)이라는 생각이다(Gadamer, 1976 ; Redeker, 1973). 언어는 단순한 단어들이 아니라 전통과 문화와 규범 등을 동반한다. 해석학은 언어성과 *전통*의 사고를 전제로 한다(글상자 10-1). 마지막으로 해석학은 실천의 아이디어를 갖고 있는데, **실천(paxis)**은 '행위'라는 그리스 용어로서 아리스토텔레스의 '수행(doing)'(만듦(making)에 반대되는(Henderich, 1995))의 저술에서도 나타난다. 현대적인 사용에서 실천이라는 용어는 흔히 '관행'으로 정의되기도 한다. 제 9장에서도 언급하였듯이, 실천은 지식과 행위의 통합을 포착하는 것으로서, 이는 삶의 방식으로서의 실천 아이디어를 나타낸다(Thorne & Hayes, 1996).

글상자 10-1 해석학의 전제

- **언어성** : 언어의 중요성
- **전통** : 문화, 규범 역사는 언어 내에 스며들어 있다.
- **실천** : 지식으로 통합된 행위(관행)

해석학에서 언어는 정보의 단순한 전달 방식이 아니다. 이는 하나의 표현 형태이다. 언어는 인간을 연결할 수 있고 과거와 현재를 이어주는 보편적인 현상이다. 언어에 대한 이러한 사고는 분석철학에서 제시하는 언어의 실증주의적 의미와 대조된다. 일반적으로 분석철학에서는 구성요소들을 확인하기 위하여 사물을 분리하는 것에 초점이 맞추어져 있다. 분석철학자들은 단어는 사물과 직접적인 관계를 맺는다고 본다. 이 접근에서는 언어가 '거울'적 실재라는 방식에서 탐구된다(Rorty, 1979). 즉 단어들이 조합되는 일치와 관행의 규칙에 따라 탐구된다. 일반적으로 철학자는 상황에 대한 근본적인 가치와 정의 그리고 요소들을 결정하기 위하여 분석 과정을 이용한다. 이와는 대조적으로 해석학자는 전체를 보존하고 별개의 조각들을 통합하는데 목적을 둔 해석학적 과정을 이용한다. 인식론 분야와 맥을 같이 하는 철학적 분석 과정은 '앎'에 초점이 맞추어져 있고, 판단의 기본은 공통된 기준(common ground), 즉 공통 언어 또는 합리성에 대한 공통 아이디어라는 사고에 근거하고 있다. 반면, 해석학은 이러한 공통 기준을 거부하고, 그 대신에 서로를 계몽시킬 수 있는 다양한 견해를 가진 존재로 사람들을 결합시킨다(Rorty, 1979).

사고 과정이 인식론적이기 보다는 해석학적이기 위하여 간호사는 모든 탐구가 어떤 공통된 기준에 근거하지 않아도 된다는 사실을 인식할 필요가 있다. 인식론과 특히 과학철학을 통하여 나타나는 공통된 기준에 대한 주요 관심은 객관적 실재와 절대적 진리의 추구라는 사고를 가지고 있다. 해석학적 철학에서는 대중적인 견해와 방법들이 실재와 유일하게 특권적으로 연결된 것이 아님을 인식한다. 해석학에서는 세계를 사실들의 영역으로 분리시키지 않는데, 사실들의 영역이란 사실(fact)이 아닌 다른 모든 것은 가치라고 간주하는 것을 말한다(Rorty, 1979). 간호사는 철학에서의 지식 추구 전통과 과학의 추구는 상당히 성공적이었음을 아주 쉽게 인식할 수 있다. 그러한 성공에 대한 반응으로 모든 탐구는 그 전통에 맞게 재형성되어 왔다. 그러나 이는 지속적이고 성공적인 발전을 보장하지 않으며, 기존의 패러다임과 결부된 우세한 규범 내로 순응토록 한다. 탐구를 위한 접근에서 해석학적이라는 것은, 현재의 전통은 한 가지 종류의 기술일 뿐이고, 다양하게 가능한 기술들을 지닌 큰 집단에서 나온 하나의 세트라는 것을 인정하는 것이다. 이와 같은 대안적 기술에 대한 생각을 가지고, 철학자 료티(Richard Rorty, 1979)는 철학의 소임을 행위에 대한 판단을 내리기 보다는 '대화를 진행되도록 하는' 것으로의 변화로 보았다. 그는 '인간을 정확하게 기술할 수 있는 존재라기보다는 새로운 기술을 만들어내는 존재'로 본다(p. 398).

다른 철학 전통과 유사하게 해석학은 철학이자 탐구 방법이다. 이 두 가지 특성은 서로 뒤엉켜있어서 한 가지를 논하는데 있어서 다른 것을 제외시킬 수 없다. 해석학은 세계를 이해하는 방식이고, 우리를 둘러싸고 있는 세계를 보고 읽기 위한 특정한 접근법이다. 모든 철학은 세계를 보는 방식에 대한 특정한 아이디어를 갖고 있으며, 철학과 방법론은 필수불가결하게 서로 모호한 관계로 연결되어 있다. 접근법에 대한 철학적 함축성을 적절하게 심사숙고하지 않거나 아니면 아예 무시함으로써 전용될 수도 있는 것이 전통적인 과학 절차의 단점일 것이다. 그러나 해석학의 경우에는 철학과 방법론이 같은 이름을 가지고 있으며 이 둘 사이의 일치는 특히 분명하게 나타난다.

해석학은 텍스트의 전체적인 표현과 저자의 의미를 탐구하기 위해 채택된다. 그 목적은 저자의 진정한 *의도*를 밝히기 보다는 그 의미를 드러내기 위한 것이다. 해석학적 **이해**는 '표면적인 현상과 자료의 이면으로 다가가기' 위한 하나의 메커니즘이다(Gadamer, 1981, p.100). 가다머(1981)는 역사적 텍스트를 이해하기 위한 시도에서 마주치는 것으로 상황을 묘사하고 있다.

> 인간은 자신의 견해가 저자의 견해와 다르고 과거 텍스트의 의미로부터도 아주 다르다는 것을 인식하자마자 낡은 텍스트의 의미에 대한 오해를 피하고, 텍스트의 설득력 내에서 이들을 이해해야 할 필요성을 느끼게 된다. 주어진 텍스트의 내적인 구조와 일관성에 대한 기술과 저자가 말하는 것에 대한 단순한 반복은 아직 진정한 이해라고 할 수 없다.

> 인간은 자신이 말한 것을 다시 생활로 되돌려야만 하고, 이를 위해 인간은 텍스트가 말하고 있는 실재와 친숙해져야만 한다.(p. 98)

화자(텍스트의 생산자)의 맥락과 독자(이를 해석하거나 이해하고자 하는)의 맥락 사이에서 나타나는 차이를 메꾸는 과정이 해석학적 이해의 핵심이 되는 행위이다.

해석학적 순환

의미를 결정함에 있어서 해석자는 전통이 스며들어 있는 언어 텍스트와의 상호작용 속으로 들어가게 된다. 이러한 전통과 다른 기존의 편견들이 자연적으로 발생하게 되고, 이들은 가다머가 말하는 **선이해**의 조건의 일부가 된다. 일부 편견들은 '권능부여적'이지만 다른 것은 '맹목적'이기도 하다. 선이해는 다른 상황에 처한 사람들 간의 연결을 가능하게 해준다. 예를 들면, 의사소통은 어떤 공통된 언어 없이는 가능하지 않다. 이는 또한 맹목적인 편견의 역할을 수행할 수도 있다. 그러나 선이해를 정련화하는 것은 해석학적 과정의 중요한 부분으로서 이해를 하는데 맹목적인 요소들이 더 이상 장애가 되지 않도록 한다.

이 과정은 선이해에서 이해로 그리고 다시 선이해로 가는 순환적인 방식으로 작동한다. 선이해가 확인되고 정련화됨에 따라 새로운 이해가 나타나게 된다. 이렇게 수정된 이해는 다음의 상황을 위한 선이해로 사용된다. 이러한 순환적인 과정에서 선이해나 편견은 지속적으로 수정되어 텍스트 해석자와 원저자 사이에 '**지평의 융합(fusion of horizons)**'이 생기게 된다(Gadamer, 1976).

선이해로부터 이해로 나아가는 순환적인 과정은 가다머의 '**해석학적 순환**'의 버전으로서 이해의 실천 부분에 대하여 설명하고 있다. 보다 흔한 해석학적 순환 형태에서는 텍스트를 어떻게 탐구할지에 대한 견해에서 해석이 수행된다고 주장한다. 슐레이마커(Schleiermacher)는 이해를 텍스트 부분으로부터 전체로 나아가고 그 다음 전체적으로 부분을 재검토하면서 나아가는 과정으로 묘사한다(Redeker, 1973). 이 과정은 이해가 될 때까지 지속된다. 이 부분에는 문법적 요소나 특정한 언어를 포함하며 텍스트에서 어떻게 이들이 사용되었는지 등도 포함된다. 해석학적 이해에서 볼 때, 전체는 경험과 사고를 표현하기 위한 언어 사용에서 저자의 개인적 스타일과 함께 기술적이거나 심리적인 것에 초점을 둔다. 문법적인 요소로는 각 단어, 문장, 그리고 전체에 속해 있는 부분을 포함한다. 기술적이거나 심리적인 것에 초점을 두기 위해서 해석자는 텍스트의 조직, 가능하다면 모티브를 포함하여 언어에 대한 저자의 독특한 사용을 주의 깊게 살피면서 작품의 메시지를 꿰뚫고자 한다. 이 두 가지 요소는 상당히 연관되어 있어서, 한 가지 측면은 다른 한 가지 것과 관련해서만 탐구될 수 있다. 그러므로 해석자는 텍스트 내에서의 의미를 밝히기 위해 전체로부터 부분 그리고 다시 전체로 나아가는 해석학적 순환을 따르게 된다.

리쾨르와 행위의 역할

프랑스 철학자 리쾨르는 해석학 발전에 흥미로운 점을 더해 주었다. 리쾨르(1981)는 "해석학'이라는 단어의 중요한 의미는 우리 문화의 문서 해석을 위해 요구되는 규칙에 관심을 둔다(p. 197)'고 가정한다. 그는 해석학적 이해와 똑같은 원리가 담론이나 텍스트뿐만 아니라 행위에도 적용될 수 있다고 주장한다. 리쾨르는 글쓰기를 통하여 언어가 고정되는 것과 비슷한 방식으로 **행위**도 대상화될 수 있다고 본다. **말하기**(speech)는 연구 가능한 객체가 되는 외형화된 형태로 전환되면서, 글쓰기 행위를 통하여 '노출된다.' 리쾨르에 따르면, 행위는 성향적 내용을 포함하는 '발화 행위(locutionaryact)를 가진 구조를 지니고 있다(p. 204)'. 말하기 행위와 비슷하게, 행위는 '텍스트가 저자로부터 분리되는 것과 똑같은 방식으로' 수행자로부터 분리된다(p. 206). 행위는 또한 즉각적인 상황의 이전으로 확대될 수 있는 관련성과 중요성도 가지고 있다. 마지막으로 행위는 마치 텍스트가 독자층을 가지고 있듯이, 광범위한 청중을 가지고 있다.

리쾨르는 텍스트를 '작품'으로 보는 일부 포스트구조주의적 전통을 따르고 있다(Ricoeur, 1981, pp. 136-138). 글쓰기의 경우, 어떤 것을 단순히 쓰인 텍스트가 아니라 '작품'으로 본다는 것은 해석자나 독자가 총체성 속에서 아이템('작품')을 보도록 강요한다는 것이다(Thompsin, 1985, p. 13). 리쾨르(1981)는 또한 텍스트가 주는 아이디어를 포착하기 위하여 '거리 두기(distanciation)'를 강조하는데, 이는 정상적인 담화로부터 떨어지거나 멀어지는 것을 말한다. '작품'은 화자/저자의 원래 '의미'나 의도로부터 분리되어 있고 화자가 처음에는 의도하지 않았던 혹은 전혀 몰랐던 청중들이 이를 이용하게 된다(pp. 142-144). 그런데 구조적 분석만으로는 이해를 끄집어낼 수 없는데, 왜냐하면 구조적 분석은 텍스트에 의해서 드러난 세계를 폭로하지 않기 때문이다. 행위에 대한 거리 두기의 생각을 적용함으로써 리쾨르는 사회과학에 대한 해석의 범위도 확장시키고 있다. 즉 쓰인 언어뿐만 아니라 행위도 분석에 적합한 텍스트로 이용될 수 있다고 주장한다(Ricoeur, 1981 ; Thompson, 1981).

해석학과 현상학

해석학과 현상학 사이의 관계에 관한 문헌들에서 후설과 하이데거의 '관념론'과 관련된 논의가 특히 상당히 있어 왔다. 하이데거는 해석학의 초기 작업의 원리를 많이 이용하였고 그 용어의 상당 부분을 채택하였다. 예를 들면, 하이데거 철학의 핵심은 이해와 해석의 사고이다. 그러나 하이데거는 개인적인 존재에 초점을 두어 '인간 존재의 논쟁을 기본적인 실존 구조를' 밝히기 위한 기술들에 대한 것으로 주장하였고(Mueller-Vollemer, 1988, p.34), 하이데거는 그것을 **존재(dasein)**라고 일컬었다(Heidegger, 1962). 하이데거는 해석학적 순환의 아이디어를 발전시키고, 후에 가다머에 의해서 확장된 선이해와 이해의 역할을 발전시켰으며, 인간 존재에 대한 언어적 본질을 강조하였다(Heidegger, 1962, 1971).

하이데거는 철학의 실존주의 전통과 현상학을 아주 밀접하게 연관시켰다. 그의 해석학은 실존주의와 현상학을 융합시키는데 영향을 주었다. '하이데거 해석학'은 간호탐구에서 가장 흔히 이용되는 해석학적 이해의 형태이다. 베너(Benner, 1984)는 간호 실무와 전문성에 관한 매우 독창적인 작업에서 이 방법론을 소개하였다(Diekelmann, 1992). 디켈만(Diekelmann)은 다양한 학습 상황에서 교사와 학생들의 '체험(lived experience)'을 이해하기 위한 다단계적 분석과정에서 하이데거의 해석학을 이용하였다. 이러한 연구는 인간의 삶에 존재하는 '내러티브' 그리고 상황을 새로운 방식으로 보도록 하는 '내러티브'를 부각시키는데 기여하였다. 예를 들면, 티켈만(1992)은 시험적 학습(Learning-as-Testing)에 대한 연구에서 교육에 대한 전통적인 접근에 관해 새로운 직관을 제공하였다. 즉 얼마나 많은 상황들이 구성되고 존속되는지를 반영하는 주요 주제들을 도출하여 보여주었다. 그러한 연구에서 전형적으로, 참여자들은 단순하게 자신의 생각과 감정에 따라 나타나는 것과 관련짓도록 격려되며 자신의 경험에 대해 분석적이거나 설명적인 진술을 제공하도록 격려되지는 않는다. 총체성 속에서 상황에 대한 새로운 이해를 얻기 위하여 연구는 결과적인 텍스트를 해석하고자 한다. 이러한 목표로 인해 해석학적 연구와 다른 형태의 질적 연구가 구별된다. 일부 연구자들은 간호 실무(Cronin, 2001 ; Cutcliffe, 1999, Milligan, 2001 ; Nelms, 1996, Nystrom, Dahlberg & Carlesson, 2003 ; Walters, 1996), 학습 상황(Jordan, 1996 ; Little, 1999), 그리고 질병 경험(Dzurec, 1994 ; Sundin, Jansson & Norberg, 2002)에 관한 다양한 측면을 탐구하기 위하여 해석학적 방법을 채택하였다. 해석학적 탐구 접근은 Steeve(1992)의 골수이식 수혜자 연구나 고통 경험에 관한 다른 연구들(Steeves, Kahn & Benoliel, 1990)에서도 이용되었다.

비판적 사회이론

비판이론 혹은 **비판적 사회이론**은 간호지식과 관련된 또 다른 철학적 전통이다. 비판적 사회이론은 언어, 권력관계, 그리고 지식과 관련된 사회과정에 중점을 두는 것이 특징이다. 보통 비판이론에서는 독트린과 지식 주장은 사회과정의 산물로서 이는 감추어진 유래와 이데올로기를 확인하기 위해 탐구되어야 한다고 주장한다. 기술 개발 시대에 지식의 한 형태로서 떠오른 기술의 지배는 과학의 역할과 결과를 조사하는데 특히 강한 원동력이 되었다(글상자 10-2).

글상자 10-2 비판적 사회이론의 전제

- 지식 주장은 사회과정을 반영한다.
- 언어는 주요 역할을 갖는다.
- 권력은 지식 주장에서 반영된다.
- 이해는 지식 주장에서 반영된 유래와 이데올로기에 대한 인식을 필요로 한다.

해석학과 마찬가지로 비판적 사회이론은 포스트모던 전통 내에 속하고 있으며, 그 시대의 다른 우세한 유럽풍의 철학적 배경을 공유한다. 비판이론은 소위 **프랑크푸르트 학파**라고 불리는 것에서 유래되었다. 이 집단은 독일 프랑크푸르트에 있는 급진적 사상가 집단인 '사회연구소'의 형성과 관련되어 있다. 호르크하이머(Max Horkheimer)가 1931년에 소장에 취임하면서 비판이론의 기본 전제가 나타나기 시작하였다. 그의 작업은 마르크스 이론, 그 시대의 사회정치적 발전, 그리고 호르크하이머, 아도르노(Adorno), 그리고 마르쿠제(Marcuse)와 같은 학자들에 의해 자극을 받았다(Horkheimer & Adorno, 1972).

하버마스의 기여

현대적 맥락에서 볼 때 비판이론에서 가장 흔히 사용되는 접근은 하버마스에 의해 발전되었다. 하버마스는 이 영역의 소생을 불러일으켰다. 하버마스는 프랑크푸르트 학파의 비판이론에 대한 원래의 사상과 약간은 차이가 있는데, 마르크스 철학과 사상에 대한 강조는 줄이고 전반적인 수준에서의 인간의 사회적 상호작용에 관한 초점은 확대하였다. 그의 **의사소통적 행위**이론은 프랑크푸르트 학파에 의해서 제기된 사조에 대한 비판을 뛰어 넘는 견해를 보여준다. 그는 어떤 지배적인 영향으로부터 자유로운 교환에 모든 관심 있는 사람들이 참여하는 의사소통을 주장하였다.

하버마스(1971)는 자신의 아이디어를 사회과학과 철학에 밀접하게 연결시켰다. '지식 이론' 혹은 '인식론'은 현대 과학의 등장으로 만들어진 것임에도 불구하고 철학에서는 오랜 전통이 되어 왔다. 하버마스(1971)는 어떤 지점에서부터 '과학과 관련하여 철학의 입장은. . .철학적 사고 자체에 대한 운동에 의해 파괴되어 왔다.'고 주장한다(p. 4). 지식에 대한 이론은 '철학적 사고가 없는 방법론에 의해 대체되었다(p. 4).' 그리하여 '과학주의'가 생겨나고 과학은 '오로지 그 자체의 타당성'을 신봉하였다(p. 4). 실증주의의 분명한 성공을 인식하면서, 하버마스는 그 발전의 맥락에 대한 탐구를 시작하였는데, 그 탐구는 특히 인간적 흥미에 대한 관점에서부터 인식론에 대한 비평으로 옮겨갔다.

지식에 관한 하버마스(1971)의 견해는 세 가지 탐구 범주로 구분하여 조사하면 가장 쉽게 이해될 수 있다. 이는 경험적-분석적, 역사적-해석적, 그리고 비판적 탐구이다(p. 308). 하버마스에 의하면, 경험적-분석적 과학은 이론을 구축하고 검증하는 규칙을 제공한다. 가설-연역적 접근은 궁극적으로는 사건의 예측이 가능한 법칙과 명제 개발을 가능하게 한다(제6장을 보시오). 하버마스는 이러한 접근을 '객관화된 과정을 통하여 기술적인 통제를 목적으로 하는 인지적 관심'을 담아내는 접근으로 묘사하였다(p. 309).

역사적-해석적 과학은 경험적-해석적 모형에서의 *기술적* 관심과는 대조적으로 *실제적*인 관심을 반영한다. 이러한 과학에서는 경험적 현상의 관찰보다는 텍스트의 이해를 다루는 과정과 규칙들이 중심이 된다. 하버마스는 예외적으로 '해석자는 텍스트가 그 자체에서 나오는 언어나 또는 세계의 지형으로 그 자신을 바꾸어 놓는 것처럼' 보이도록 한다는 해석학적 철학자들과는 다른 입장을 취한다(p. 309). 하버마스는 이를 착각이라고 주장하는데, 왜냐하면 이 접근은 스스로 타당성을 지닌 준거틀을 가지고 있기 때문이다. 하버마스가 주장하는 대로, '사실이란 우선적으로 이들을 구축하는 기준과 관련해서 구성된다'(p. 309).

마지막으로 하버마스는 *사회행위 과학*의 범주를 취급하고 있다. 사회 행위에 관한 과학에는 경제학, 정치학 및 사회학이 속하는데, 이들도 경험적-분석적 과학과 같은 일반적인 목표를 가진다. 그러나 *비판적* 사회과학은 그 지식 사조가 갖고 있는 권능부여적 역할을 결정하기 위하여 한 단계 더 나아간다. 이 방법론은 자기반영에 기반을 두고 있으며 *해방*에 인지적 관심을 해방에 두고 있다(p. 310). 하버마스는 인간은 이러한 세 가지 독특한 견해와 이들과 관련된 '가능한 지식의 범주들'로부터 현실을 파악하려 한다고 결론짓는다.

기술적인 통제력을 확장시키는 정보; 공통된 전통 내에서 행위의 오리엔테이션을 가능하게 하는 해석; 그리고 권력에 대한 의존으로부터 의식을 자유롭게 하는 분석. 이러한 견해들은 사회 구조의 명확한 수단이 되고 있는 일, 언어 그리고 권력에 뿌리를 두고 있는 인간의 관심에 기원하고 있다.(p. 313)

하버마스는 자신의 철학적 입장을 다른 '과학'의 영역내로 위치를 정하고 이에 더 나아가 기존의 구조, 사고, 그리고 권력체계로부터의 해방을 위한 또 다른 지식과 이해의 형태로 나아간다.

하버마스의 의사소통 행위 이론

포스트모던이 언어와 담론을 강조하는 것과 같이, 하버마스도 자신의 작품을 통하여 의사소통 측면을 매우 강조하였다(Habermas, 1984). 이는 그의 '의사소통적 행위' 이론에서 특히 명백하게 드러난다. 하버마스는 **말하기**를 다양한 형태로 존재하는 것으로 보았고, 이들 각각은 진리와 지식에 대하여 서로 다른 관계를 갖는 것으로 보았다. **의사소통 행위**는 진리나 지식의 공정성 혹은 행동 통제에 목표를 두는 것이 아니라, 상호작용에서 참여자들 사이에 서로간의 이해의 발전에 전제를 두고 있다. '이상적인 말하기 상황'은 모든 참여자가 자신들의 야망이나 견해를 평등하게 표현하고, 말하는 행위(화행)에서 진리 주장에 대한 타당성에 도전하고 표명할 기회를 준다(Habermas, 1984). 하버마스에 의하면 자유롭고 공정한 아이디어의 교환은 이해 증진에 필수적이다.

하버마스의 비판적 사회이론은 푸코의 권력관계 구조에 관한 후기구조주의적 접근과 아주 흡사하다. 그러나 푸코는 담론과 지식/권력 사이의 관계에 중점을 두고 담론의 어떤 형태들이 지배적인 견해를 제시하는지에 초점을 두었다. 다시 말하면 우세한 집단의 견해에 초점을 두었다. 자신의 견해에 마르크스(Marx)와 억압의 이데올로기를 끌어들이면서 하버마스는 경험과 상호작용에 더욱 초점을 맞추고 있으나, 이러한 기본원리에서 더 나아가 사회와 인간 상호작용을 보다 광범위하게 조사하는 데까지 진전되었다. 비판적 사회이론에서 '해방'의 목표는 행위-중심적 접근을 나타내는데, 즉 기존 권력관계에 대한 인식을 통한 단순한 이해 증진보다는 억압하는 이데올로기로부터 집단을 해방시키려는 것이다.

해석학과 비판적 사회이론 모두 포스트모던의 반근본주의자적 견해를 공유한다. 다시 말하자면, 이러한 전통들은 지식 주장을 평가할 준거의 기점이나 기준으로 사용될 수 있는 객관적인 '기본'이 있다는 생각에 찬동하지 않는다. 그 대신에 지식은 주로 사회적으로 구축된 인간적 요소를 강하게 가지고 있다.[2] Allen과 Benner, 그리고 Diekelmann(1986)은 이 상황을 다음과 같이 기술하고 있다.

과학자(혹은 그 누구가)가 가상이나 단순한 신념으로부터 지식을 분리하고자 사용하는 준거는 항상 사회적 협약에 기초한다. 이 기준은 어떤 주장에 대한 타당성을 측정할 수 있는 '사실들'에 대한 어떤 보편적인 호소에서가 아니라 서로 협상한 합의에 기초한다.(p.33)

비판적 사회이론에서도 합리성에 강한 초점을 지속적으로 두고 있지만, 이는 '과학'의 합리성은 아니다. 이 합리성에는 압력이나 보복에 대한 두려움 없이 표현될 수 있는 동등한 표현과 입장과 견해가 존재한다(Harbermas, 1984).

간호를 위한 적용

포스트모던 탐구 접근들은 지식에서부터 계몽, 그리고 궁극적으로는 '해방'까지를 아우르는 다양한 목표들을 반영하고 있다. 이러한 접근들은 이론이나 패러다임 개발에 의해 예시되고 있는 '과학'에서 나오는 교훈과 세계관에 대한 대안적인 방식들을 나타낸다. 이러한 접근들은 실증주의를 지지하는 자연과학에 반하여 '인간과학' 접근이라는 용어로 나타나고 있다.

이러한 모든 견해는 지식에서 인간적 요소를 강조한다. 언어는 사회적 위계와 관계를 반영할 뿐 아니라 전통, 규범과 관습을 전달하는 도구로서 중요한 역할을 한다. 하나의 학문으로서 간호학은 개인적 상호작용을 강조하고 신봉하여 왔다. 간호사는 환자를 '알고' 상호 수용가능한 목표와 행동에 도달하기 위하여 협력적인 태도로 환자와 *함께* 일하기를 원한다.

'인간'이라는 개념은 항상 간호지식 기반의 중심을 차지하여 왔다. 지식개발에 있어서 한 가지 난제는 개인을 객관화시키지 않으면서 간호의 핵심인 인간에 초점을 두는 것이다. 다시 말하자면, 간호사는 환자 개인을 위한 간호를 제공할 뿐 아니라 지식 개발을 위해서도 인간에 대한 지식을 필요로 한다. 그런데도 간호사가 인간을 행동을 취해야 할 객체로서 본다는 것은 간호가 신봉하는 윤리와 일치하지 않는다.

---

2) 이러한 견해는 구조주의(Constructivism)로 자주 불리어지는데, 사람들은 그들 자신의 개인적인 실제를 '구성한다'는 뜻이다.

해석학과 비판적 사회이론은 인간을 탐구나 상호작용의 최전선에 위치시킨다. 환자 간호에서, 해석학은 인간은 다양한 경험과 견해를 가지고 있음을 인정한다. 그렇게 보았을 때, 간호사는 자신과 환자가 공유할 수 있는 그 어떤 공통점에도 불구하고 환자의 견해를 반드시 이해한다고 가정할 수 없다. 해석학적 접근은 각 개인은 문화, 언어 및 전통에 의해 구성된 유일한 실재를 지니고 있다는 사실을 인정하도록 간호사들에게 요구한다. 개인적인 편견과 '선이해'는 타인의 경험과 견해를 이해하는데 있어서 방해가 될 수도 있고 반대로 권능을 부여할 수도 있다.

해석학적 탐구는 인간에 대한 인식을 유지하기 위한 간호의 시도와 총체적으로 일치한다. 인간을 '체화된(embodied) 것으로 보는 생각은 최근의 논의에서 보다 흔히 나타나고 있다.' 체화된 자아라는 개념은 정신과 신체 영역은 구별된다는 것을 지지하는 데카르트의 이원론과 직접적인 대조를 이룬다. 인간의 삶은 각기 다른 삶의 이야기로 구성된 내러티브로 간주되고 있다(MacIntyre, 1984 ; Ricoeur, 1984). 이러한 견해는 개인적 정체성과 경험을 해석될 수 있는 이야기 혹은 내러티브로 열어준다.

해석학적 방법은 인간 경험에 대한 깊은 이해를 얻기 위한 기회를 제공해 준다. 해석학적 접근에서는 개인의 행동 측면을 법칙과 같은 인과성의 수준으로 환원하기 보다는, 개인적인 인지에 대하여 더욱 강하게 인식하도록 해준다. 이러한 인식은 간호사들이 효과적으로 건강증진 관계를 형성하는데 필수가 되는 민감성을 제공해 준다. 간호사가 직면하는 수많은 상황은 '중재'나 그 상황을 '수정할' 그 어떤 행동을 요구하지 않는다. 그 대신에 간호사는 해석학적 탐구를 통하여 제공되는 인식과 이해를 필요로 하는 상황에 대부분 직면하게 된다. 의심할 여지없이 그러한 이해는 효과적인 중재나 상호작용의 초석이 된다.

의료기관에서 간호사가 갖는 신분과 수혜자의 우위에 있는 분명한 권위와 관련지어 볼 때, 간호사는 보건의료 상황의 권력 역동성에서 중요한 역할을 차지하는 데에서 배제되어 왔다. 수많은 간호상황에서 환자 혹은 고객과의 효과적인 작업은 반성과 자아인식을 필요로 한다. 보건의료나 흔히 신봉되는 광범위한 '지식'체와 같은 복잡한 체계에서 환자와 간호사들은 지배적인 이데올로기에 휩쓸린 채 위기에 처해 있다. 지배적인 주도세력에서 소외되어 환자는 충분한 치료선택을 알아차리지 못하거나, 간호사는 자신의 간호나 계획으로 기여하고자 할 때 무력감을 느끼기도 할 것이다. 횡문화적 간호나 여성건강 영역은 억압의 가능성을 노출시키는 상당한 정보를 제공하고 있으며 보건의료에 존재하는 권력구조 때문에 나타나는 수준 이하의 간호에 대한 상당한 정보도 제공하고 있다(Dickson, 1990). 효과적이고 적합한 간호는 우선적으로 그러한 권력의 역동성의 존재를 인식해야 함을 전제로 한다. 그러면 개인은 상호작용의 본질을 인식하는데 도움을 얻을 수 있고, 간호에서 보다 적극적인 역할을 담당하거나 차선책을 찾는데 큰 힘을 얻을 수 있다.

비판적 사회이론은 또한 간호사 자신이 처한 상황에 관한 새로운 견해를 얻는데 적용될 수 있다. 실무와 환경 설계에서의 변화는 그 변화에 의하여 실제로 영향 받을 사람들의 참여 없이는 일어나지 않는다. 예를 들면, 컴퓨터 기록 프로그램이 간호사의 검토와 참여 없이 개발된다면 이는 결국 효율성과 사기를 저하시키는 성가신 체계로 전락할 것이다(Moen, Henry & Warren, 1999). 라운지나 휴식처 혹은 다른 사적인 공간이 없는 간호 단위와 작업장의 설계는 잠깐의 휴식 시간이 필요한 간호사의 요구를 인식하는데 실패한 것이다. 의료기관 변화의 시대에서 관계의 본질을 안내해주는 탐구는 모든 환자가 보다 적극적인 참여자가 되도록 하는데 힘을 실어 준다.

행동 연구(action research)는 비판적 사회이론의 과정과 비슷한 유사성을 지닌다. 행동 연구(Argyris, Putnam & Smith, 1985 ; Carr & Kemmis, 1986 ; Whyte, 1991)에서 연구자는 연구 참여자들과 함께 변화를 가져올 적극적인 구성원이다. 예를 들어, 한 지역사회의 여러 거주자들이 잔디 제초제와 살충제의 사용을 줄이고자 하는 상황을 가정해 보자. 간호사는 배포할 교육 자료나 프로그램 혹은 책자를 제공할 수 있다. 이러한 상황에서 간호사는 거리를 두고 권위자의 위치에 서서 대중에게 정보를 제공하지만, 실제 행동이나 결과에는 참여하거나 투자하지 않는다. 차선책으로 간호사는 집단의 적극적인 참여자가 되도록 선택할 수 있으며, 이 때에는 정보와 전문성을 제공하면서도 상호 바라는 결과를 얻기 위하여 다른 구성원들과 함께 기여한다. 행동 연구에서 간호사는 또한 연구자의 역할도 담당할 수 있는데, 이 때에는 성과를 향한 활동을 증진하고 평가하면서 리더쉽과 변화의 과정도 탐구하게 된다.

Holter와 Kim(1995)은 자연과학적 견해로부터 유래된 행동 연구의 전통적인 개념을 비판적 행동 견해와 비교하고 있다. 이 둘 사이의 현격한 차이는 연구자와 연구 참여자간의 협력에 있는데, 비판적 접근에서는 상호이해에 중점을 둔다. 비판적 행위 연구에서는 연구자가 이 목표들을 부여하는 것이 아니고 연구자와 연구 참여자가 함께 행위의 목표를 상호 결정한다. 건강한 지역사회에 대한 연구자의 아이디어는 참여자들에게 전달될 수 없지만, 참여와 이해를 통해서는 도달될 수 있다. 자연과학적 견해에서는 절차가 일방적이어서 연구자는 목표를 설정하는데 있어 보다 권위적인 역할을 하게 된다.

결론

해석학적 방법은 간호사들에게 친숙한 상황을 새롭게 보는 방식과 탐구에 대한 신선한 사고를 제공해 준다. 지식은 분명 인간이 발달하면서 확립된다. 지식은 항상 어떤 사람*의* 지식이다. 그리고 그 지식은 발견되거나 문서화되는 자동적인 객체가 아니다. 이러한 접근에서 유래된 방법들은 질과 신뢰성을 결정하는 방식에 대해 재고할 필요가 있는데, 왜냐하면 전통적인 근본주의적 견해가 여기에는 적용되지 않기 때문이다. 이 분야의 철학과 방법론에 대한 지식 개발은 앞으로도 간호사들에게 수많은 탐구 대안들을 제공해 줄 것이다.

토의 과제

1. 해석학과 비판적 사회이론의 기본적인 철학적 신조를 논하시오.
2. 해석학과 비판적 사회이론의 철학적 전통에 적합한 '진리'의 본질을 논하시오.
3. '과학'에 대한 전통적인 사고와 비교하여 해석학과 비판적 사회이론의 철학을 대조하시오. 이 중에서 한 가지 철학에 기초한 방법론을 이용한 연구를 과학에 대한 일반적인 사고와 어떻게 비교하겠는가?
4. 해석학이나 비판적 사회이론 철학에 기초한 연구의 질을 평가하는데 유용한 준거를 밝히시오.
5. 간호지식 개발과 관련하여 이러한 철학적 전통의 장점과 제한점을 논의하시오.

참고문헌

Allen, D., Benner, P., & Diekelmann, N. (1986). Three paradigms for nursing research: Methodological implications. In P. L Chinn, *Nursing research methodology: Issues and implementation* (pp. 23–38). Rockville, MD: Aspen.

Argyris, C., Putnam, R., & Smith, D. M. (1985). *Action science: Concepts, methods and skills for research and intervention.* San Francisco, CA.: Jossey-Bass.

Benner, P. (1984). From novice to expert: Excellence and power in clinical nursing practice. Menlo Park, CA: Addison-Wesley Publishing.

Carr, W., & Kemmis, S. (1986). *Becoming critical: Education knowledge and action resarch.* London: Falmer Press.

Cassirer, E. (1944). *An essay on man: An introduction to a philosophy of human culture.* New Haven, CT: Yale University Press.

Cronin, C. (2001). How do nurses deal with their emotions on a burn unit? A hermeneutic inquiry. *Journal of Clinical Nursing, 10,* 301-302.

Cutcliffe, J. R. (1999). Qualified nurses' lived experience of violence perpetrated by individuals suffering from enduring mental health problems: A hermeneutic study. *International Jouranl of Nursing Studies, 36,* 105-116.

Derrida, J. (1974). *Of grammatology* (G. C. Spivak, Trans.). Baltimore: Johns Hopkins University Press.

Dickson, G. L. (1990). A feminist poststruralist analysis of the knowledge of menopause. *Advances in Nursing Science, 12*(3), 15-31.

Diekelmann, N. L. (1992). Learning-as-testing: A Heideggerian hermeneutical analysis of the lived experiences of students and teachers in nursing. *Advances in Nursing Science, 14*(3). 72-83.

Dilthey, W. (1976). *Selected writings* (H. P. Rickman, Ed. & Trans.). Cambridge: Cambridge University Press.

Droysen, J. G. (1977). *Outline of the principles of history* (E. B. Andrews, Trans.). Boston: Ginn & Co.

Dzurec, L. C. (1994). Schizophrenic clients' experiences of power: Using hermeneutic analysis. *Image: Journal of Nursing Scholarship, 26,* 155-159.

Gadamer, H. (1975). *Truth and method* (G. Barden & J. Cumming, Trans.). New York: Seabury Press.

Gadamer, H. (1976). On the scope and function of hermeneutical reflection (G. B. Hess & R. E. Palmer, Trans.). In D. E. Linge (Ed.), *Philosophical hermeneutics* (pp. 18-43). Berkeley: University of California Press.

Gadamer, H. (1981). *Reason in the age of science.* (F. G. Lawrence, Trans.). Cambridge, MA: MIT Press.

Habermas, J. (1971). *Knowledge and human interests,* Boston: Beacon Press.

Habermas, J. (1984). *Theory of communicative action* (2 Vols.). (T. McCarthy, Trans.). Boston: Beacon Press.

Heidegger, M. (1962). *Being and time*. (J. Macquarrie & E. Robinson, Trans.). New York: Harper.

Heidegger, M. (1971). *On the way to language*. (P. D. Hertz, Trans.). New York: Harper & Row.

Holter, I. M., & Kim, H. S. (1995). Methodology for critical theory: Critical action research. In A. Omery, C. E. Kasper, & G. G. Page (Eds.), *In search of nursing science* (pp. 220–232). Thousand Oaks, CA: Sage Publications.

Honderich, T. (Ed.). (1995). *The Oxford companion to philosophy*. Oxford: Oxford University Press.

Horkheimer, M., & Adorno, T. (1972). *Dialectic of enlightenment* (J. Cumming, Trans.). New York: Seabury.

Humboldt, W. von (1963). *Humanist without portflolo: An anthology of the writings of Wilhelm von Humboldt* (M. Cowan, Trans.). Detroit, MI: Wayne State University Press.

Husserl, E. (1970). *The crisis of European sciences and transcendental phenomenology: An introduction to phenomenological philosophy* (D. Carr, Trans.). Evanston, IL: Northwestern University Press.

Jordan, J. D (1996). Rethinking race and attrition in nursing programs: A hermeneutic inquiry. *Journal of Professional Nursing, 12,* 382–390.

Kant, I. (1965). *Critique of pure reason* (N. K. Smith, Trans.). New York: St. Martin's Press.

Little, C. V. (1999). The meaning of learning in critical care nursing: A hermeneutic study. *Journal of Advanced Nursing, 30,* 697–703.

MacIntyre, A. (1984). *After virtue: A study in moral theory* (2nd Ed). Notre Dame, IN: University of Notre Dame Press.

Milligan, F. (2001). The concept of care in male nurse work: An ontological hermeneutic study in acute hospitals. *Journal of Advanced Nursing, 35,* 7–16.

Moen, A., Henry, S. B., & Warren, J. J. (1999). Representing nursing judgements in the electronic health record. *Journal of Advanced Nursing, 30,* 990–997.

Mueller-Vollmer, K. (Ed.). (1988). *The hermeneutics reader*. New York: Continuum.

Nelms, T. P. (1996). Living a caring presence in nursing: A Heideggerian hermeneutical analysis. *Journal of Advanced Nursing, 24,* 368–374.

Nystrom, M., Dahlberg, K., & Carlsson, G. (2003). Non-caring encounters at an emergency care unit a life-world hermeneutic analysis of an efficiency-driven organization. *International Journal of Nursing Studies, 40,* 761-769.

Redeker, M. (1973). *Schleiermacher: Life and thought.* (J. Wallhausser, Trans). Philadelphia: Fortress Press.

Ricoeur, P. (1981). *Hermeneutics and the human sciences* (J. B. Thompson, Ed. and Trans.). Cambridge: Cambridge University Press.

Ricoeur, P. (1984). *Time and narrative* (2 vols). (K. McLaughlin & D. Pellauer, Trans.). Chicago: University of Chicago Press.

Rorty, R. (1979). *Philosophy and the mirror of nature.* Princeton: Princeton University Press.

Steeves, R. H. (1992). Patients who have undergone bone marrow transplantation: their quest for meaning. *Oncology Nursing Forum, 19,* 899-905.

Steeves, R. H., Kahn, D. L., & Benoliel, J. Q. (1990). Nurses' interpretation of the suffering of their patients. *Western Journal of Nursing Research, 12,* 715-729.

Sundin, K., Jansson, L., & Norberg, A. (2002). Understanding between care providers and patients with stroke and aphasia: A phenomenological hermeneutic inquiry. *Nursing Inquiry, 9,* 93-103.

Thompson, J. L. (1985). Practical discourse in nursing: Going beyond empiricism and historicism. *Advances in Nursing Science,* 7(4), 59-71.

Thorne, S. E., & Hayes, V. E. (Ed.). (1996). *Nursing praxis: Knowledge and action,* Thousand Oaks, CA: Sage Publications.

Walters, A. J. (1996). Being a clinical nurse consultant: A hermeneutic phenomenological reflection. *International Journal of Nursing Practice,* 2(1), 2-10.

Whyte, W. F. (1991). *Participatory action research.* Newbury Park, CA: Sage.

CHAPTER 11

페미니즘과 과학

주요 개념

페미니즘(feminism)
페미니스트 경험주의(feminist empiricism)
페미니스트 포스트모더니즘(feminist postmodernism)
페미니스트 관점(feminist standpoint)
상대주의(relativism)

20세기 후반부터 관심을 얻기 시작한 페미니즘은 철학과 연구방법에 관한 문헌에 비교적 새로이 추가된 분야이다. 페미니스트 인식론의 발전은 포스트모더니즘이 부각되면서 가능해졌다. 포스트모더니즘 철학은 사회구조와 계급이 지식 주장(knowledge claims)에 심각한 영향을 줄 수 있음을 인식한다. 포스트모더니스트는 이전에 있어 왔던 '식자(knower)'와 '지식(known)'간의 구분을 타파하면서, 지식 창출에 책임있는 개인이나 집단이 어떻게 지식 구축에 영향을 줄 수 있는지를 보여주었다. 젠더는 개인적인 경험을 구성하는데 있어서 뿐만 아니라 지식을 형성하는 데에도 중요한 요소일 수 있다.

페미니스트 정치의 시초

포스트모더니즘 철학과 페미니스트에 대한 관심이 증가하면서 여성이 많은 연구로부터 제외되었다는 사실이 명백하게 드러나게 되었다. 대부분의 여성들은 연구 수행에 관여하지 않았고 연구 대상자에서도 제외되곤 하였다. 연구 대상자로서 여성에게 접근하는 것과 관련된 쟁점 혹은 문제점으로 지적된 것은 다음과 같다. 여성은 출산 능력과 이에 따르는 위험 그리고 호르몬 변동으로 '통제된' 연구를 수행하는데 복잡하게 관여하므로 연구 수행과 관련된 비용을 증가시킬 수 있다는 것이었다.[1] 여성은 또한 과학 분야를 직업으로 추구하지 않는 경향으로 인하여 여성의 의견은 연구 설계나 수행에 최소한으로 혹은 거의 반영되지 않았다. 지식 개발에서 나타난 이러한 상황에 대한 인식은 여성에 '대한' 것 뿐 아니라 여성을 '위한' 탐구, 이에 더 나아가 '여성의 입장에서 탐구하는' 맥락을 제공하게 되었다.

여성에 *대한* 혹은 여성을 *위한* 혹은 *여성의 입장에서 수행되는* 연구 유형의 구분은 지식 개발과 관련된 **페미니즘**의 두 가지 요소와 유사하다. 페미니즘의 한 가지 측면은 젠더를 하나의 변수로 여긴다. 예를 들면, 남성의 경험과 비교되는 여성의 경험, 남성과 비교되는 여성의 도덕적 발전이나 주요 돌봄 제공자의 요구 등, 혹은 남성의 심장과는 다른 여성의 심장 증상들이다. 이러한 연구는 다양한 사회적 세팅과 의학적 상태에 있는 여성에 관하여 가치 있는 정보를 제공해 준다. 현재까지 수행된 이러한 종류의 많은 연구는 남성에 기초한 연구 결과를 여성 모집단에 적용할 때 나타나는 제한점에 관심을 불러 일으켰다.

분명하게 나타나는 여성의 생리학적 유일성을 넘어서서, 페미니즘은 간호에도 관심을 갖게 되었는데 특히 여성으로 살아가는 것과 관련된 사회학적 측면에 중점을 두었다. 페미니스트 학자들 사이의 주장의 강도는 다양하지만, 여성은 사회에서 독특한 위치에 속해있다는 사실에는 일반적으로 동의한다. 억압은 남성에게 더 높은 지위를 부여하는 남성중심적 사회구조뿐 아니라 여성이 합법적인 권리

---

1) NIH(National Institutes of Health)는 여성을 특별히 제외시키고 NIH 기금 연구에서도 여성이 소수였음을 언급하면서 1994년에 지침을 제시하였다. 이 지침은 1993년 NIH Revitalization Act, Public Law(PL) 103-43과 일관성이 있다. 1990년 8월 24일 NIH Guide for Grants and Contracts 19권 31호와 1990년 9월 28일의 19권 35호에서 기본 입장이 출판된 이래로 여러 번 개정되었다. 2001년 10월 9일 만들어진 가장 최근의 지침은 NIH의 웹 사이트 http://grants2.nih.gov/grants/guide/notice-files/NOT-OD-02-001 html을 참조하기 바란다. (2004년 3월 20일 접근)

를 가지지 못 해왔다는 사실과도 연관되어 있다. 페미니스트 학자들은 보편적인 자유주의 신봉에서부터 차별이나 억압의 정도와 기원에 따라 마르크스 이데올로기나 급진적 마르크스 이데올로기를 신봉한다.

다른 페미니스트 학자들은 세계를 주로 남성중심의 세계로 보고 있다. 즉, 남성이 중심이 되고 남성의 세계관에 기초하는 세계이다. 이러한 견해에서 사회 구조와 경제적 계급은 남성에게 유리하여, 단지 남성이라는 사실만으로 남성은 자동적으로 권위 있고 지배적인 자리에 배치된다. 이 세계를 남성중심의 세계로 보고 있는 학자들에게 있어서 페미니스트 접근은 상이한 조화와 초점의 채택을 의미하고, 그 결과 다른 형태의 탐구를 수행하게 된다.

처음부터 인식해야 할 중요한 점은 페미니즘이 비록 인식론의 문헌에서는 아주 최근에 나타났을지라도, 그 역사는 길고 다양하다는 것이다. 페미니즘이란 다양한 사람들에게 각기 매우 다양한 것을 의미하고, '페미니스트' 접근에 대한 단순한 명칭은 탐구와 그 탐구의 바탕이 되는 철학적 기초가 매우 다른 것을 나타낼 수 있다. 철학적이고 정치적인 측면에서 볼 때 페미니즘의 본질은 더욱 복잡한 의미를 지니게 되는데, 각 차원에서의 다양성의 정도는 어떤 특정한 상황에서 특히 분명하게 드러난다.

그러므로 페미니즘을 마치 하나의 독특한 체계로 보고 논하는 것은 커다란 오해를 불러일으킬 소지가 있다. 페미니즘은 단일하거나 통합된 철학이 아니고 어떤 하나의 단순한 페미니스트 견해가 있는 것도 아니다. 이 장에서는 페미니즘의 제목 하에서 일반적으로 공유되고 있는 특성과 이 제목에 해당될 수 있는 다양한 범위의 이데올로기에 대한 인식을 동시에 보여줌으로써 페미니즘에 대한 이해를 도모하고자 한다.

1848년 세네카 폴스 대회(Seneca Falls Convention)

모든 페미니즘은 여성의 지위를 향상시키는데 헌신하는 정치적 기초를 공유하고 있다. 페미니즘은 철학적으로는 수많은 의미가 있을지라도, 본래는 정치적이다. 그러므로 페미니즘 논의에 대한 합리적인 시작점을 정치운동에 관한 간단한 개요로부터 시작하고자 한다.

정치적 운동으로서의 페미니즘은 적어도 14세기에서부터 현재에 이르기까지의 사회 발전에서 긴 역사를 지니고 있다. 현대 서구 사회에서, 1848년 세네카 폴스 대회(Seneca Falls Convention)는 정치적 운동의 발전에 획기적인 사건으로 여겨지고 있다. 여성의 정치적 운동의 주요 인물인 스탠튼(Elizabeth Cady Stanton)은 1840년 런던에서 열린 세계 반노예대회(the World Anti-Slavery Convention)에 참석하여 모트(Lucretia Mott)를 만났다. 공교롭게도 그 대회에서 스탠튼과 모트를 비롯한 다른 인사들이 여성이라는 이유 때문에 참석이 거부되었다. 그리하여 여성의 입장과 처지를 천명하는 대회를 개최해야만 한다고 생각하게 되었다. 우연하게도 세네카 폴스 대회가 8년 후에 개최되었다. 스탠튼은 이 대회의 핵심이 될 여권선언(Declaration of Sentiments)을 작성하였다. 이 선언은 독립선언서를 기초로 하여 작성되었다. 스탠튼의 작업은 모든 남성과 *여성*은 동등하게 창조되었다는 원리를 전제로 하였다. 스탠튼은 남성의 역할, 특히 여성에 대한 남성들의 행위를 마치 미국 식민지 이주자에 대하여 '끝없이 학대하고 강탈하는 행위를 일삼는'(Stanton, 1889) 영국 국왕의 행위와 동일하게 보았다. 스탠튼은 선언문에서 다음과 같이 결론짓고 있다.

> 현재, 이 나라 사람 과반수에 대한 참정권 미부여(disenfranchisement)에 대하여, 이들의 사회적 종교적 불명예는–위에서 제시한 불공평한 법의 견지에서 볼 때 명백하다. 여성들도 자신이 권리를 박탈당하고, 억압당하고 성스러운 권리를 부정하게 빼앗기고 있음을 느끼고 있기 때문에, 우리는 미국 시민으로서 이들에게 속한 권리와 특권을 즉시 허용하라고 주장하는 바이다.(p. 70)

이 선언서에 100명의 남성과 여성이 서명했다. 그리고 이 문서와 관련된 10가지 결의안이 회의에서 만장일치로 통과되었다. 여성은 여성의 투표권을 얻기 위하여 일해야만 한다는 것을 지지하는 11번째 결의안은 상당한 논쟁을 불러 일으켰고 만장일치가 아닌 투표 결과로 통과되었다. 1920년에 와서야 여성은 투표할 권리를 실제로 갖게 되었고, 세네카 폴스에서의 선언서에 최초로 서명한 사람들 중에 단 한 명만이 살아남아 자신의 투표권을 행사할 수 있었다(Smithsonian Institution, 2003). 젠더와 관련된 이슈들에 관한 의식은 이러한 기념비적인 사건 이후에도 지속되었다. 최근 들어서 임금 평등, 학업과 스포츠, 직업 안정성, 양육과 노약자 간병 등과 같은 다양한 가족 상황에서의 난제들을 유연성있게 대처할 수 있도록 모든 영역에서 여성을 위한 동등한 접근 및 참여 기회에 초점을 둔 정치적 노력이 이루어지고 있다. 여성의 동등한 권리를 보장하는 헌법 수정은 1970년 이래로 계속 논쟁거리가 되어 왔으나, 이 헌법의 수정을 법제화하기 위해 필요한 연방 주의 숫자 부족으로 아직도 승인받지 못하고 있다.

페미니스트 철학

사회 개혁에 대한 열정의 정도나 철학과 과학에서 젠더가 거론되는 의미의 정도와는 관계없이, 페미니스트 견해는 적어도 한 가지 요소에서 공통점을 지니고 있다. 그 요소란 지배적인 가부장제도에 대한 것으로서 이러한 우월적인 주도권을 타파할 정치적 행동의 중요성에 관심을 갖는 것이다. 페미니스트 철학은 이러한 남성–중심의 철학적, 사회적, 문화적 전통에 대한 대안으로 여성–중심의 견해를 제시하고 있다. 이미 언급한대로 많은 생물학적 의학적 연구의 표준화는 연구 대상자로 남성만을 연구한 결과로 이루어져 왔다. 이러한 결과들은 여성이 지닌 독특한 생리학적 현상과 경험에 적용될 수 없기 때문에 제대로 적용되지 못하기도 하였다(글상자 11–1).

글상자 11–1 페미니스트 철학의 기본 원리

- 과학은 본질적으로 젠더화되어 있다.
- 사회와 과학은 지배적인 가부장제와 남성–중심적 편견을 반영한다.
- 여성–중심적 견해는 남성–중심적 철학과 사회문화적 전통에 대한 적절한 대안이다.
- 페미니즘은 여성의 지위 향상에 기여한다.

흔히 여성은 남성보다 열등하다고 판단되어 왔다. 이는 여성과 남성을 각각 분리해서 연구한 결과에서 그 차이가 확인되었다. 여성이 열등하다고 가정된 연구에서 가장 흔히 인용된 예 중의 하나는 인간과 도덕 발달에 관한 콜베르그(Kohlberg)의 연구이다. 도덕 발달에 관한 그의 고전적인 연구에서 콜베르그(1981 ; Power, Higgins–D'Alessandro, & Kohlberg, 1989)는 다양한 발달 시기를 확인하였고, 학생들이 발달 수준을 높이 성취하기 위한 전략들을 제시하였다. 콜베르그 모형에서 여학생들은 남학생들보다 상당히 다른(예를 들면, 낮은) 수준의 발달을 보여주었다. 이 연구에 의하면, 여성들은 지적으로나 도덕적으로 덜 발달되거나 덜 성숙되는 것으로 보였다. 길리건(Gilligan, 1982)은 콜베르그의 연구에 의문을 제기하였는데, 즉 그 조사는 남성의 행동 특성을 반영하는 것들이고 이들을 여성에게 적용하는 것은 타당하지 않다고 지적하였다. 길리건이 여학생과 여성들의 도덕적 문제해결에 대해 연구한 결과, 여성들은 문제에 대하여 상당히 다른 오리엔테이션을 가지고 있음을 발견하게 되었다. 여성들에게는 윤리적 문제들이 다르게 형성되었다. 다시 말하자면, 주요 요소들과 핵심 이슈들이 상이하게 지각되었다. 그 결과로 인해 문제를 해결하는 방법과 기술도 달랐다. 이는 다른 참조 틀을 나타내는 것이며, 도덕 발달이 더 높거나 낮은 것을 반영하는 것은 아니라는 사실이다.

이 연구를 확실하게 하기 위하여, Belenky 등(1986)은 135명의 여성을 심층 면담하였다. 이 중에서 90명은 현재 학생이거나 최근 졸업생이었고 나머지 45명은 가족 관련 기관에서 모집한 여성이었다. 이 연구 결과에서 여성들은 남성과 실질적으로 다르게 세계와 상호작용하고 인식하는 방식을 갖고 있는 것으로 나타났다. 지식에 대한 가부장적 견해에서는 남성의 지적 과정과 일관성이 있는 한 가지 방식만을 지식 습득에서 허용하고 있다. 그리고 세계를 다른 방식으로 보는 것은 억압되거나 폄하되었다.

페미니즘에서는 과학은 본질적으로 젠더화된다고 본다. 즉, 여성에 대한 취급이나 연구에서의 여성 대상자 배제뿐만 아니라 과학으로 인정하는 독점적인 견해에서도 젠더화되어 있다고 주장한다. 과학과 관련된 페미니스트 철학이 지닌 핵심적인 포인트는 바로 이렇게 가정된 남성 중심적 편견에 두고 있다. 다시 말하면, 실재가 존재하는 방식에 대한 일반적인 가정들이 남성 중심적 편견에 반영되어 있다는 것이다. 켈러(Keller, 1983a)는 과학의 지위와 객관성에 대한 생각을 본질적으로 남성적인 것으로 설명하고 있다. 전통적인 과학에서 필수적인 객관성을 반영하고 있는, 즉 지식과 식자의 분리는 이 둘의 존재를 통합하기 위한 특정한 방법론이나 상호작용을 필요로 하고 있다. 이성과 논리는 지식의 매개체로 이용되지만 감정이나 느낌은 이용되지 않는다. 과학은 또한 자연을 여성으로, 즉 통제되거나 정복되어야만 하는 어떤 것으로 봄으로써, 결국 남성적인 편견을 반영한다고 간주할 수 있다.2)

철학자 하딩(Sandra Harding, 1986)은 페미니즘을 세 가지 형태 즉, 페미니스트 경험주의, 페미니스트 관점, 그리고 페미니스트 포스트모더니즘으로 구분하였다. **페미니스트 경험주의**는 전통적인 과학이 보다 평등하고 포괄적이어야 한다고 주장한다. 이 견해에 의하면, 과학이 직면한 주요 문제는 제한된 견해를 가지고 있다는 것이다. 페미니스트 접근은 보다 넓은 견해를 제공하므로 실제로 기존 과학을 위협하기 보다는 증진시키게 된다(Harding, 1986, pp. 24-25). 페미니스트 경험주의를 신봉하는 페미니스트 연구자는 자신이 페미니스트 연구를 수행한다고 인식하지 못할 수도 있다. 그 대신에 '자신은 과학의 현존하는 규칙과 원리를 보다 엄밀하게 따르는 것'으로 여긴다(Harding, 1991, p. 111). 글상자 11-2는 페미니스트 철학의 여러 가지 형태를 요약해서 보여주고 있다.

2) 여기에서 성 정체성에 대한 프로이드의 비유가 가장 주목할 만하다. 켈러(1983b)는 정체감 형성에 대한 토론에서 다른 발달심리학자들과 마찬가지로 이러한 몇 가지 강조점을 파악하고 있다.

글상자 11-2 페미니즘의 형태(Harding, 1991)

- 페미니스트 경험주의: 이 견해는 과학에 대한 기존의 방법론과 규칙을 고수한다.
- 페미니스트 관점 : 지식 구축에서 여성의 견해가 남성의 견해보다 더 많은 장점을 가지고 있다.
- 페미니스트 모더니즘 : 단일한 인간 경험 (메타내러티브는 없다)은 없다. 인간 경험은 사회적 지위, 인종, 그리고 젠더에 따라서 다양하다.

페미니스트 경험주의는 '기존의 방법론적 규범'을 고수한다(Harding, 1986, p. 25) 그 결과 주류 과학에서 보다 잘 수용될 수 있는 견해로 제시되고 있다. 그러나 히딩(1991)은 페미니스트 경험주의의 효과를 제한하는 많은 문제점을 발견하였다. 주요 문제는 페미니스트 경험주의의 주요 강점으로부터 초래되는 상황에 관한 것이다. 페미니스트 경험주의는 과학적 방법에 따른 전통적인 수행은 과학에 편견을 불러들인 책임은 있지만, 그래도 이 방법은 엄밀한 과학을 위해 적절하다고 옹호한다. 하딩에 의하면, 과학의 바로 이러한 규칙과 규범들 때문에 기존의 남성 중심적 편견이 생겨났다는 것이다. 이러한 페미니스트 견해를 지닌 여성 과학자가 합류한다 할지라도 전통적인 방법을 고수하는 한에 있어서는 과학의 수행 방식은 변경되지 않을 것이다.

페미니스트 관점은 여성의 견해가 '자연과 사회생활에 대하여 해석하고 설명하는데 있어서 도덕적으로나 과학적으로나 보다 나은 기초'가 된다는 것을 신봉한다(Harding, 1986, p. 26). 페미니스트 관점은 연구자의 젠더와 사회적 지위가 탐구의 수행과 결과에 영향을 준다고 생각한다. 이러한 입장은 남성이 인간사회 질서에서 우세한 위치를 차지하고 있다는 생각에 기초하고 있으며, 이렇게 유리한 입장은 결국 '불공평하고 그릇된 이해'를 가져왔다고 전제한다(p.26). 이에 반해, 여성의 입장은 '보다 완전하고 덜 왜곡된 이해를 할 수 있게 해준다'(p. 26).

위의 두 가지 유형의 페미니스트 사고를 고려하면서도, 하딩은 **상대주의**를 인정하고 있다. 즉 지식 주장은 특정한 맥락과 관련해서 고려되어야만 한다고 생각한다. 상대주의는 다양한 입장을 동등한 토대 위에 놓고서, 이들 모두가 동등하게 정당하다고 인정하고 가치도 동등하다고 여긴다. 이러한 견해는 정련화되어야 할뿐만 아니라 논쟁의 여지도 있지만, 철학적 상대주의와는 일치하지 않는다. 알렌(Allen, 1992)이 지적하듯이, 페미니스트들은 자신들의 견해는 '인종주의와 여성 차별이나 계급주의(p. 1)에 대한 단순한 대안'이 아니라 바람직한 대안이라고 믿는다. 후속적인 정련화의 필요성은 모든 과학이 갖고 있는 조건이므로(Harding, 1986, p. 27) 페미니스트 견해의 불완전성도 과학의 맥락 내에서 과연 적절한가가 검토되어야만 한다.

이전의 견해들에 대해서 한 가지 비판할 것은 단일한 여성의 견해가 있다라는 분명한 입장이다. 여성의 경험은 인종이나 계급과 같은 요인들의 영향을 받아 다양할지 모른다. 본질적으로 어떤 한 가지 견해 혹은 '일련의 규칙들'이 여성의 경험을 반영할 수 있는지는 의문이다(Harding, 1986, pp. 26–27). 이 점으로 인해 하딩에 의해 묘사된 페미니즘의 마지막 형태인 **페미니스트 포스트모더니즘**에 의한 비판이 야기되었다. 페미니스트 포스트모더니즘은 사회적 지위, 정치적 정체성, 그리고 인종 등과 같은 것들에 의해 인간의 개별적인 경험이 상쇄되는 현대 사회의 '굴절된 정체성'의 존재를 인정한다. 하딩은 이러한 개별적인 '인간' 경험이 그녀가 '남성적인' 경험으로 표현한 것을 반영하는 것이라고 덧붙였다(p. 28).

여성이 여러 가지 방식으로 과학에서 주변적인 위치를 차지한다는 인식은 다른 억압받는 집단의 부재나 침묵을 그대로 반영한 것이다. 이에 반응하여, 억압받는 집단 구성원들에게 '목소리를 부여하는(give voice)" 새로운 연구 영역이 생겨나게 되었다. 여성들의 연구는 학문적 세팅에서 합법성을 찾아서 도출하는 영역들의 첫 번째 타자가 되었다. 학문적 초점도 다양한 인종적, 문화적 혹은 사회적 집단의 고유한 견해들을 다루게 되었다. 이 분야의 연구들은 현대적 사고뿐 아니라 역사에 침투해 있는 기존의 백인 남성–중심의 견해에 대항한다. 비록 페미니스트 포스트모더니즘이 여성의 상황에 특히 관심을 기울이지만, 다른 유사한 소외 집단의 세계관을 다루는 대안적인 견해들도 수용한다.

페미니스트 철학의 성과

페미니스트 철학은 분명히 다양한 형태를 띠고 있다. 한 가지 성과는 보다 많은 여성들을 '과학자'가 되도록 교육하고 훈련할 수 있다는 것이다. 여성이 과학에서 단순히 존재하는 것만으로도 과학적 노력이 증진된다는 견해가 있을 수 있다. 이러한 입장은 젠더 간에 자연적으로 내재된 차이가 있으며, 이는 과학자들 간의 다양성은 다양한 준거 틀을 가져오게 한다는 생각을 뒷받침한다.

젠더에 따른 일반적인 차이의 하나는 남성과 여성이 세계 및 다른 존재들과 관련짓는 방식들과 연관되어 있다. 길리건(1982)의 응답자들은 도덕적 딜레마를 확인하고 문제를 해결하는 접근방식에서 복잡한 관계들에 대한 이해를 통해 더 많은 행동을 취하게 되었다. 이러한 견해는 지각된 위계질서적인 가치와 원리로부터 유도된 남성의 견해와 대조된다. 하딩(1991)과 켈러(1983b)는 모두 페미니스트 과학에 대한 논의에서 맥클린톡(Barbara McClintock)과 카슨(Rachel Carson)의 업적을 인용하였는데, 둘 다 세계에 대한 보다 상대적인 접근에 대한 사례를 제시하였다. 맥클린톡은 옥수수 유전에 대한 업적에서 탁월성을 인정받게 되었는데, 특히 염색체에 따른 유전자의 위치 변경 방식에 관해 인정을 받았다.[3] 일반생태학을 개발한 것으로 잘 알려진 카슨(1941, 1962)은 살충체 사용 및 환경 오염에 대한 반대 논쟁으로도 잘 알려져 있다. 이 모든 예는 여성 철학자들이 '페미니스트' 과학의 '여성적' 존재론이라고 일컫고 있는 것들을 잘 보여주고 있다.

이러한 예들에서 보여주는 바와 같이, '페미니스트' 견해는 세계의 요소들은 서로 불가분의 복잡한 관계에 기초하고 있다고 본다. 그 외에도 탐구하는데 있어서 연구자를 '지식(the known)'을 추구하기 위해 거리를 둔 '식자(knower)'로 간주하기 보다는 비판적인 연결로 보고 있다. 연구자의 역할은 인정되고 가치화되어야 한다. 그리고 연구 대상자도 연구를 형성하는데 관여하는 것으로 (혹은 적어도 작용할만한 가치가 있는) 여겨져야만 한다.

관련성과 연결성의 개념은 환원주의, 맥락과 가치-배제적 탐구, 유일한 진리(Truth), 그리고 근본주의를 지지하는 논리실증주의의 신조와는 대조를 이룬다. 사실상 과학에 대한 이러한 개념화는 엄격한 경험주의, 특히 논리실증주의가 갖고 있는 수많은 제한점과 비판을 보여준다. 그러나 이는 또한 과학과 '페미니스트' 견해의 유효성에 대한 많은 우려를 불러일으키기도 한다. 우선, 세계 내 요소들 간의 연결성과 관련성의 개념은 논리실증주의에 대한 반응에서 시작된 합법적인 질문들이다. 그러나 이들이 내재적으로 젠더화된 아이디어들인지는 명확하지가 않다. 자주 인용되고 있는 자신의 텍스트에서 길리건(1982)은 이를 아주 날카롭게 지적하고 있다.

> 내가 기술하고 있는 다른 목소리는 젠더가 아니라 주제에 의해 묘사된다. 여기에서 여성과의 연관성은 하나의 경험적 관찰이고, 이는 내가 탐구해온 여성들의 목소리를 통하여

---

3) 맥클린톡 박사의 상당한 업적은 그냥 참조할 만한 것 그 이상의 가치를 지니고 있다. 맥클린톡은 1927년 코넬대학에서 식물학 박사학위를 취득하였다. 그 당시에는 여성과 학자가 드물었고, 여성이 코넬에서 유전학을 전공하는 것은 허용되지 않았다. 그녀는 옥수수의 유전적 구성요소를 연구했고 다양한 혁신적인 발견을 하게 되었는데, 특히 유전의 전환적인 본성의 아이디어로 인정받고 있다. 맥클린톡은 많은 "사실들"에 대한 비영속성을 보여주며, 그 본성을 이해하기 위해서는 총체적인 유기체에서 살펴볼 필요가 있음을 강조하였다. 맥클린톡은 미국과학재단에서 세 번째로 선출된 여성이었으며, Mational Medal of Science상의 수상자이고, 맥아더 재단에서 첫 번째로 지원을 받았고, 생리학 혹은 의학에서 노벨상을 혼자 수상한 첫 번째 여성이기도 하다. 기타 정보는 E. F. Keller(1983b)가 쓴 전기를 참조하시오. 추가적으로 국립의학도서관(National Library of Medicine) 과학 프로파일은 NLM 웹사이트(http://profiles.nlm.gov/)에서 볼 수 있다.

주로 나온 것이다. 그러나 이 연관성은 절대적인 것이 아니다. 남성과 여성의 목소리를 대조시킨 것은 두 가지 사고 양식의 구분을 강조하고자 한 것이고, 성에 대한 일반화를 제시하기 보다는 해석의 문제에 초점을 두기 위한 것이다.(p. 2)

길리건은 여기에서 '경험과 사고의 상호작용과 그들이 내는 다른 목소리와 대화들' 속에 주로 있는 것에 관심을 두었다(p. 2). 페미니스트들은 젠더의 직접적인 결과로서 여성의 경험은 상호작용에 영향을 줄 것이고, 그 결과로 나타나는 대화에도 영향을 줄 것이라고 틀림없이 주장할 것이다. 이러한 입장과 같은 과도한 일반화에 대해서는 주의할 필요가 있는데, 이는 하딩(1986)이 굴절된 정체성에 관한 논의에서 명백하게 다루고 있다.

이와 비슷한 우려는 과학에 대한 특정한 견해 그리고 특정한 젠더가 반영된 실재에 대한 명명화와 관련되어 있다. 페미니스트들은 과학은 필수불가결하게 젠더화되어 있으며, 전통적인 경험주의 탐구 양식은 남성 중심적 견해를 반영한다고 주장한다. '지식'에 대한 '식자'의 영향은 아주 분명하여 완벽한 객관성에 대하여 의문을 갖는 것을 정당화시킨다. 그렇다고 과학이 필수불가결하게 남성적이라는 주장은 보다 다루기 힘든 문제이다. 역사적으로 남성은 과학자로서 중요한 위치를 차지하여 왔고 전통 과학의 수많은 영역을 지속적으로 지배해 왔다. 전통 과학과 흔히 관련되는 논리실증주의 또한 앞에서 언급한대로 상당한 제한점을 지니고 있다. 이러한 제한점은 젠더와 관련 없이도 합법적인 비판의 지적을 받을 수 있지만, 젠더라는 라벨을 적용하면 비판의 중심점을 강화하면서 동시에 관심을 바꾸게 하는 효과를 갖게 한다.

간호를 위한 적용

이론개발자로 잘 알려진 간호 전문가인 친(Peggy Chinn, 1989)은 지식 개발에서 젠더와 관련하여 구체화된 심각한 모순을 인정하면서 지식에 대한 보다 포괄적인 견해를 제안하고 있다. 그는 건강의 핵심 요소로 '전체성(wholeness)'에 초점을 두는 것이 간호라고 주장하였다. 카퍼(Carper, 1978)가 제시한 앎의 유형에 덧붙여 친은 다음과 같이 제시하고 있다.

> 간호사는 통합과 전체성의 렌즈를 통하여 세계를 본다. 하나의 부분적인 방법에서 나온 앎이 충분하다고 생각할 수 없다. 우리는 경험의 다른 차원은 등한시하고 오직 한 가지 앎의 방식에 의존할 수 없다. 우리는 총체적인 방식으로 실재를 경험한다는 것을 알고 있다.(p. 72)

친은 '안위와 치유 환경'을 만들어 가면서 모든 간호 행위의 핵심인 평화와 건강의 간호세계 구축을 꿈꾸었다(p. 73). 간호사는 인간-중심적이고 이해력이 있어야 하고 모든 타인의 경험에 대한 동정심을 발전시켜야 한다.

이러한 발전은 페미니즘 없이도 가능하지만, 친(1989)은 페미니스트 사고는 우리가 미래를 상상할 수 있는 다른 차원의 가능성을 가져다 준다고 주장한다. 이 차원은 권력 관계와 권력의 분배, 그리고 자유에 대한 직관을 제공한다. 권력에 대한 이러한 아이디어는 확실하게 정치적 요소를 지니고 있는데, 이는 '여성이고 간호사인 우리의 모든 개인적인 환경은 보다 큰 정치적 현실 속에서 자라나고 또 만들어지기 때문이다'(p. 73). 페미니즘에서는 간호사의 업무 조건과 실무 범위와 같은 사적인 문제와 상황들은 정치적인 요소를 지니고 있다고 지적한다. 이러한 문제들을 맥락적인 차원이 아니고 사적인 문제인 것처럼 개인적인 차원으로만 취급하는 것은 기존의 정치적 역동성을 지속시킬 뿐이라고 주장한다. 따라서 즉각적이고 개인적인 것 또한 정치적인 것으로 간주해야만 한다(p. 73). 변화를 위해서는 맥락과 정치적인 상황을 제기해야지, 이를 개인적인 차원으로 제한해서는 안 된다.

여성들의 정치적 행동주의는 미국사와 세계사의 중요한 부분이 되어 왔다. 정치운동으로서의 페미니즘과 간호 사이의 동맹은 자연적인 것이 아니었다. 남성들에 의해서 제공되었던 군대와 종교적 행위를 통하여 시도되었던 간호 서비스로 인해 남성들은 역사적으로 간호에 강하게 뿌리박혀 있다(Bunting & Campbell, 1990). 시간이 지나면서 간호는 여성이 주도하는 직업으로 변화되었다. 간호의 전문적 위상을 높이기 위한 조직화 노력은 간호사와 사회 개혁에 헌신하는 박애주의적 여성들 간의 동맹을 가져오기도 하였다(Bunting & Campbell, 1990 ; Kalisch & Kalisch, 1995). 간호사는 자신들의 지지 기반을 확립하고자 하였고, 자신들의 전문적 정체성 개발에 노력하였다. 그럼에도 불구하고 이러한 역할은 간호를 전문직으로 끌어올리는데 있어서 여성의 지위를 향상시키는 것과 밀접한 관련이 없는 것으로 보았다. 예를 들면, 미국간호협회의 설립 초기에는 여성의 투표권을 공식적으로 지지하지 않았다. 그래서 간호사들은 페미니즘과 간호 사이에 일정한 거리를 두는데 일조하게 되었다.

후기에 와서도 여성 운동은 일부 간호사들을 소외시켰는데, 왜냐하면 여성의 역할을 재정의하고 기회를 확장시키고자 하는 시기에, 간호사들은 전통적인 여성의 업무 역할을 유지한다고 보았기 때문이다. 일부 여성들은 여성운동의 일부 급진주의적 요소들을 거부하였다. 그러나 1970년대와 1980년대에 와서 이들을 구분하는 선들이 불분명해지면서 핵심적인 쟁점들에 관한 일부 합의가 도출되었다. 젠더가 간호사 업무와 관련된 쟁점에 영향을 끼치는 방식과 간호사들의 상황을 향상시키는데 필요한 노력들에 관한 것들이 앞으로 지속적인 논쟁의 핵심이 될 것이다.

이 전에도 언급하였듯이, 페미니스트 철학에서 나타나는 사적인 것과 정치적인 것의 혼합은 간호사의 업무와도 연관되어 있으며, 이는 페미니즘에서 특히 잘 예증되고 있는 포스트모더니즘의 중요한 특성들을 반영하고 있다. 다양한 실재, 경험의 사회적 구축, 그리고 진리에 대한 대안적 개념들과 같은 포스트모던 견해들은 페미니스트 철학에서 지속적으로 나타나고 있다. 젠더가 논의에 들어가게 되면 주변화와 권력에 대한 개념이 항상 일관성 있게 나타나게 된다. 페미니즘은 현대적 맥락 내에서 간호 지식을 개발할 때 직면하게 되는 수많은 주요 쟁점들을 제기하고 있다.

결론

포스트모더니즘 특히 페미니즘과 연관된 핵심적인 쟁점들은 Patty Lather(1991)가 연구의 가정을 확인하는 과정에서 잘 요약되고 있다. 이 쟁점들은 전통과학의 한계 혹은 '실패'(예를 들면 실증주의), 그리고 과학에서의 가치의 영향, 비판적 접근의 잠재적인 기여도, 그리고 세계를 이해하는 것뿐 아니라 변화시키기 위해 사람들에게 권력을 부여해야 할 필요성 (p. 3)을 포함하고 있다. 그녀는 다른 장르(Derrida, 1974 ; Lattas, 1989)의 학자들과 함께, 포스트모더니즘은 철학 발전의 다음 단계, 즉 결과적으로 나타나는 '후속 형태'가 아니라, 일반적으로 '포스트모던'(p. 5)이라고 일컬어지는 '가끔은 상반된 아이디어와 실무'가 혼합된 편집임에 동의한다.

이러한 의미에서 페미니즘은 아직도 발전하고 진화하고 있는 하나의 철학적 견해로 남아 있다. 페미니즘은 간호학문에서 간호의 수혜자로서의 여성의 경험을 포착하는 방식 때문에 상당한 관심을 받아왔다. 동시에 페미니즘은 간호사들이 돌봄 제공자로서, 권력 소유자로서, 그리고 광범위한 보건의료 체계와 사회 내에서 자신들의 역할을 반영하도록 촉구하고 있다. 페미니즘 철학과 페미니스트 탐구 양식에 대한 발전은 앞으로도 계속 이어질 것이다.

토의 과제

1. 지식 개발을 위한 페미니스트 접근이 기초하고 있는 기본적인 존재론적 입장을 논의하시오.
2. 간호의 관심 현상을 하나 선정하여, 페미니스트 경험주의, 페미니스트 관점 이론, 그리고 페미니스트 포스트모더니즘에 따라 관점들이 어떻게 다양한지에 대해 논의하시오.
3. 일반적인 페미니스트 철학과 포스트모던 철학의 주요 신조들 사이의 유사성과 차이점을 논의하시오.
4. 간호지식 개발에서 나타날 수 있는 페미니스트 탐구 접근법의 장점과 제한점을 논의하시오.
5. 경험적 연구의 전통적인 평가 기준은 페미니즘 철학과 모순이 된다. 간호지식 개발에서 페미니스트 탐구를 이용했을 때 나타나는 공헌을 평가할 수 있는 적절한 준거들을 기술하시오.

참고문헌

Allen, D. G. (1992). Feminism, relativism, and the philosophy of science: An overview. In J. L. Thompson, D. G. Allen & L. Rodrigues-Fisher (Eds.), *Critique, resistance, and action: Working papers in the politics of nursing* (Pub1. No. 14-2504, pp. 1-19). New York: National League for Nursing Press.

Belenky, M. F., Clinchy, B. M., Goldberger, N. R., & Tarule, J. M. (1986). *Women's ways of knowing: The development of self, voice, and mind.* US: Basic Books.

Bunting, S., & Campbell, J. C. (1990). Feminism and nursing: Historical perspectives. *Advances in Nursing Science, 12*(4), 11-24.

Carper, B. A. (1978). Fundamental patterns of knowing in nursing. *Advances in Nursing Science, 1*(1), 13-23.

Carson, R. (1941). *Under the sea-wind, a naturalist's picture of ocean life.* New York: Simon and Schuster.

Carson, R. (1962). *Silent spring.* Boston: Houghton Mifflin.

Chinn, P. L. (1989). Nursing patterns of knowing and feminist thought. *Nursing and Health Care, 10,*

71–75.

Derrida, J. (1974). *Of grammatology* (G. C. Spivak, Trans.). Baltimore: Johns Hopkins University Press.

Gilligan, C. (1982). *In a different voice: Psychological theory and women's development*. Cambridge, MA: Harvard University Press.

Harding, S. (1986). *The science question in feminism*. Ithaca, NY: Cornell University.

Harding, S. (1991). *Whose science? Whose knowledge*? Ithaca, NY: Cornell University.

Kalisch, P. A., & Kalisch, B. J. (1995). *The advance of American nursing*. Philadelphia: J. B. Lippincott.

Keller, E. F. (1983a). Gender and science. In S. Harding & M. B. Hintikka (Eds.), *Discovering reality*, (pp. 187–205). Boston: D. Reidel.

Keller, E. F. (1983b). *A feeling for the organism: The life and work of Barbara McClintock*. New York: W. H. Freeman.

Kohlberg, L. (1981). *Essays on moral development*. San Francisco: Harper & Row.

Lather, P. (1991). *Getting smart: Feminist research and pedagogy with/in the postmodern*. New York: Routledge.

Lattas, J. (1989). Feminism as a proper name. *Australian Feminist Studies, 9*, 85–96.

Power, F. C., Higgins-D'Alessandro, A., & Kohlberg, L. (1989). *Lawrence Kohlberg's approach to moral education*. New York: Columbia University Press.

Smithsonian Institution. The Seneca Falls convention. Available online at http://www.npg.si.edu/col/Seneca/senfalls1.htm. (Accessed October 28, 2003).

Stanton, E. C. (1889). *A history of woman suffrage* (Vol. 1). Rochester, NY: Fowler and Wells.

CHAPTER 12

간호 지식 개발의 문제와 실제

주요 개념

서술적 신뢰성(descriptive credibility)
소통불가성(incommensurability)
실용주의(pragmatism)
문제 해결(problem solving)
근거-기반 실무(evidence-based practice)
다원주의(pluralism)
처방적 신뢰성(prescriptive credibility)
연구 활용성(research utilization)

간호 지식 발달의 역사를 살펴보면, 학문의 복합적인 특성을 이해하고 탐구를 위한 철학적 토대와 더 나은 발전을 추구하기 위해 점진적으로 노력해 왔음을 알 수 있다. 이러한 추구과정에서 강조된 주제로는 '과학'의 특성, '과학'과 '지식'의 관계, 진리와 이론에 관한 사상 그리고 최근에는 '근거'에 관한 개념이 포함되었다. 지금까지 간호학과 관련된 철학적 질문들에 관한 단정적인 답변들이 부족하기 때문에, 궁극적으로는 탐구가 합리적이고 실용적으로 진행되어야 한다. 간호 지식에 접근하는 더 나은 방식들을 지속적으로 추구한 결과로써, 간호사들은 철학적이고 사회적인 변화에 계속 관심을 가지고 있어야 하며 자기만족을 해서는 안 된다.

간호학과 철학 문헌은 지식을 발전시키는 방식에 관한 다양한 견해를 제공한다. 일부 견해에는 명제 유형들로 표현될 수 있는 형식 이론들이 있다(Ayer, 1959 ; Carnap의 저서 참조, 1967 ; Hempel,

1952 ; Schlick, 1974, 1979). 그 종류로는 '진리' 확립을 위한 감각적 자료의 획득(Locke, 1960/1975), 또는 포퍼(Popper, 1976, 1979)가 말하는 보다 적은 허위성(less falsehood) ; 패러다임의 명료화(Khun, 1962, 1970, 1977) 또는 연구 전통(Laudan, 1977) ; 일관성 있는 유용한 개념의 레파토리의 개발(Toulmin, 1972) ; 또는 계몽, 해체주의 또는 인간 존재에 의미를 부여하거나 형성하는 권력, 권위, 또는 다른 사회적 및 문화적 구조로부터의 '해방'(Bowers & Moore, 1997 ; Gadamer, 1975, 1975, 1976 ; Habermas, 1968 ; Harden, 2000 ; Harding, 1991 ; Horkheimer & Adorno, 1972) 등이 포함된다. 철학자와 간호 학자들은 이런 것들이 지식 발달을 위한 적절한 목적인지에 대해 논쟁하고 있다.

이러한 목표들은 각각 장점과 단점을 갖고 있다. 그러나 장점 이외에도 간호학에 '적합'한지를 고려하는 것 즉 그 관점이 간호학의 목적 및 특성들과 얼마나 일치되는지도 중요하다.

다른 고려 사항에는 **서술적 신뢰성(descriptive credibility)**과 **처방적 신뢰성(descriptive credibility)**도 있다. 서술적 신뢰성이라는 용어는 한 학문 분야의 학자들이 지식과 학문의 확장을 추구하는 방식을 반영하거나 서술하는 철학적 입장에 관한 정도를 지칭한다. 처방적 신뢰성은 지식이 미래의 발전에 의미가 있거나 방어적인 입장을 제시하고 있는 지에 관한 것이다(글상자 12-1).

글상자 12-1 서술적 신뢰성과 처방적 신뢰성

서술적 신뢰성과 처방적 신뢰성은 철학적 입장에 대한 적합성을 평가하는 데에 사용될 수 있다. 처방적 신뢰성에서 핵심 질문은 '그 관점이 그 분야의 진보와 활동에 적절한 지침을 줄 수 있는가?'이다. 서술적 신뢰성에서는 일부의 기존 지식 개발 활동이 이루어지고, 무엇이 일어나고 있는지를 반영해야 한다는 관점으로 즉, 그것이 활동을 묘사하는 데에 적합해야한다는 것이다. 기존의 지식 개발 활동에 맞지 않는 입장은 핵심 요소나 유용성이 결여되어 있을 수 있다.

지식과 간호 목표들 간의 '적합성' 확보

간호학의 본질을 명백히 인식하는 것이 우리가 고려해야 할 핵심적인 요소이다. 간호학자들은 새롭게 출현하는 사조와 관련된 실질적인 함정들을 피해야 할 필요가 있다. 철학과 사회 및 건강 관리에서의 변화를 인지하는 것도 중요하지만, 새로운 이데올로기들을 평가하는데 비판적인 시각을 유지하는 것도 똑같이 중요하다. 사조적 변화와 관련된 간호사의 지식 및 역할에 대한 적합성 그리고 지식 기반 발달에 기여할 수 있는 잠재성 등을 고려해야 할 필요가 있다. 어떤 사조를 채택하려고 할 때에는 학문적인 변화 뿐 아니라 탐구 형태도 검토되어야 하는데 주로 그것들이 현재의 사조를 따르는 것이기 때문이 아니라 간호학의 역할과 목표에 적합한지가 중요하기 때문이다.

그러므로 간호학의 초점, 가치 그리고 정체성에 관한 명확한 개념은 그 아이디어들이 간호 지식 발달에 적합한지를 평가할 때 매우 유용하다. 간호 탐구는 탐구된 현상에 관한 현존하는 신념 및 이데올로기를 인식하는 것과 지식 발달 연구의 잠재적 기여에서부터 시작한다. 현재 입장을 이해한다는 것은 다음에 추구할 방향을 결정할 때 필수적이다. 이는 다른 학문 분야의 관점을 반영하는 '차용된(borrowed)' 지식인지 간호사들이 '간호' 지식 발달에만 초점을 두는 '고유한(unique)' 지식인지에 대한 논쟁의 재판으로 해석되어서는 안 된다. 지식의 소유권은 없다. 사실상, 탐구의 현재 과제는 확산과 협동이 가능한 포괄적인 상황을 만들어 관점을 넓혀나가는 것이다. 그러나 간호사는 현재의 연구가 간호 지식 기반을 강화한다고 확신할 필요가 있다. 간호학에는 발견해내고 탐구하며 개발시킬 필요가 있는 것들이 많다. 인간의 건강 및 사회 발전에 간호사들이 상당히 기여해왔다는 것은 역사를 통해 알 수 있다. 그러나 이러한 유산은 상황에 따라 수정될 필요가 있으며, 이러한 변화하는 역할을 강화할 수 있는 새로운 지식과 변화를 필요로 한다. 간호사들은 적합한지에 관계없이 직접적인 이익을 주는 연구를 굳이 억제해야할 필요는 없지만 가장 필요한 것이 무엇인지에 대한 지속적인 관심을 가져야 할 필요는 있다. 학문 분야에서 절박한 요구들이 이러한 주의없이 논의되어서는 안 된다. 왜냐하면 자신만의 실무 또는 탐구에서 간호사들은 그들의 업무를 실체화시키는 데에 필요한 자원들을 발견하지 못할 수도 있기 때문이다.

다양한 탐구 방법이 받아들여질 수 있는 **다원론(pluralism)**적 관점이 채택되는 경향이 있다. 아마도 이것이 가장 개방적이며 포괄적인 접근법일 것이다. 수많은 저자들은 특정 연구에 적합하게 연구 방법을 선택하거나 병합할 수 있는 다양한 방법들을 추구하고 있다(Baker, Norton, Young, &

Ward, 1998 ; Coward, 1990 ; Letourneau & Allen, 1999). 그런데 다양한 접근법을 병합하거나 선택하는 것에는 어느 정도 어려움이 있다. 철학적 견지에서, 탐구에 이용되는 다양한 전통은 철학적으로 서로 부합되지 않거나 병합 또는 비교될 수 없다. 이들은 서로 다른 존재론을 제시하며, 질적 판단에 상이한 언어와 기준들을 사용한다. **소통불가성(incommensurability)**의 문제라고 알려진 것은 바로 이렇게 그들의 관점들을 직접적으로 비교하지 못하는 것을 말한다. 소통불가성은 상이한 철학 또는 패러다임들, 특히 이론들로부터의 산물은 직접적으로 비교될 수 없다는 것을 의미한다. 대신에 그 발달의 토대가 되는 가치와 오리엔테이션의 입장에서 검토되어야만 한다. 각 전통은 질과 발전 과정을 평가하는 고유한 목표 및 기준을 가진 상이한 세계관에 기초하므로 철학적 전통을 서로 비교하는 것은 매우 어렵다.

20세기 중반 오스트리아 철학자인 화이어아벤트(Feyerabend, 1975)는 지식 개발에 있어서 최대한의 창의성과 혁신성을 주창했다. 그는 단일 방법으로 과학을 탐구하려는 모든 시도를 비난하고, 대신에 '어떤 것이든 좋다(anything goes)'는 이데올로기를 주장하였다.

이 진술은 때로 서양 철학의 역사에서 제시된 지식 개발을 위한 일련의 가능성들을 탐구하는데 특히 즉각적인 호소력을 지닌다. 새로운 영역과 방법론들을 탐구하려는 창조성과 자유는 발견과 지속적인 진보 및 혁신에 중요하다. 그러나 이는 지식 개발의 성과 또는 '과학적' 업적을 평가할 때 나타나는 문제와 유사하다. 다원주의, 다원론, '어떤 것이든 좋다' 그리고 지식 개발에 관한 여타의 잠재적인 관점과 접근법들은 그들의 고유한 기여를 평가하려면 그에 적합한 기준이 개발되어야 한다. 탐구를 지원하는 자원과 확산 수단은 한계가 없는 것이 아니며, 연구자의 시간과 에너지도 무한하지 않다.

궁극적으로 그러한 자원들을 최대한 활용해야하며, 유용하고 생산적인 것은 어떤 탐구 영역과 양식인지 그리고 학문에 유의한 결과를 가져올 수 있는 가능성과 바람직한 방향으로 도움을 주는 방법은 어떤 것인지에 대한 의사결정이 이루어져야 한다.

이 상황에 대한 실제적인 접근법은 그 학문의 필요성과 목표를 고찰하고, 의사결정을 위한 지침으로써 이들을 활용하는 것이다. 간호학의 본질은 지식 개발 활동으로서 간호사의 업무에 유용하고 지침이 되어야 한다. 그러나 그 작업은 매우 다양하여 다원적인 초점과 연구 방향을 가능하게 한다. 그 다양성은 또한 '간호학'이 학문으로서 통합적이고 공통적인 정체성을 유지하는 한편, 변이성을 얼마나 수용할 수 있는지에 대해서는 의문의 여지가 있다.

실용성은 때로 **실용주의(pragmatism)**를 연상시키며, 그 용어는 일상적인 대화에서 호환적으로 사용된다. 철학에서 실용주의는 특별한 의미가 있으며, 철학의 한 학파를 지칭한다. 미국 철학자 윌리엄 제임스(William James)는 종종 철학의 한 학파인 실용주의의 창시자로 간주되고 있다. 윌리엄 제임스(1907)는 나무 주위에서 다람쥐가 빙글빙글 도는 행동적 특성에 관해 동료들과 논쟁을 한 후, 다음과 같은 '실용적 방법'을 기술하였다:

> 나는 다음과 같은 일화를 통해 실용적 방법에 대해 이야기하고자 한다. 실용적 방법은 주로 끝없는 형이상학적 논쟁을 마무리 지을 수 있는 방법의 하나이다. 세상은 하나인가 또는 다양한가? 운명적인가 또는 자유로운가? 물질적인가 또는 영적인가? 이러한 것들은 세상을 선하게 볼 것인지 또는 그렇지 않을 것인지에 대한 관념이며, 그러한 개념에 대한 논쟁들은 결코 끝나지 않는다. 그러한 경우에 실용적 방법은 그 주장들이 각각 실용적인 결과를 가져오는지를 추적함으로써 해석하고자 하는 것이다. 만약 하나의 개념이 다른 개념보다 진리라고 여긴다면, 실제적으로 나타나는 차이는 무엇인가? 실제적인 차이가 없다면, 대안들은 실제적으로 동일함을 의미하며, 모든 논쟁은 쓸데없는 것이 된다. 논쟁이 심각할 때면 항상 우리는 어느 한쪽 또는 다른 한쪽을 따라야만 하는 어떤 실제적인 차이를 제시할 수 있어야만 한다(p.42-43).

요약하자면, 실용주의는 다양한 가능성의 실용적인 결과에 초점을 맞춘 것이다: 하나의 진술이 다른 것과 비교하여 진실이라면, 그 차이는 무엇인가? 이는 실용적이라는 생각과 어떤 유사한 점을 내포하고 있지만, 실용주의 철학은 신념에 대한 결과로서 손에 잡히는 결과를 조사하는데 한계가 없다.

'문제 – 해결' 접근법 채택

문제 해결(problem solving) 접근법은 간호 학문과 실무에 적용할 수 있고, 문제 해결 개념으로 지식 개발 활동을 하고자 하는 간호사들의 욕구와 밀접한 관련성이 있다. 로단(Laudan, 1977)이 제시한 문제 해결 접근법은 '철학보다 더 일상적' (p.11)인 것으로 간주되었다.

그의 언급은 그동안 문제 해결과 과학적 연구의 일반적인 업적을 강조하지 않았었기 때문에 유래되었다고 볼 수 있다. 과학 철학의 대부분은 이론적 산물(논리 또는 과학적 의사결정)과 과학의 구조와 과정(역사주의)과 관련되어 왔다. 사실상 과학은 신뢰할만한 연구와 유의한 성과들의 조합이다. 이러한 공헌을 인지하고 학문의 지식 근간에 대한 과학적 업적을 결합하는 포괄적인 철학 기반이 간호 지식 개발에 적합하고 생산적인 접근법이 될 수 있을 것이다.

쿤(Kuhn, 1962 ; 1970)은 또한 문제 해결에 대한 이러한 개념의 초기 형태를 제시했다. 그는 과학적 활동을 특징짓는 지적 과정을 기술하기 위해 '수수께끼 풀이'라는 구절을 사용했다. 쿤은 논리 실증주의자들이 과학 활동의 산물 특히 이론 개발을 강조하는 것에 반발하였고, 대신에 과학적 과정에 주목할 것을 강조하였다. 로단(Laudan, 1977)도 유사하게 해결-중심 접근법(solution-focused approach)을 강조하고, 과학은 '본질적으로 문제-해결 활동(problem-solving activity)'(p.11)이라고 하였다. 두 철학자 모두는 과학의 초점은 특정 방식에 있지 않고 학문과 관련된 문제를 해결하는 것에 있다는 것이다.

툴민(Toulmin, 1972)은 학문에서 요구하는 것과 기존의 지식과 활용성 사이의 차이에 주의를 기울임으로써 과학의 문제-해결 가능성을 더욱 강조하였다(8장 참조). 툴민에 따르면, 어떤 특정한 문제는 그 학문의 어떤 필요성과 관련이 있다. 이러한 관점에 따르면, 간호학이 해결해야 할 문제는 현재 이해해야 할 필요가 있는 부분이고 지식과 활용성이 부족한 그 어떤 부분이다. 로단은 단지 문제라고 여겨지는 상황이면 충분하며, 특정 기준이나 기록이 필수적인 것은 아니라고 주장한다.

이러한 관점에서 볼 때, 문제는 본질적으로 인식론적이며, 실무 문제나 수행의 문제와 혼동되어서는 안 된다. 왜냐하면 이 문제-해결 작업은 지식 개발에 초점을 둔 것이기 때문에, 부가적인 지식에 관한 학문적 요구들이 문제를 정의하는 데에 있어서 일차적인 고려 사항이 되어야만 한다. 간호사들이 의무적인 초과 근무를 해야 할 필요성 여부에 관한 연구는 그 학문의 인식론적 기반을 확장하는데 기여하는 것 같지 않다. 그러나 (돌봄과 관련된) 질의 개념화(conceptualization of quality)는 간호학에서 의미 있고 지속적인 관심사이다. 간호의 질에 관한 이해를 확장하고 명료화하며 서술하는 것은 간호 지식 기반에 상당히 기여할 수 있으며, 간호사의 일일업무 시간량이 적절한 관심사라고 할 수 있다. 두 가지는 유사해 보일 수도 있지만, 상당한 차이점이 있다. 의무적인 초과 근무에만 초점을 맞추는 것은 그 학문의 지식 기반과 직접적인 관련을 갖고 있지 않기 때문이다. 그러나 간호의 질에 관한 탐구와 간호사 초과 근무와의 관련 가능성은 학문적 초점을 이끌어 낸다. 이는 사소한 문제인 것처럼 보일 수 있지만, 탐구가 학문적 오리엔테이션에 기반을 둔 것일 때에는 학문적 초점과 요구를 충족시키기 위해 조직된 지식 기반을 구축할 잠재성이 훨씬 더 커질 수 있다.

연구 방법의 변화를 고찰해 보면 학문적 문제에 관한 또 다른 예를 들 수 있다. 질적 방법

(qualitative method)은 지난 수십 년에 걸쳐 좀 더 명확해지고 상세해졌다. 질적 방법을 강화하려는 노력은 인간의 삶에 대한 상황과 개인적인 경험들을 포착하기 위한 신뢰할 만한 방법을 고안하려는 다른 학문 분야의 학자들과 간호사들의 요구에 의해서 시작되었다. 또한 통제가 가능하고 객관적인 탐구방법들의 한계를 인식함으로써 전통적인 방법으로는 적절히 이해될 수 없거나, 그러한 접근법으로는 해결할 수 없는 문제들을 해결하기 위하여 질적 연구의 필요성을 제기했다. 통계 지향적인 연구 또한 주로 개별적인 가설을 검정하기 보다는 현상 간의 복합적인 관계를 밝히는 것을 더 강조하는 쪽으로 변화하고 있다.

이렇게 연구 방법이 발전되어온 상황은 학문의 요구와 도전이 변화에 직면했을 때 문제 인식과 정의가 얼마나 변화할 수 있는지를 보면 잘 알 수 있다. 간호학에서는, 인간 건강 상황, 사회적 맥락 및 환경적 상태에서 현저한 변화들이 발생하였다. 이러한 모든 것들은 한 학문 내에서 중점을 두어야 할 적절한 문제들을 확인하는 데에 영향을 준다. 또한 정치적 영향력은 예외적으로 매우 강할 수 있다. 왜냐하면 정치적 영향력은 특정 유형과 관심에 초점을 둔 연구만을 장려하는 자원들을 제공함으로써 특정 분야의 연구를 장려하거나 배제시킬 수 있기 때문이다. 정치적 영향력은 정부의 영역 또는 전형적으로 '정치적'인 것으로 확인된 것들에만 국한된 것이 아니다. 학문은 일반적으로 보상체계를 통해 자체적인 영향력을 지니며, 종종 지원금과 보상으로 자원을 제공받는다. 학문은 아이디어 교환을 위한 여타의 수단들과 확산 기회들을 창출하며 통제한다(Laudan, 1977 ; 1984 ; Toulmin, 1972). 간호 문제는 또한 일반적으로 사회와 건강 관리에서 주요 흐름을 반영한다. 특히 정보 공유와 지원 자금과 관련된 다양한 기전들로 인해 사회적 요구와 그 학문분야에서 설정한 우선순위가 일치하지 않을 수 있다.

문제의 순수한 기능적 본질보다는 인식론적인 것에 일치되도록, '행함(doing)'보다 '앎(knowing)'을 강조해야 할 필요가 있다. 기존의 상황을 정정하는 것은 즉각적이고 실제적인 이득이 될 수 있다. 간호학과 같은 분야에서는 유의하고 의미 있는 성과를 달성할 수 있다. 그러나 여기에서 논의된 의미에서의 문제는 그 학문 분야의 구성원들이 어떻게 그 성과를 달성했는지에 대해 이해할 때까지는 해결될 수 없음을 뜻한다. 그러한 이해 없이, 그 결과가 달성된 방식을 확신하게 하는 업무 기전들에 대한 필수적인 지식을 획득하기란 어려운 것이다. 이와 같은 예들은 청결한 환경에 대한 나이팅게일(Nightingale, 1860 ; 1969)의 연구, 산후열에 대한 젬멜바이스(Semmelweis)의 실험, 위궤양의 원인에 대한 최근 발견 그리고 식이 지방과 심장 질환 간의 관련성 등과 같은 보건의료 역사에서 찾아볼 수 있다. 이러한 상황들 중에서 작용 기전이 이해될 때까지 문제에 대한 해결책으로 받아들여진 것은 하나도 없었다. 때로 이러한 작용 기전들은 원 개념을 생각해낸 사람보다는 다른 과학자들에 의해 밝혀지기도 했다(글상자 12-2). 역사는 또한 새로운 지식과 맥락의 변화에 대한 반응으로 시간이 지남에 따라 문제들이 어떻게 변화하는지도 보여준다. 이러한 변화들 중 일부는 해부학에 대한 이해가 증가함으로써 질병에 대한 고대의 체액설에서, 현미경의 발명을 통한 '세균이론'의 출현으로, 좀 더 최근에는 건강 및 질병과 관련된 생화학 및 유전적 관점을 가지는 이론들이 출현하고 있다.

글상자 12-2 문제 해결의 예

쿤이 변칙성이 문제 해결로 연결되는 단초를 제공하는 것이라고 했던 것처럼, 파스퇴르는 젬멜바이스의 업적을 바탕으로 젬멜바이스가 추천한 무균법을 이용하여 세균학적 기초를 이룩하였다.

간호 문제의 형태

간호지식체 발전에서 직면하고 있는 문제에는 여러 가지 유형이 있다. 간호사는 경험적 문제에 가장 친숙한 경향이 있으며, 그런 문제들은 탐구해야할 필요가 있는 물리적 실재의 측면들과 관련이 있다. 경험적 문제는 감각을 통해 경험될 수 있는 요소들과 관련되어 있다. 그 예로는 검사치, 활력징후 및 상처 치유 측정 등과 같은 생리 현상을 들 수 있다.

개념적 문제는 또한 학문의 지식체 개발 과정과 매우 관련이 깊다. 개념적 문제는 여러 가지 이유로 인하여 경험적 문제보다 탐구 초점으로써 관심을 덜 받아 왔다. 과학은 일부 **논리실증주의**에서 도출되었는데 그 중점은 물리적 실재에 있다.

논리실증주의는 실재의 비경험적 측면들을 무의미하거나 부조리한 영역으로 취급하였다. 개념들과 개념적 문제들의 합당한 역할을 인식함으로써 인간의 인지적 요소는 물리적 세계에 접근할 수 있었다. 결국, 개념들은 정신적 구성 요소이다. 개념을 어떤 식으로 언급하건 간에 인간 내재적 요소에 대한 언급은 과학의 객관적이고자 하는 본질과 반대되는 것처럼 보인다. 전통 과학에서의 개념은 탐구의 가치보다 현상에 대한 단어나 명칭으로 간주되어 왔다. 그러나 개념에 대한 방대한 양의 문헌은 그런 관점이 이러한 인지적 도구들의 본질과 중요성에 대하여 부적절함을 보여준다. 사물을 개념화하는 방식의 가치와 유의성은 지식 개발에서 한 위치를 차지하는 것이 분명하다. 더욱이, 과학에서 가장 문제가 되는 것은 경험적으로 어떻게 관찰되는가 보다는 어떻게 개념화되는가이다.

과학에 대한 최근의 관점은 매우 다양한데 이는 개념적 문제를 탐구의 중요한 초점으로 받아들이는 것(Laudan, 1977)으로부터 모든 과학은 본질적으로 개념적이라는 인식을 인정하는 것까지 다양하다. 일차적인 개념 개발 과정에 대한 이해에 관한 논의에서, 툴민(Toulmin, 1972)은 모든 과학의 방향은 본질적으로 개념적이라는 방향으로 기울어져 있다. Rodgers와 Knafl(2000)은 또한 지식 개발에서 개념의 지배적 역할을 보여주었다. 개념에 부여한 가치와는 무관하게, 개념적 문제들이 학문의 지식체 발전에 중요한 위치를 차지하고 있음은 명백하다.

지식에 관한 문제-해결 접근법의 적절성

간호학적 지식 개발에 문제-해결 접근법을 적용하는 것에는 많은 장점이 있다. 이 접근법의 장점은 실용적으로 즉각적인 적용을 할 수 있다는 것이다. 간호학에서는 적용할 수 있는 지식에 대한 압도적인 요구가 있다. 결과적으로, '문제 해결'은 탐구 초점으로서 특히 호소력을 지니는 것처럼 보인다. 그러나 이미 언급한 것처럼, 철학으로서 문제 해결은 인식론적 초점과 관련이 있으며 단지 학문에서 현재 문제가 되는 상황을 '해결하기 위한' 능력에 있는 것이 아니다. 이 입장에 관한 정확한 해석은 문제가 되는 상황의 기저에 있는 지식 기반에 관한 완전한 이해가 없다면 문제와 효율적으로 대면할 수 없다는 것을 의미한다. 그 성과가 어떻게 또는 왜 성취되었는지에 대한 이해 없이, 불편감 완화, 건강 증진, 질병 치유만으로는 앞으로의 학문 발전과 성장에 기여할 수 없다.

문제-해결 접근법은 간호학의 지식-지향적 목표와 실무-지향적 목표 모두에 적합하다. 로단(1977)과 톨민(1972) 등은 또한 문제들의 역동적이고 변화하는 성질을 강조한다. 이는 인간을 다양하고 변화하며 개인적 실재 또한 변화하기 쉬운 존재로서 보는(Donaldson & Crowley, 1978 ; Flaskerud & Halloran, 1980 ; Schultz, 1987) 간호학의 가치 체계와도 일치한다. 그러므로 간호학은 융통성과 혁신을 허용하고 장려하는 지식 개발 접근법을 필요로 한다. 그러한 측면에서 문제-해결 접근법은 바람직한 결과와 행동의 효율성이 성취되는 방법에 대한 이해를 통해 학문의 진보에 기여하는 의미 있는 잠재성을 지닌다.

지식에 관한 '문제-해결' 접근법은 간호학의 관점과 일치하고 맥락의 변화와 관련된 지식체의 필요성과도 부합된다. 그것은 또한 학문의 많은 다양한 요구와도 일치한다. 과거에 받아들였던 선택된 이론들이나 특정 개념 또는 현상에만 중점을 두게 되면, 지식 기반 확장을 위한 작업에 부적합한 제한점이 제기된다. 대신에 문제 해결에 초점을 두게 되면, 동시에 복합적인 분야에서 연구 진행을 가능하게 하며, 협력적인 연구를 가능하게 한다. 문제-해결 관점에서, 간호사들과 함께 일하는 환자나 고객들의 주관적인 경험이나 개인적인 이야기에 동시에 초점을 두면서, 용어들을 개발하고 결과 기준과 질적 보장 측정법을 개발하는 연구를 추구하는 것은 합리적이다.

이 접근법은 '과학'에 대한 좀 더 구체적이거나 제한적인 접근법들에 익숙했던 이들에게는 너무 개방적이거나 유동적인 것으로 보일 수 있다. 그러한 맥락에서 보면, 전형적인 '과학'에 수반하는 구체성과 엄격한 기준은 결여되어 있을 수 있다. 그러나 간호학의 현 상태는 지식 개발 노력에서 개방성과 융통성을 필요로 한다. 간호 연구에 관한 문제들은 기술 혁신과 일치하는 분류 체계의 필요성, 경험적 현상에 대한 더 광범위한 이해의 필요성과 개인이 건강과 질병 상태를 경험하고 해석하는 방식과 개인적 상황들에 관한 더 큰 이해의 필요성을 포함한 다양한 유형들이 존재한다. 문제-해결 접근법을 너무 엉성한 것으로 인식하거나 규범적인 초점이 결여된 것으로 간주하기 보다는 다양하고 지속적으로 변화하는 많은 문제들을 논의하기에 적합한 창조성과 혁신을 지닌 것으로 보아야 한다.

21세기 간호 이론 개발의 방향을 논의함에 있어, 멜레이즈(Meleis, 1992)는 학문으로서 간호학의 특성 중 일부를 기술했다. 그녀는 다음과 같이 지적 한다:

> 앎은 주의 깊은 체계적인 연구와 임상 실무에서 반복되는 경험으로부터 얻어진다. 이러한 자원들로부터 얻어진 지식을 반영하고, 모든 관계자들에 의해 경험된 관계들의 의미를 해석함으로써 그리고 감정, 가치 및 서로 다른 관점들의 맥락에서 알려진 것을 도출해 냄으로써 이해가 더 증진될 수 있다(p.113).

간호사들은 연구를 위한 새로운 문제들을 확인하는데 있어 폭넓게 생각하도록 격려되어야 한다. 간호학자들은 건강 상황에 대한 다른 생의학적, 심리학적 그리고 사회학적 접근법들을 활용하여 의미 있는 발전을 해 나가고 있다. 이러한 다양한 요소들의 통합은 여전히 인간 존재의 측면에서 발생할 수 있는 복합적인 상호작용에 대한 부가적인 초점을 강조할 필요성이 있다.

그러므로 학문 분야에서 문제 해결의 성공은 적절하게 문제를 확인하고 효과적으로 다양한 유형의 탐구에 적용하도록 새로운 관점에서 상황을 바라보는 능력에 달려있다. 또한 탐구를 위한 새로운 유형들의 개발이 지지될 수 있어야만 한다. 왜냐하면 상이한 문제들과 도전해야 할 과제들이 기존 방법들의 한계를 넘어설 수도 있기 때문이다. 학문 분야의 문제에 관한 논의를 하면서 또한 학문 분야의 '지적 이상(intellectual ideals)'과 일치하는 방식 내에서 문제들을 정의하기 위해서 학문 자체에 대한 이해도 요구된다.

학문에 대한 이런 초점은 가장 의미 있는 것 중의 하나이지만 문제-해결 접근법은 적어도 어느 정도는 간호 발전에 명백히 기여해 왔다는 것이다. 간호과학자들은 연구 문제를 확인하는 데에 있어 정치 및 사회적 측면에서 이용 가능한 자원과 전문적인 기대 및 포부 등에 의해 어느 정도 영향을 받은 기준을 활용함으로써 영향을 받을 수 있다. 그 결과 상황적인 요소들 특히 학문 외적인 요소들이 간호학의 발전을 이끌어 갈 수 있다. 인간 건강과 그 환경에 대한 간호학의 목표, 가치 및 기여에 대한 예리한 인식은 학문 발전에 필수적이다.

로단(1977)과 툴민(1972)이 기술한 것처럼, 문제 해결은 역사주의와 포스트모던 이데올로기와 일치하는 매우 인간적인 요소를 포함한다. 학문 및 개인 연구자가 가지고 있는 판단과 가치는 지식 발전에 중요한 역할을 한다. 접근법의 이러한 측면은 가치 배제적이며 객관적인 접근법을 강조하는 '과학'을 옹호하는 실증주의 철학과는 완전히 대조적인 입장을 취하고 있다.

문제 해결은 과학과 지식을 구별하는 함정을 피할 수 있게 해준다. 그것은 또한 의미 있는 **지식 개발**에 초점을 둔 탐구 기회뿐만 아니라 실무와 철학을 연계할 수 있다. 학자들은 유용한 성과에 대한 열정을 추구하도록 격려될 수 있다.

학문의 지적인 목표 및 적용 모두에 관한 인식은 그동안 간호 연구를 통해 설명된 간호와 인간에 관련된 지속적인 개발을 확고하게 해준다. 그러한 접근법은 지식 기반을 발전시킬 문제의 확인과 효율적 탐구를 목적으로 하는 창조적인 관점 및 생각들을 자극함으로써 촉진될 수 있다.

문제 해결에서의 기존 연구의 역할

문제-해결 접근법은 기존 지식에서 결여된 부분을 해결하고자 하는 탐구의 추구와 학문과 관련된 문제를 확인하기 위해 필요하였다. 문제 해결은 학문에서 진보를 확신할 미래의 탐구 영역을 확인하는 방법뿐만 아니라 기존의 지식과 정보를 조직하고 해석하는 방법을 제공한다. 간호학에서, 많은 행동들은 전통이나 일화적인 보고서에 기반을 둔 것이다. 이러한 상황을 향상시키려는 초기 시도는 현재 지식 수준에 맞추어 간호 실무를 향상시키기 위해 연구 결과를 실무에서 적용할 수 있도록 연구 결과의 활용을 요구하고 있다. 연구 결과를 활용하려는 움직임은 간호학에서 관심을 가지고 연구된 수많은 연구 결과들이 여전히 간호 실무 변화에 활용되지 않고 있다는 것을 인식함으로 자극되었다.

연구 결과의 활용과 관련된 쟁점들을 탐색하기 위해 수많은 연구들이 시도되었다. 특히 임상 실무에서 연구 결과의 적용을 증진하거나 방해하는 요인들을 탐구하기 위해 심도 있는 노력을 기울여 왔다. 1990년대 초기에, 간호 전달체계(nursing care delivery)를 향상시키고 연구 결과의 활용을 증진시키기 위해 세 가지 변별적인 모형들이 개발되었다. CURN과 Settler 그리고 Iowa의 모형들은 연구와 실무 사이의 '격차'를 개념화하고, 연구 결과의 적용에 기반을 둔 실무 변화를 증진시키는 다양한 방식들을 제시하였다. 이런 노력의 결과에는 연구-기반 프로토콜과 실무 가이드라인, 실무 환경에서 연구 결과의 적용촉진을 위한 조직적인 변화, 교육 프로그램과 같은 임상 환경에서 간호사들의 연구 활용 기술의 증진 및 인식을 상승시키고자 하는 노력, 학술적 연구 센터들의 연계, 연구 설비의 배치, 연구 위원회와 저널 클럽 등이 포함된다. 이러한 노력의 명확한 초점은 간호의 질 개선이다.

또한 1980년대와 1990년대 기간에 건강관리의 다른 측면에서도 연구를 활용하기 위해 노력해 왔다. 연구 활용은 **근거 기반 실무(Evidence Based Practice, EBP)**와 같은 건강관리로 알려지게 되었다. 1997년 미국 건강관리 정책 및 연구 기관 (현재 건강관리 연구 및 질을 위한 기관 [AHRQ)]) 은 수많은 근거-기반 실무 센터들을 확립함으로써 연구 결과를 건강관리 실무에 적용시키려는 노력을 가속화했다. 이 센터들의 목적은 '과학 문헌의 엄격하고, 통합적인 합성과 분석들을 기초로 한 근거 중심 보고들과 기술 사정(technology assessment)을 개발하는 것인데, 그 주제로는 임상적, 사회과학/행동과학, 경제적인 것과 관련된 주제들 그리고 다른 건강관리 조직 및 전달체계 상의 쟁점들을 포함한다'(AHRQ, 1/14/04). 근거-기반 실무는 새로 떠오르는 교육 모형의 기본 원칙이 되었을 뿐만 아니라 많은 국가에서도 중요하게 다루어지게 되었다. 근거-기반 의학은 의학 교육 및 실무를 위한 '새로운 패러다임'으로 기술되고 있다. '연구'에서 '활용'에 특히 중점을 두는 것과는 대조적으로, 근거-기반 접근법은 적절한 중재에 관한 의사결정을 내리는데 자료나 다른 형태의 '근거'의 사용을 요구한다. 그러나 체계적인 연구나 다른 형식의 방법들을 통한 자료 수집이 필수적인 것은 아니다. 동료들의 검토를 포함한 엄격한 기준이 항상 바람직하다. 근거-기반 실무를 강조하는 의도는 간호전달에서 전통, 일화, 권위로 인한 함정을 피하고, 간호행동을 다소라도 신뢰할 수 있을 정도로 지지해주는 데에 있다.

잉거솔(Ingersoll, 2000)은 간호 전달에 대한 이런 접근법의 적용과 관련하여 '근거-기반 간호'라는 용어를 사용한다. 그러나 그녀는 근거 기반 실무에 관한 문헌에서 질적 연구 결과들을 활용하는 데에 있어 한계가 있다는 언급을 포함하여, 근거 기반 실무에 관한 많은 사항들이 고려되어야한다고 기술하고 있다. 이외의 고려 사항은 이론과 실무 간의 연계 결여 및 중재의 윤리적 고려의 필요성과 관련된 것이다. 잉거솔(Ingersoll)은 근거 기반 실무를 발표된 연구에 대한 체계적인 검토를 강조하는 현행의 관점을 유지하지만, 개인적 상황과 욕구에 적합한 이론-기반 행동의 중요성을 반영하는 것으로 정의한다(p.152). 근거-기반 간호는 일정 시기 동안 계속하여 논쟁의 주제가 될 것이고 그 동안에 증거 본질에 관한 쟁점, 증거 질 평가 기준, 간호학의 지식 또는 철학적 토대와 증거 간의 연계성은 더 탐색되어야 할 것이다.

결론

간호 연구자들은 '과학'과 '실무'의 연계에 대해 장기간 탐구해 오고 있다. 연구의 활용과 근거 기반 실무 개발에 관한 성과를 얻기 위해 주목할 만한 시도들이 있었으며 간호 상황에 연구 결과의 적용을 촉진하기 위해 상당한 노력들도 해왔다. 연구 결과의 적용은 간호사의 의사결정에 신뢰할 만한 토대를 제공함으로써 실무를 장려할 뿐만 아니라 좀 더 유용한 연구를 할 수 있게 해준다. 다른 연구자들에 의해서만 읽고 사용되는 연구 결과가 학문의 지식 기반과 일치하는 행동을 하는데에 도움을 줄 것이라고는 거의 기대할 수 없다.

연구와 연구 결과의 적용간의 관계에 대한 필요성은 매우 명백하다. 실무는 방어할 수 있고, 특히 효율적이 되려면 권위나 전통 외의 어떤 것에 기반을 두어야만 한다. 그러나 이런 등식에서 실무는 학문의 지식 기반과의 연계가 결여되어 있다. 간호 실무가 항상 기존 지식을 반영하는 것은 아니다. 이미 논의한 바 있듯이, 이 상황은 실무에서 연구 결과의 적용이 실패했다는 것으로 설명될 수 있다. 그러나 학문에서 신봉하는 인식론적 및 존재론적 입장 과 간호 및 간호 행위의 이론적 기초간의 연계가 결여되었다는 것도 원인일 수 있다. 다시 말해서, 간호사들이 하는 많은 활동들은 간호사들의 지식 기반을 반영하지 않을 수도 있다는 것이다. '간호와 관련이 없는' 업무에 간호사가 참여한다는 것은 보건의료계에서는 전반적으로 잘 알려져 있다. 간호사들의 활동에 대한 논의에서 관심사는 간호와 관련이 없는 업무를 간호사들이 한다는 것에 있는 것이 아니라, 간호사들이 신봉하는 신념, 가치관 및 세계관을 반영하는 지식 기반의 관점과 인식에 대해 어떤 생각을 하느냐에 있다.

지식에 대한 문제-해결 접근법은 학문의 연구, 실무 및 발전 간의 격차를 좁히는데 유용할 수 있다. 지식은 지식을 적용하는 사람들의 요구뿐만 아니라 일반적인 지식 기반 성장에도 결부되어질 필요가 있다. 연구를 통해 논의된 문제들이 학문 발전을 얼마나 증진시키는지를 인식함으로써 학문의 지속적인 성장과 진보가 이루어질 수 있다.

문제 해결 접근법은 간호의 이러한 관점들을 연계시킬 수단들을 제공할 수 있는 잠재력이 있다. 과학의 특정한 산물을 요구하는 철학과 달리, 문제 해결은 특정 연구나 연구 유형들이 추구되어야 하는 이유와 연구 결과가 지식 축적에 기여해야 된다는 것을 더 강조하고 있다. 이런 맥락에서 간호학의 목표 및 요구와의 적합성, 장점, 한계점들에 대한 고려 없이 접근법을 선택하는 것은 주의해야 한다. 따라서 문제 해결 접근법을 적용하는 것에도 경고가 있어야 한다. 이 접근법은 특정 방법론,

추상적인 개념 레퍼토리, 현상의 제한적인 배치, 간호 지식 개발을 위한 여타의 접근법들을 대신할 수 있는 신뢰할 만한 대안이다. 문제 해결법은 지식을 적용해야만 하는 간호사들이 필요로 하는 정보를 제공할 뿐만 아니라, 간호학의 지적 기반에 이익을 주고 연구 방법을 확장시켜 직접적으로 지식을 개발하려는 노력에 도움을 줄 수 있다.

토의 과제

1. 문제 해결 접근법이 간호의 목표나 관점에 일치하는지에 대해 논의하시오.
2. 간호의 지식 기반 개발과 관련된 경험적 문제와 개념적 문제 하나를 확인하고 논의하시오.
3. 지식 개발에의 문제 해결 접근법이 근거-기반 실무와 어떻게 유사한지 또는 구별되는지를 논의하시오.
4. 지식 개발에서 문제 해결 접근법의 장점과 제한점에 대해 논의하시오.

참고문헌

Agency for Healthcare Research and Quality. *Evidence based practice centers: Synthesizing scientific evidence to improve quality and effectiveness in health care.* Available online http://www.ahcpr.gov/clinic/epc. (Accessed January 14, 2004).

Ayer, A. J. (Ed.). (1959). *Logical positivism.* New York: Free Press.

Baker, C., Norton, S., Young, P., & Ward, S. (1998). An exploration of methodological pluralism in nursing research. *Research in Nursing and Health, 21,* 545–555.

Bowers, R., & Moore, K. N. (1997). Bakhtin, nursing narratives, and dialogical consciousness. *Advances in Nursing Science, 19*(3), 70–77.

Brett, J. L. (1987). Use of nursing practice research findings. *Nursing Research, 36,* 344–349.

Brock, A. J. (Ed, & Trans.). (1972). *Greek medicine, being extracts illustrative of medical writers from Hippocrater to Galen.* London: Dent.

Carnap, R. (1967). *The logical structure of the world: Pseudoproblems in philosophy.* (R. A. George, Trans.). Berkeley: University of California Press.

Coward, D. D. (1990). Critical multiplism: A research strategy for nursing science. *Image: Journal of Nursing Scholarship, 22,* 163–167.

Donaldson, S. K., & Crowley, D. M. (1978). The discipline of nursing. *Nursing Outlook, 26,* 113–120.

Evidence-Based Medicine Working Group. (1992). Evidence-based medicine: A new approach to teaching the practice of medicine. *Journal of the American Medical Association, 268,* 2420–2425.

Feyerabend, P. K. (1975). *Against method.* London: Humanities Press.

Flaskerud, J. H., & Halloran, E. J. (1980). Areas of agreement in nursing theory development. *Advances in Nursing Science, 3*(1), 1–7.

Funk, S. G., Tornquist, E. M., & Champagne, M. T. (1995). Barriers and facilitators of research utilization: An integrative review. *Nursing Clinics of North America, 30,* 395–407.

Gadamer, H. (1975). *Truth and method.* (G. Barden and J. Cumming, Trans. and Eds.). New York: Seabury Press.

Gadamer, H. (1976). *Philosophical hermeneutics.* (D. E. Linge, Trans). Berkeley University of California Press.

Galen (1997). *Selected works.* (P. N. Singer, Trans.). Oxford: Oxford University Press.

Habermas, J. (1968). *Knowledge and human interests.* (J. J. Shapiro, trans.). Boston: Beacon Press.

Harden, J. (2000). Language, discourse and the chronotope: Applying literary theory to the narratives in health care. *Journal of Advanced Nursing, 31,* 506–512.

Harding, S. (1991). *Whose science? Whose knowledge?* Ithaca, NY: Cornell University.

Harvey, W. (1958). *The circulation of the blood.* (K. J. Franklin, Trans.). Oxford: Blackwell Scientific Publications.

Hempel, C. G. (1952). *Philosophy of natural science.* Englewood Cliffs, NJ: Prentice Hall.

Horkheimer, M., & Adorno, T. W. (1972). *Dialectic of enlightenment* (J. Cumming, Trans.). New York: Herder & Herder.

Ingersoll, G. (2000). Evidence-based nursing: What it is and what it isn't. *Nursing Outlook, 48,* 151–152.

James, W. (1907). *Pragmatism.* Cleveland, OH: World Publishing Company.

Kuhn, T. S. (1962). *The structure of scientific revolutions*. Chicago: University of Chicago Press.

Kuhn, T. S. (1970). *The structure of scientific revolutions*. (2nd Ed.). Chicago: University of Chicago Press.

Kuhn, T. S. (1977). *The essential tension*. Chicago: University of Chicago Press.

Larson, E. (1989). Using the CURN project to teach research utilization in a baccalaureate program. *Western Journal of Nursing Research, 11*, 593-599.

Laudan, L. (1977). *Progress and its problems: Towards a theory of scientific growth*. Berkeley: University of California Press.

Laudan, L. (1984). *Science and values: The aims of science and their role in scientific debate*. Berkeley: University of California Press.

Letourneau, N., & Allen, M. (1999). Post-positivistic critical multiplism: A beginning dialogue. *Journal of Advanced Nursing, 30*, 623-630.

Locke, J. (1975). *An essay concerning human understanding* (P. Nidditch, Ed.). Oxford: Oxford University Press. (Original work published 1690).

Meleis, A. I. (1992). Directions for nursing theory development in the 21st century. *Nursing Science Quarterly, 5*, 112-117.

Nightingale, F. (1969). *Notes on nursing: What it is, and what it is not*. New York: Dover. (Original work published 1860).

Popper, K. R. (1976). *Conjecture and refutations*. London: Routledge & Kegan Paul. (Original work published 1963).

Popper, K. R. (1979). *Objective knowledge*. Oxford: Oxford University Press. (Original work published 1972).

Rodgers, B. L., & Knafl, K. A. (2000). *Concept development in nursing: Foundations, techniques, and applications*. Philadelphia: W. B. Saunders.

Romyn, D. M., Allen, M. N., Boschma, G., Duncan, S. M., Edgecomb, N., Jensen, L. A., Ross-Kerr, J. C., Marck, P., Salsali, M., Tourangeau, A. E., & Warnock, F. (2003). The notion of evidence in evidence-based practice. *Journal of Professional Nursing, 19*, 184-188.

Schlick, M. (1974). *General theory of knowledge*. (A. E. Blumberg, Trans.). New York: Springer-Verlag.

Schlick, M. (1979). *Philosophical papers*. (H. L. Mulder & B. F. B. van de Velde-Schlick, Ed.; P. Heath, Trans.). Boston: D. Reider Publishing Company.

Schultz, P. R. (1987). Toward holistic inquiry in nursing: A proposal for synthesis of patterns and methods. *Scholarly Inquiry for Nursing Practice: An International Journal, 1,* 135–146.

Stetler, C. B. (1985). Research utilization: Defining the concept. *Image: Journal of Nursing Scholarship, 17,* 40–44.

Stetler, C. B. (2001). Updation the Stetler Model of research utilization to facilitate evidence-based practice. *Nursing Outlook, 49,* 272–279.

Stewart, M. A. (Ed.). *Selected philosophical papers of R. Boyle.* Manchester, England: Manchester University Press.

Titler, M. G., & Menters, J. C. (1999). Research utilization in gerontological nursing practice. *Journal of Gerontological Nursing, 25*(6), 6–9.

Toulmin, S. (1972). *Human understanding.* Princeton, NJ: Princeton University Press.

Upton, D. J. (1999). How can we achieve evidence-based practice if we have a theory-practice gap in nursing today? *Journal of Advanced Nursing, 29,* 188–193.

White, J. M., Leske, J. S., & Pearcy, J. M. (1995). Models and processes of research utilization. *Nursing Clinics of North America, 30,* 409–420.

CHAPTER 13

간호 지식 개발을 위한 모형

주요 개념

아날로그 모형(analog model)
개념 모형(conceptual model)
담론(discourse)
형식 이론(formal theory)
메타이론(meta theory)
중범위 이론(middle-range theory)
내러티브(narrative)
이야기(story)
개념개발(concept development)
서술적 이론(descriptive theory)
경험(experience)
거대이론(grand theory)
소범위 이론(micro-range theory)
모형(model)
상황적합 이론(situation-specific theory)
상징 모형(symbolic model)

'간호 지식 개발을 위한 모형'은 틀림없이 간호사들에게 다양한 이미지들을 떠오르게 할 것이다. '모형'이라는 용어는 간호사를 안내하는 연구와 효율적인 실무를 증진하는 도구로서 학문을 표현하기 위해 고안된 모든 이론들과 개념 모형들에 관한 생각을 나타낸 것이다. 본 장에서 '모형'이라는 용어는 지식 개발을 위한 지침으로서 간호학의 세계관을 반영하고자 하는 의도로 사용함으로써 일부 유사성을 지닌다. **모형(model)**은 아이디어들의 도해 또는 재현이다. 모형은 다양한 형식들로 존재한다. 아이디어의 요소들을 표현하는 데에 상징이나 그림 같은 이미지들을 사용한 **상징 모형(symbolic**

model)은 조직화한 아이디어의 도해이다. 플로 차트, 도표와 신경경로, 피부분절, 경혈, 순환계, 크렙스(Krebs)회로 등과 같이 생리학적 기초 기능을 재현하는 도해들을 자주 접하고 있는 간호사들에게는 이런 유형의 모형이 친숙하다.

아날로그 모형(analog model)은 간호학에서 흔히 사용되는 모형 중 하나이다. 아날로그 모형은 아날로그를 이용하여 설명하거나 비교를 통해 두 사물 간의 유사성을 제시한다. 아날로그 모형은 전형적으로, 새롭거나 낯선 아이디어를 친숙하고 좀 더 잘 이해가 되는 것과 비교한다. 심장의 기능을 펌프에 비유한 것이 그 대표적인 예이다.

개념 모형(conceptual model)도 또한 간호학에서 흔히 나타나는 모형이다. 이 유형은 1970년대와 1980년대에 주로 개발된 이론 구축에 사용되었다. 개념 모형은 간호사가 실무에서 활용하는 데에 있어 시각적으로 참조할 수 있게 하고 생각들을 도식화하는 방식으로 다양한 개념들을 연결시킨다. '개념 모형'이라는 용어는 그 당시 '이론'보다 좁은 의미로 경직되어 있었기 때문에 이런 요소들을 서술하는데 사용되어 지곤 했었다. 간호학에서 일부 '모형들'은 '이론'으로서의 예견된 특수성과 지지 증거들이 결여되어 있기 때문에 발전의 더 낮은 수준으로 간주되었다. 그 결과, '이론'이라기보다는 개념 모형이라는 용어가 적용되었다.

본 장에서, **모형**이라는 용어는 발견적 모형-계획, 아이디어, 또는 탐구 지침을 나타낸다. 간호 지식 개발을 촉진시킬 수 있는 모형 형성 가능성은 이데올로기적, 철학적 또는 실무적 접근법에 의거하며, 또한 실증 지향적인 것이나 비실증 지향적일 수 있으나 두 범주가 항상 상호 배타적인 것은 아니다. 간호사는 사고방식으로서 모형의 주장과 입장을 규명하거나 검증할 수 있다.

글상자 13-1 모형의 유형

- 상징 모형,
- 아날로그 모형
- 개념 모형
- 해석학 모형

지식 개발을 위한 모형 제안

다양하고 상이한 초점들은 지식 개발을 자극하고, 간호학적 잠재성에 대해 생각하도록 촉구한다. 본 장에서는 간호학 발전을 위해 목표와 범주를 확인하고 이론이나 개념 개발 등과 같은 탐구의 구체적인 목적들과 같은 철학적인 고려 사항들에는 앞으로 간호학 지식 발달이 이루어져야 할 영역과 같은 것도 포함된다. 간호사는 또한 경험과 이야기에 대한 연구와 같은 인간 중심적 탐구 유형의 잠재성을 고려하고, 인간의 삶의 맥락과 담론 및 이데올로기의 비판에 대한 초점을 체화시키도록 격려되고 있다. 여기에서 논의된 주제들은 결코 가능성이 있는 것들의 끝없는 목록이거나 우선순위를 나타내는 것도 아니다. 이 주제들은 그 분야에서 지식 개발 활동을 자극할 수 있다고 여겨지는 성과 잠재성이 있는 연구 분야로서 제시된 것이다.

목표, 범주 및 진보에 대한 아이디어 규명

진보에 대한 정의와 진보를 결정하는 기준 그리고 간호학의 목표를 확인하려는 탐구는 간호학의 모든 지식 개발 활동에 이득이 될 수 있다. 그러한 활동의 목적은 간호 '과학'의 개발에 합리적 관점을 적용하고자 하는 것은 아니다. 과학과 다른 유형의 지식들을 구별하려고 시도하는 것은 건설적이라기보다는 혼란을 더 야기 시킬 수 있다. 합리주의 과학의 원칙을 채택하는 것은 오로지 과학에만 관심을 둔다는 인상을 줄 수 있다. 왜냐하면 이런 합리적인 과정이라는 사고가 일반적으로 다른 유형의 지식에서는 나타난다고 보여 지지 않기 때문이다.

과학에 대한 합리주의 관점의 범주와 진보에 대한 아이디어의 관련성에도 불구하고, 간호학은 여전히 그 접근법과 관련된 일부 개념들로부터 이득을 얻을 수 있다. 그 학문적 목표(실무와 교육 모두를 위한 목표)를 확인하고, 지식 개발에 바람직한 발전 방향, 간호학이 올바른 방향으로 나아가고 있는지를 결정하는데 어떤 기준을 사용할 수 있는지에 대한 어떤 합의는 일관성 있는 지식체를 창출해 내는데 도움이 될 수 있다. 무한한 간호학적 가능성은 지식에 대한 무질서한 접근과 혼란을 야기시킬 수 있다. 목표가 명확하지 않을 경우, 자원은 흩어지고 잘못된 방향으로 흘러갈 수 있다. 예를 들어, 건강증진, 행동, 변화, 환자 교육 및 통증 관리 등에서 이루어진 간호학 연구는 지식의 진보를 나타내며 많은 사례에 더 쉽게 적용할 수 있는 곳에서 질서가 생기고 진보가 이루어진다. 간호사는 창조적이고 혁신적이 되어, 그들이 직면한 새로운 문제점들을 다루고, 새로운 해결책이나 방법들을 시도하려는 노력을 중단해서는 안 된다. 그럼에도 불구하고, 일반적으로 간호 지식 개발에서 유사성, 중복성, 방향성, 의미성 및 유용성을 볼 수 있는 능력은 전반적인 학문적 진보를 상당히 증진시킬 수 있다.

이론 중심 개발

이론 개발 및 검증은 1970년대 이후로 '과학'과 간호학 연구의 중요한 초점이 되어오고 있다. 논리 실증주의자들의 초기 운동은 이러한 강조점에 자극을 받은 것이다. 이 관점의 주요 주장의 하나는 이론의 개발이 과학의 목표라는 것이다. 이 관점에 따르면, 이론의 존재가 지식에 관한 '비과학적'인 것으로부터 '과학'을 구별해주는 특징들을 정의하고 있다는 것이다.

간호학 이론 개발을 장려하는 운동의 초기에는, 간호학의 본질과 기능을 나타내는 **거대 이론(grand theory)**을 중요하게 생각하였다. 그 당시 간호 이론가들은 그 이론의 구성 요소들 가운데 자명한 관계(axiomatic relationship)들을 나타내고자 하면서, 가능한 한 형식이론을 추구하는 것처럼 보인다(Hardy, 1978). 간호 실무의 이론적 토대에 관한 마사 로저스(Martha Rogers, 1970)의 연구는 논리 실증주의자들이 원했던 상징적 논리의 유형과 유사한 인간 개발 과정을 위한 방식을 제시한다. **메타이론(meta theory)**이나 이론의 특성, 이론 구축 방법, 이론 평가 기준 등에 대한 논의도 또한 간호사의 이론 구축 방법을 배우는 동안에 논의해야 할 의미 있는 주제들이다.

이론 개발 초기 이후로 해가 감에 따라 간호학에서 이론에 대한 강조점은 광범위하게 변화해 왔다. 이 시기에 개발된 이론들은 살아남아서 많은 임상 실무와 교육 프로그램에 중요한 간호학적 관점을 지속적으로 보여주고 있다. 그러나 시간이 지남에 따라 실무를 위한 안내자로서 또는 다양한 상황을 설명하는 수단으로서 이론의 유용성에 초점을 두는 비중이 증가하고 있다. 이러한 변화 중 한 가지 측면은 간호학 '의(of)' 이론 대 간호학 '을 위한(for)' 이론에 관한 논쟁에서 볼 수 있다. 바렛(Barrett, 1991)은 이 논쟁을 지식의 원천과 관련하여'의 이론' 대 '을 위한 이론'으로 처음으로 구별하여 서술하였다. 바렛에 따르면, '의(of)' 이론은 간호학에서 고안되거나 비롯된 이론으로 새롭고 독창적인 이론을 말한다. '을 위한(for)' 이론은 다른 학문에서 차용된 지식을 합성하여 이루어진 것으로 간호 실무에 적용 가능한 이론을 나타낸다(p. 48). 이러한 관점에서, 간호학 '의(of)' 이론은 간호사만의 목적과 활용을 위해 간호사들에 의해 만들어진 것이다.

이 논쟁은 현재의 요구들과 경향에 맞게 재구성될 수 있다. '간호학의 이론(theory of nursing)'이라는 표현에서는, 간호 방식과 간호사들의 역할과 대상자와의 상호작용 등을 기술하거나 설명하는 이론을 떠올리기 쉽다. 이는 또한 간호학 '에 관한(about)' 이론으로서 지칭될 수도 있다. 간호학을 위한 이론(theory for nursing)은 다른 학문분야에서 만들어진 이론에 제한되지는 않는다. 대신에, 일반적으로 간호 실무와 관련된 이론을 지칭할 수 있으며, 간호 활동에 유용한 이론을 나타낸다.

간호학에서 이론은 유용한 다양한 형식들을 취할 수 있다. 히긴스와 무어(Higgins & Moore, 2000)는 거대 이론을 다음과 같이 기술하였다:

> 간호 과학의 포괄적인 패러다임. 거대 이론은 간호학 원칙들 내에서 학문적 지식, 특정 사건과 환자 집단을 초월하는 개념들과 명제들을 형성하는 매우 추상적인 체계이다 (p.180).

거대 이론들은 추상적이며, 간호학의 특징을 광범위하게 설명하는 경향이 있다. 그러나 거대 이론은 간호사가 적절한 행동을 하는데 필요한 핵심적인 특정 정보를 제공해주지는 않는다.

사회학자인 로버트 머톤(Robert Merton, 1957)은 간호 실무를 안내하기에 충분히 구체적이며, 연구에도 적합한 것으로서 **중범위 이론(middle-range theory)**을 제안하였다. 거대 이론의 추상성 수준은 일반적인 방법으로 '검증'이 가능할 때조차 어려움을 야기시킨다. 거대 이론은 참이나 거짓을 의미하는 것이 아니라 상황에 대한 철학적인 관점에 관한 것이다. 거대 이론과 대조적으로, 중범위 이론은 덜 추상적일뿐만 아니라 범위가 더 협소하다. 그러므로 실제 상황에 적용할 수 있는 가능성은 중범위 이론이 더 높다.

현재 간호학에서는 중범위 이론을 매우 강조하고 있다. 왜냐하면 중범위 이론은 간호 실무에 적용하기 쉽고 검증이 가능하다는 것 때문이다. 같은 이유로 간호사의 관심을 끌고 있는 보다 범위가 좁은 또 다른 이론들이 있다. 히긴스와 무어(Higgins & Moore, 2000)는 **소범위이론(micro-range theory)**을 '시간과 범위 또는 적용의 측면에서 가장 제약적인 것' (p.181)이라고 하였다. 이들에 따르면, 소범위 이론들은 거대 이론과 중범위 이론보다 좀 더 '임시적(tentative)'인 것으로, 좀 더 조직적이며 이론적인 체계로 발전될 수 있는, 가설을 검증할 수 있는 수단이라고 하였다. 임과 멜레이스(Im & Meleis, 1999)는 소범위 이론을 적용 범위가 매우 좁지만 임시적인 것이 아닌 '상황 적합적(situation-specific)'인 이론으로 제시하였다. **상황적합 이론(situation-specific theory)**은 범위가 매우 좁아서 제한된 상황에서만 적용된다.

이론 수준에 대한 이러한 간략한 논의는 간호학에서 이론 개발 활동이 지식 개발 활동의 중요한 부분이며, 계속해서 논의해야 할 중요한 초점이라는 것을 알려준다. 이론은 지식을 조직화하는 중요한 메커니즘이다. 이론은 간호사가 직면하는 여러 상황에 적용될 수 있는 개념과 관계에 대한 지식으로 하나의 상황에서 다음 상황으로 이동할 수 있게 해준다. 이론이 없다면, 간호사가 관여하는 각각의 상황은 마치 간호사가 그것을 처음 보는 것처럼 고유하고 새로운 것처럼 보일 것이다. 이론적 산물의 수준과 무관하게 특정한 형식으로 조직된 지식은 매 사례에서 수행되고 적용되며 평가될 수 있는 정보를 제공한다. 그 결과, 사건이 발생하는 초기에 간호사는 그 상황을 이해할 수 있게 해주는 관점과 이미 확립된 특정한 아이디어를 가지고 그 상황에 참여할 수 있게 된다.

포셋(Fawcett, 1978)은 이론과 연구의 밀접한 관계가 간호 지식 개발과 관련이 있다고 서술한 바 있다. 포셋은 DNA의 이중 나선 구조에 비유하여 지식 개발에서 효율적인 성과들을 도출하는데 이론과 연구가 얼마나 밀접한 관계에 있는지 설명하였다. 1980년대 초반, 간호학은 우선적으로 이론 개발을 강조할 필요가 있었다. 오늘날, 이론 개발보다는 지식 개발이 훨씬 더 광범위한 것으로 간주되고 있지만 그래도 여전히 이론-구축 활동에서 얻어지는 것이 많다. 이미 논의했던 바와 같이 간호 활동을 안내할 수 있는 이론을 개발하고 정제하며 확장하는 연구를 계속하는 것에는 이점이 있다. 이론 개발 연구는 또한 학문의 성장과 진보를 촉진할 수 있도록 간호 지식을 조직하는 역할을 한다. 이론의 수준과는 무관하게 이론의 형식으로 합성된 지식체는 간호학에 적용될 수 있는 것으로 간주할 수 있다.

'이론 검증'과 '이론 개발'은 실험연구 설계, 무작위 실험, 또는 이와 유사한 연구 유형의 이미지를 떠오르게 한다. 이미 논의된 이론의 수준들과 더불어, 이론에는 서술적인 것이 외에도 다양한 유형들이 존재할 수 있다는 것을 기억해야한다. 이름이 의미하는 것처럼, **서술 이론(descriptive theory)**은 한 상황에 대한 서술이며, 에이즈환자와 같이 살고 있는 사람들이 직면하는 경험(Cowles & Rodgers, 1991)이나 노인을 요양원에 보낸 가족 구성원들의 상황(Rodgers, 1997)에 대한 이론이다. 이와 유사한 수많은 이론 발달 사례들을 다른 학문에서뿐만 아니라 간호학 문헌에서도 발견할 수 있다. 이런 이론들은 질적 방법론, 특히 근거이론 방법을 활용하여 개발될 수 있다(Glaser & Strauss, 1967). 퀸트(Quint, 1967)는 1980년대 후반에 경험적 자료를 이용하여 이론을 생성하는 방식으로 구축된 이론의 사례들을 이론 개발 수단으로서 가설 검증을 보다 광범위하게 해석하는 대안들로서 제시하였다.

서술적 이론의 사례에서와 같이, 개념 또는 구성 요소들은 보다 느슨하게 조직될 수도 있다. 이런 이론들은 구성 요소들 간의 특정한 본질에 대한 구조화된 관계 대신에 실제적인 상황을 나타낸다. 또한 이론들은 경험이나 관찰에 기반을 둔 합리적인 상황 재구성 과정을 통해서 또는 가설과 검증의 체계적 추론을 통해서 귀납적 또는 연역적으로 개발될 수 있다. 이론의 모호한 관점들을 명료하게 하거나 이론 적용에 타당한 상황 범위를 확인하기 위해 이론의 일부를 탐색해 볼 수 있다. 결과적으로 이론들은 연속체의 보다 형식인 결말을 향해 진보적으로 움직여 나가게 될 것이다. 왜냐하면 관계 진술은 명제 형태를 취하도록 정련화되기 때문이다. 이론 개발 과정에서, 모든 이론들이 형식인 수준으로 발전되기를 기대해서는 안 된다. 이런 도식에서는 서술적, 실제적 이론의 가치가 간과되기 쉽다. 서술적 이론은 인간과 인간 경험의 막대한 다양성을 조정하기에 충분할 정도의 개방적인 유연성뿐만 아니라, 한 상황에 적용할 수 있는 아이디어를 필요로 하는 많은 간호사들에게 많은 것을 제공한다.

개념 개발

개념 개발은 간호학의 지식 기반과 간호학 탐구를 위한 가치 있는 활동을 확장시키기 위한 또 다른 방법이다. 개념 개발은 지식 개발의 중요한 메커니즘으로서 그 가치를 인정받지 못해 왔다. 이는 부분적으로 이론 개발에서 좀 더 친숙한 분야에만 관심을 기울여 왔다는 것에 기인한 것이다. 개념 개발의 가치는 불명확하거나 지지할 수 없는 철학적 가정들에 기반을 둔 많은 '개념 분석' 보고서로 인해 제대로 평가되지 않을 수도 있다. 그 결과, 지식 기반 강화와 간호 상황에 적용함에 있어 잠재적으로 기여할 수 있는 개념 개발을 필요로 하지 않을 수도 있다.

어떤 점에서는 모든 탐구가 개념 개발 유형의 하나라는 주장은 타당하다. 통증 중재 연구는 개념으로서의 통증을 더 잘 이해할 수 있게 한다. 슬픔이나 자율성 또는 직업 만족도를 측정하기 위해 개발된 도구는 그러한 개념들을 더 잘 이해할 수 있게 해주었다. 연구자가 어떤 것을 관찰할 때 나타나는 광범위한 개념화 과정을 통해, 연구자가 그 현상을 명명하면, 명명된 단어는 다른 연구자들과 의사소통하고 아이디어를 나누는데 사용된다. 지식의 개념 근원에 대해 주의 깊은 관심을 기울이고, 유용하고 적용 가능하며 덜 모호한 개념들을 개발하는 작업을 통해 간호학은 진보할 수 있다 (Rodgers, 2000).

개념 개발은 개념적 과정 및 경험적 과정 모두를 활용함으로서 이루어진다. 이미 언급한 바와 같이, 측정과 도구화는 개념 개발과 밀접하게 연관되어 있다. 문헌-기반 분석(literature-based analysis)은 한 상황에 대한 대안적인 사고방식을 확인할 뿐만 아니라 개념의 현재 위치를 평가하는데 사용될 수 있다. 통합성(integration)의 개념에 관한 웨스트라와 로저스(Westra & Rodgers, 1991)의 연구는 간호학에서 활용할 수 있는 새로운 개념 개발에 대한 좋은 사례이다. 웨스트라는 만성 환자로 살아가는 법을 배워야하는 노인들이 경험하는 과정을 나타내는데 사용되었던 적응이라는 개념에 수많은 제약점들이 있음을 확인하였다. 초기에 모집단 구성원들의 경험을 좀 더 정확하게 반영하는 개념으로서 통합성의 잠재성을 확인하기 위해 문헌-기반 분석을 활용하였다. 이 연구에서, 웨스트라는 자신의 관찰에 이어 대안을 발견하고 개발하고자 장기적인 문헌 검토를 통해 이러한 상황에 관련된 기존의 문헌을 찾아 결합시켰다.

웨스트라와 로저스는 그 상황을 적응이라기보다는 통합성으로 개념화함으로써, 특정 욕구나 제한점을 다루는 법을 배워야하는 것에서 새로운 의미의 자아 생성으로 생각의 초점을 변화시켰다. 이는 연구 방법의 유용성 외에도 개념과 언어의 잠재적인 힘을 보여주는 사례이다.

간호 지식의 확장에서 개념 개발의 중요성은 툴민(Toulmin, 1972)의 철학에서 강조한 바와 같다. 툴민은 과학적 탐구를 그 분야의 개념 레퍼토리를 확장하고 강화하며 명료화하는 과정이 대부분이라고 보았다. 이런 관점은 간호사가 간호학 지식 기반 개발에 개념-관련 활동의 잠재성을 고려해야만 하는 부차적인 근거를 제시해 준다.

경험, 이야기 그리고 내러티브

간호 지식의 개발은 인간의 고유성과 개별적인 경험에 대한 이해를 필요로 한다. 경험주의 시대에서는, 오로지 '감각적 경험(sensory experience)'만을 '경험'으로 수용하였다. 칸트에 영향을 받아 현상학자와 최근의 포스트모더니스트들은 인간의 **경험**은 보다 넓고 전인적인 의미에서 보아야 한다. 다른 말로 하면 인간은 특정 사건과 관련된 정서, 감정, 감각 그리고 삶의 변화의 총체이다.
많은 다른 학문에서처럼, 간호학에서도 수십 년에 걸쳐 개인적 경험을 포착하고자 하는 다양한 방법들의 가치에 관해 논쟁해 왔다. 개인적 경험을 포착하고자 질적 수단을 활용하는 것은 여전히 '과학적' 순환 논법에서 일부 논쟁을 야기시킬 수 있다. 이러한 논쟁 중 일부는 '지식'에 관한 보다 일반적인 개념에 대한 과학의 선입견과 '과학'에 관한 전통적 개념에서 유래한 것이다.

간호학과 본 저서에서 다루고자 하는 중요 사항은 경험을 검증하기 위한 철학적 토대에 관한 것이다. 연구에서는 상상할 수 있는 모든 방법들을 사용할 수 있다. 그러나 의미 있고 질적으로 우수한 연구의 핵심은 연구 방법의 철학적 토대, 다시 말해서, 특정 방식의 것을 연구하는 것이 무엇을 '의미하는지'에 관한 것에 있다. 연구 방법이 탐구에 적합한지 혹은 그 학문의 지식 기반의 발전에 기여하는지를 고려하는 것이 타당하다.

개인적 경험은 인간을 연구하는 간호학에서 고려해야할 중요한 요소이다. 약물의 효율성, 증상 완화, 삶의 연장 등에 관한 연구 결과의 통계적 예측은 가치 있는 것이지만, 개인적 기능, 부작용, 가족 부담감, 인간관계 등에 관한 연구는 개인적 상황에 대한 완전한 그림을 제공하지는 않는다. 그러나 연구 결과는 사람들이 치료에 관한 의사를 결정할 때 그러한 요인들을 매우 중요시 한다고 보고하고 있다. 또한 연구 결과, 사람들은 자신만의 의사결정 스타일들을 갖고 있으며, 대안들 중에서 선택해야 할 때 다양한 출처의 자료들을 사용한다는 것이다. Kelly-Powell(1997)의 연구는 생명이 위험한 사람들의 치료적 의사결정은 그들이 다른 상황에서 사용했던 의사결정 스타일을 반영한다는 것이다. 일화, 개인적, 통계적, 의사가 제공한 것, 기타 출처의 자료들이 한 개인의 인지적 스타일에 미치는 영향력이 모두 다르다고 하였다. 많은 사례에서, 사람들은 그들과 유사한 상황에서 이웃이나 가족 구성원 또는 동료들로부터 얻은 개인적 지식을 건강 관리 전문가가 제공한 경험적 자료보다 더 중요하게 여긴다. 심리-사회적 경험들을 연구하는데 도구를 사용할 수 없는 경우도 많으며 도구가 모든 사례에 다 적합하지 않을 수도 있다.

과학에 대한 철학과 생각의 변화에 따라 이러한 관찰들은 전통 과학적 방법이 아닌 다른 방법을 추구해야 할 필요가 있는 상황에 도움을 준다.

내러티브(narratives), **이야기(story)** 그리고 **담론(discourse)**은 인간의 경험을 이해하고자하는 탐구에 중요한 도구가 된다. 내러티브와 이야기라는 용어는 종종 동일한 연구 상황에 같이 사용된다. 리쾨르(Ricouer, 1984)의 내러티브 이론에서 도출된, 내러티브 연구는 실제적으로 뚜렷한 연구의 한 분야이다. 일반적으로 내러티브 연구에서는 한 개인의 경험적 서술을 자세히 수집한다. 이러한 내러티브는 일반적 주제로 검증되거나 '이야기들'로 나누어 각각의 이야기 내에서 제시된 주제로 분석될 수 있다. 탐구에서 **이야기**라는 개념의 기저에 깔린 철학적 가정은 사람들이 자신의 삶을 이야기의 형식으로 이해하고 해석한다는 것이다. 이런 사고방식에 의하면, 인간은 자신의 경험으로부터 이야기를 형성함으로써 삶을 구성하고 지각한다는 것이다. 내러티브 연구에서, 연구자는 참여자의 경험에 대한 상세한 기술들을 도출해내기 위해 전형적으로 면담 기법을 사용 한다. 연구자나 면담자는 종종 대상자에게 최소의 지침이나 안내만을 주어 가능한 한 자유롭게 경험을 이야기하도록 허용한다. 이야기는 구조화된 방법들을 통해 얻어질 수 없는 깊이 있는 세부 사항과 통찰력을 제공해 준다(Frid, Ohlen, & Bergbom, 2000 ; Kennedy, Shannon, Chuahorm, & Kravetz, 2004 ; Sakalys, 2003).

바르톨(Bartol, 1989)은 한 사람의 역사에 대해서는 그 사람으로부터 정보를 수집해야 한다는 맥락에서 이야기를 활용한다는 좀 더 다른 시각을 가지고 있다. 누군가가 '이야기를 말 할' 때는, 단순한 '상상의 산물'(p.565)로 이야기를 생각하기보다는, 바르톨은 이야기가 '추출된 자료의 객관적인 분석보다 진리를 의사소통하는데 좀 더 생생한 매개체'가 될 수 있음을 지적하였다(p.565). 적극적인 의미에서 이야기하기(연구 면담의 연장선상에서가 아니라)란 한 상황에 대한 개인적 '의미'에 대한 깊이 있는 이해력과 통찰력을 제공할 수 있다. 이는 그 상황에 대한 '사실'를 강조하는 것과는 대조적인 것이다. '종종, 우리는 이야기하기의 과정에서 새로운 연관성을 발견하고 우리 자신에 대한 통찰력을 얻기'(Bartol, 1989, p.565) 때문에 이야기는 화자의 자기에 대한 앎을 얻는 수단을 제공한다.

연구 도구를 일상적으로 적용하지 않는 다른 형식의 연구들은 간호학을 더욱 발전시킬 수 있게 할 것이다. 내러티브와 이야기-관련 접근법들이 간호학의 관심을 얻고 있는 한편, 춤과 음악과 같은 다른 유형의 표현 방법에도 초점을 두어 개발할 수 있다. 예술 또한 표현적 매개체로서 중요하며, 아동과 관련된 연구, 특히 폭력과 학대와 같은 탐구 주제에 관련된 연구에서 활용되고 있다. 문학과 문학 분석도 환원주의적 접근법이 아닌 좀 더 특정한 정보와 정서적 요인이 존재하는 광범위한 경험을 포착하는 방법을 필요로 하는 인간 존재의 특성을 포착해 내는 탐구 방법임이 분명하다. 춤은 말기 환자들의 경험을 표현하는데 사용되어 왔으며, 간호 연구, 학습 및 경험을 하는데 있어 가능한 수단으로서 잠재력이 있다. 간호 지식 개발의 미래는 현재 수용된 방법들을 확대하여 적용하는데 있을 뿐만 아니라 인간의 경험을 이해하고 해석하는 새로운 접근법의 개발에 달려있다.

맥락과 비판

비록 간호 지식 개발에 성과를 줄 것처럼 보이는 최종적인 것은 아니지만 우리가 여기에서 논의해야 할 마지막 것은 사회적 비판과 맥락에 관해 관심을 갖는 것이다. 이전의 포스트모더니즘과 페미니즘에 관한 논의에서처럼, 일부 철학자들은 사회적 맥락이 각 개인에게 막대한 영향을 끼친다고 강조한다. 사회적 맥락 요소에는 경제, 계층, 민족, 성, 가족 구조 및 교육 등이 포함된다. 이러한 요소들은 연구를 이끌어 나가는 연구자의 가치 체계와 관점에 영향을 준다. 심지어 가장 엄격한 실증 연구에서조차도 연구 결과에 영향을 끼치거나 다양한 상황에서의 이용 가능성에 대해 영향을 미치는 맥락적 요인들을 평가할 필요가 있다.

힘은 간호학과 건강 관리 상황의 주요 요인이다. 비록 간호사가 자신은 환자의 이익을 대변하고 환자 옹호자의 입장에서 행동하고 있다고 여길지라도, 환자들은 여전히 간호사를 힘과 권력의 대상으로 볼 수 있다. 옹호의 개념은 간호사를 건강 관리 체계의 다른 의료 인력에 대해 특권적 입장에 위치시키면서 힘의 차이를 구분함을 의미한다. 힘과 권위의 역할은 관련된 사람들에게는 명확하지 않을 수 있는 차이를 밝히는 방법으로서 의사소통과 담론 분석과 같은 다양한 방법으로 탐색해 볼 수 있다.

간호사는 간호사가 적용하는 이론적 기반이나 간호사의 관점뿐만 아니라 환자의 기대, 요구, 관점 등을 고려할 필요가 있다. 간호사가 환자 및 환자의 주요 주변인들과의 관계를 확립하려고 시도할 때, 환자의 기대와 사전 인식에 영향을 줄 수 있는 문헌, 교육 자료, 광고 등에 대한 의식이 잘 들어날 수 있다. 환자의 선호도를 아는 것은 간호사가 치료나 의사결정에 효과적이며 유용한 정보를 선택하게 도울 수 있다. 담론분석은 의사소통에서 나타난 명백한 메시지와 간호 수혜자의 지각에 영향을 주고 있는 암묵적 의미에 대해 통찰력을 제공할 수 있다. 이러한 분석은 또한 간호사 자신의 행위나 전제도 밝혀줄 수 있다.

결론

간호 지식 개발에는 광범위하고 다양한 방법과 모형들을 이용할 수 있다. 특히 앞으로의 주요 연구분야를 밝혀줄 일부는 본 장에서 기술되었다. 간호지식 개발 목표의 하나는 연구자와 간호 수혜자를 포함한 모든 관련자들에게 상호보완적이며, 상호 이득이 될 수 있는 조직적이며 내적으로 일관성 있는 지식 개발 노력을 증진하면서 보다 치밀한 방식으로 진보하고자 하는 욕구가 될 것이다. 방법론적 변화에 대한 인식, 새로운 방법론의 개발, 현재 이용 가능한 연구 방법들의 확장과 검증은 간호학의 발전을 자극할 수 있으며, 아마도 통합적인 지식 체계의 습득을 촉진할 것이다. 본 장에서 논의된 접근법들, 즉 이론 개발, 개념 개발, 경험과 내러티브에 대한 관심, 다양한 맥락을 고려하는 것은 지식 개발 노력에 초점을 둠에 있어 잠재적으로 중요한 역할을 하고 있다. 간호사는 또한 지식 주장들에 대한 방어할만한 주장을 창출하는 기준과 수단을 탐색하면서 더불어 새로운 방법론과 앎의 새로운 방식들을 개발해야만 한다. 고유한 지식 목표를 달성하기 위해 고안된 접근법의 조합으로 마련된 토대에서 이루어지는 연구는 간호사에게 학문상 필요하고, 간호 문제를 효과적으로 제시할 수 있게 하는 지식을 제공하는 방식에 대한 새로운 통찰력을 제공할 수 있다.

토의 과제

1. 간호학에서 직접적인 지식 개발 노력에 적합한 목표를 확인하시오.
2. 간호 목표를 달성함에 있어 진보라고 정하는데 적합한 기준을 서술하시오.

3. 간호에 적용함에 있어 메타이론, 거대이론, 중범위 이론, 소범위 이론의 차이를 논의하시오.
4. 간호 지식 기반의 발전에 적합한 개념 개발에 초점을 두어 논의하시오.
5. 간호 지식 기반의 확장에 유용할 수 있는 비평과 사회 비판의 기술적 방법들을 논의하시오.

참고문헌

Barrett, E. K. (1991). Theory: Of or for nursing? *Nursing Science Quarterly*, 4(2), 48–49.

Bartol, B. M. (1989). Story in nursing practice. *Nursing and Health Care*, 10, 564–565.

Cody, W. K. (1999). Middle-range theories: Do they foster the development of nursing science? *Nursing Science Quarterly, 12,* 9–14.

Cowles, K. V., & Rodgers, B. L. (1991). When a loved one has AIDS: Care for the significant other. *Journal of Psychosocial Nursing and Mental Helth Services, 29*(4), 6–12.

Fawcett, J. (1978). The relationship between theory and research: A double helix. *Advances in Nursing Science, 1*(1), 49–62.

Frid, I., Öhlén, J., & Bergbom, I. (2000). On the use of narratives in nursing research. *Journal of Advanced Nursing, 32,* 695–703.

Glaser, B. G., & Strauss, A. L. (1967). *The discovery of grounded theory: Strategies for qualitaive research.* Chicago: Aldine.

Hardy, M. E. (1978). Perspectives on nursing theory. *Advances in Nursing Science, 1*(1). 27–48.

Higgins, P. A., & Moore, S. M. (2000). Levels of theoretical thinking in nursing. *Nursing Outlook, 48,* 179–183.

Im, E-O., & Meleis, A. I. (1999). Situation-specific theories: Philosophical roots, properties, and approach. *Advances in Nursing Science, 22,* 11–24.

Kelly-Powell, M. (1997). Personalizing choices: Patients' experiences with making treatment decisions. *Research in Nursing and Health, 20,* 219–227.

Kennedy, H. P., Shannon, M. T., Chuahorm, U., & Kravetz, M. K. (2004). The landscape of caring for women: A narrative study of midwifery practice. *Journal of Midwifery and Women's Health, 49*(1), 14–23.

Merton, R. K. (1957). *Social theory and social structure.* NY: Free Press.

Quint, J. C. (1967). The case for theories generated from empirical data. *Nursing Research, 16,* 109–114.

Ricoeur, P. (1984). *Time and narrative* (K. McLaughlin and D. Pellauer, Trans.). Chicago: University of Chicago Press.

Rodgers, B. L. (1997). Family members' experiences with the nursing home placement of an older adult. *Applied Nursing Research, 10*(2), 57–63.

Rodgers, B. L. (2000). Philosophical foundations of concept development. In B. L. Rodgers & K. A. Knafl (Eds.), *Concept development in nursing: Foundations, techniques, and applications* (2nd Ed.) (pp. 7–38). Philadelphia: W. B. Saunders.

Rogers, M. (1970). *An introduction to the theoretical basis of nursing.* Philadelphia: F. A. Davis.

Sakalys, J. A. (2003). Restoring the patient's voice: The therapeutics of illness narratives. *Journal of Holistic Nursing, 21,* 228–241.

Toulmin, S. (1972). *Human understanding.* Princeton, NJ: Princeton University Press.

Westra, B. L., & Rodgers, B. L. (1991). The concept of integration: A foundation for evaluating outcomes of nursing care. *Journal of Professional Nursing, 5,* 277–282.

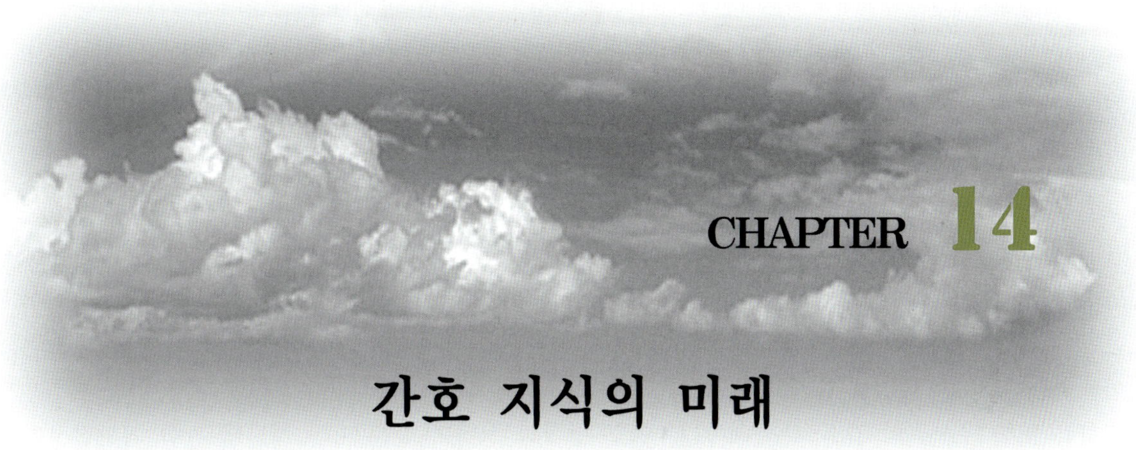

CHAPTER 14
간호 지식의 미래

주요 개념

간호의 중심 개념(central concepts of nursing)
간호 영역(domains of nursing)
간호의 생태학적 관점(ecological focus of nursing)
국제 간호(international nursing)
학문의 실질적 구조(substantive structure of a discipline)
학문의 계통적 배열(syntax of a discipline)

간호 지식 발달의 미래에 대한 논의에는 상당한 아이러니가 있다. 이따금씩 미래에 무슨 일이 발생할지에 관해 예측할 수 있다고 단언하는 사람들이 간호학적 사건에서 나타나거나 간호학 문헌인 그들의 저서에서 그들의 관점을 공유하는 방식으로 나타난다. 스스로를 '미래파(futurist)'라고 자칭하는 그들은 간호학과 일반 대중 모두의 대중적인 연설자이다. 이는 앞으로 일어날 것에 대해 알고, 그 결과로 발생할 것에 대비하길 원하는 인간 본질의 한 부분이다. 예측이 다른 사람의 생각보다 좀 더 정확한 사람들은 아마도 당장의 흐름에 좀 더 정통할 것이다. 그러나 예측은 맥락에 크게 의존하며, 급속하게 변하고 있는 사람들이 살고 성장해가는 상황특성은 심지어 외견상으로 견고한 경향처럼 보이는 것조차도 덧없는 것이 될 수 있다는 것을 의미한다.

미래를 예측함에 있어서의 아이러니는 이렇게 어렵고 복잡한 정황과 예측성에서 기인할 뿐만 아니라 미래에 대한 그들의 비전을 공유하는 사람들이 그 예측을 돕고 있다는 사실에서 기인한다. 미래의 간호학은 어떤 특정 초점을 중시할 것이라고 천명함으로써, 연구가 그런 특정 방향으로 흘러갈 가능성이 있다. 그러므로 간호 지식의 미래는 예측되는 것이 아니라 창조되어진다고도 볼 수 있다.

간호학의 지속적인 진보와 성장 촉진은 바람직한 미래의 비전 그 이상의 것을 필요로 한다. 그것은 그 비전을 달성하는데 필요한 인식과 기술을 필요로 한다. 변증법적인 추론과 더불어 철학에 대한 이해는 간호학적 지식 개발에 매우 유용할 수 있다. 철학은 모든 지식 발달의 토대가 된다. 철학은 세계와 그 안의 인간 존재를 이해하는 초점과 관점을 제공한다. 철학은 세계에 대한 모든 것을 이해하거나 '아는' 방법에 대한 관점을 제공하며, 철학은 창조된 지식을 평가하는 수단들을 제공한다. 철학은 또한 우선권의 결정, 추구해야 할 연구 방식의 선택과 같은 지식 개발에 관한 의사결정에 영향을 미치는 가치 토대도 제공한다. 말하자면, 이러한 모든 것들은 간호학의 지식 기반 개발과의 적합성과 관련성 측면에서 평가되어야 할 필요가 있다. 시간이 지남에 따라, 이러한 유형의 비판적 분석을 실행할 기법의 발달이 간호사들로 하여금 다양한 철학자들의 이름과 그들의 공헌을 더 잘 학습할 수 있도록 하게할 것이다.

철학은 또한 인간들이 해온 시도들을 기술할 뿐만 아니라 실현하게도 한다. 본 저서에서, 지적 역사를 통해 접근함으로써 서양 철학의 주요 전통들 중 일부를 소개한 바 있다. 비록 간호사가 초기 철학자들의 저서에서 직접적으로 아이디어를 도출해 낼 필요는 없을지라도, 철학자들의 업적은 확실히 간호 이데올로기에 영향을 준 사상과 문화들을 형성해왔다. 1970년대와 1990년대 초반에, 간호학은 고도로 전문화되고 최고로 평가되는 지식 형식으로서 '과학(science)'의 발전에 중점을 두었었다. 간호학적 지식 개발의 여정은 상당 부분 '과학'을 발전시키려는 운동 덕분이다. 이러한 중점이 학문의 지식 기반을 형성하려는 부차적인 노력을 하게 한 한편, 학문 발달 상 중요한 시기가 되었다. 간호학이 '과학'으로 간주되길 원하는 간호사의 희망이 간호 대학원과 특히 박사 수준의 교육적 성장, 간호 교육 및 연구를 지지하는 연방 기금의 획득, 다수의 간호 연구 관련 출판물의 출현과 연결되었다. 이런 초점과 관련하여 가장 중요한 것은 아마도 그것이 철학, 과학 그리고 이론 개발에 대한 간호학적 탐구의 시작을 명시한다는 것이다. 간호학에서 인식론적 초점이나 간호사들이 아는 방식, 간호학에서 지식으로 간주되는 것, 필요로 하는 지식을 간호사들이 최상으로 창조할 수 있는 방법들에 대한 이해의 토대를 개발하고자 하는 탐구는, 1960년대와 1970년대의 시기와 명백히 연결되어 있다.

간호의 역사에서 이런 국면은 결과적으로 그 시대의 우세한 이데올로기에 대한 일부 비판적 분석을 야기한다. 다른 학문 분야의 일부 학자들은, 그들이 문헌에서 제시한 지식 관점과 보다 새로운 아이디어 중 일부를 간호학 문헌에 유입시킬 수 있도록 간호사가 다른 학문 분야와 연계하는 것의 적합성과 유용성에 대한 의문을 갖기 시작했다. 간호학자들은 그들 자신만의 철학에서 변화하는 관점들을 따라잡는 것이 매우 중요하다는 것을 명백하게 발견하였다. 간호사들은 이론과 더불어 쿤(Kuhn)이 말한 패러다임들(Conway, 1985 ; Hardy, 1978 ; Kim, 1989)에 관해 저술하기 시작했다. 이 논의에는 궁극적으로 학문, 앎의 방식, 포스트모더니즘, 간호 지식과 관련된 사항들과 같은 간호학적 특성에 대한 고려 사항들이 포함되어 있다.

간호학은 더 많은 대학원 프로그램들과, 간호학 박사학위를 취득한 더 많은 간호사들과, 다양한 박사과정, 더 많은 연구를 지원하는 기회와 자원들 그리고 지식과 관련된 건강 관리를 창조함에 있어 더 큰 역할 등을 통해 발전하고 있다. 이렇게 성장하는 과정에서 간호학의 지식 기반과 간호 업무의 본질을 심사숙고하는데 시간을 소모하기 보다는 단순히 간호업무를 수행함으로써 얻으려고 했을 수도 있다.

그러나 그러한 접근법은 그 학문의 효율적인 문제 해결과 진보와 일관성 있는 성장을 확신하고자 하는 간호학의 필요성을 충족시켜 줄 수 없었다. 게다가, 간호학이 변화하는 사회적, 정치적, 경제적, 간호 전달 맥락에 적합한 것이라는 것을 확신하기 위해서는 계속적인 비판과 분석은 필수적이다.

간호사는 지식 발달에 이용 가능한 대안들을 평가하고 비판적으로 분석할 필요가 있을 뿐만 아니라, 이 분야의 학자들과 지도자들은 지속적인 발달을 증진하고자 간호학의 비전을 수정하고 새로운 접근법과 탐구 방식의 창조에 관여해야 할 필요가 있다. 간호학자들과 학문의 요구를 전적으로 충족시킬 수 있는 단일 철학은 없다. 간호사들은 철학적 이데올로기를 수정하고 채택하거나 확장시킬 필요가 있고, 다양한 지식 개발 접근법들의 적용에 대해 탐구해야 할 것이다. 일반적으로 철학자들은 특정 학문에 대해 저술하지 않기 때문에, 간호사들은 그 분야에서 철학적으로 타당한 성장을 증진시키는 그들의 사상과 해석들을 공유하고 접근하는 방법들을 평가해야 할 필요가 있을 것이다. 간호사가 지식 기반을 확장시킬 필요가 있는 연구를 적극적으로 실행하고 있는 동안, 철학적 측면에서의 연구는 그러한 연구를 지속적으로 안내해야만 한다.

간호학에서 연구가 특히 가치 있는 어떤 영역들이 출현하고 있다. 건강 관리의 특성이 지속적으로 변화하기 때문에, 간호사들은 그들의 연구와 학문의 개념화와 관련된 지식 개발과 연구 접근법과 그들의 역할을 재검토함으로써 이점을 취할 수 있다. **간호학의 영역**, 지식 개발을 안내할 수 있는 철학적 관점의 다양성, 지식을 개발하는 새로운 방법의 가능성 등을 다시 숙고해 보는 것이 그 학문의 성장을 유의하게 증진시킬 수 있다.

글상자 14-1 간호의 미래 전망

- 간호 영역 기준의 개정
- 환경 영역의 확장과 생태학적 초점
- 변화하는 철학의 체화
- 방법론적 정련화
- 변화하는 철학을 반영하는 새로운 방법의 창조

간호의 영역

간호 지식체를 확인 가능하게 구분하려는 노력을 시작한 이래로, 간호사들은 간호학을 구성하는 특정 내용에 대해 초점을 두었다. 국제 간호 연맹(National League for Nursing)에 의해 실시된 학사 학위 프로그램에 관한 보고서에서 유라(Yura)와 토레스(Torres, 1975)는 간호학의 중심 개념이 인간(man), 간호(nursing), 건강(health)과 사회(society)라고 하였다. 포셋(Fawcett, 1978)은 간호학의 이런 구성 요소들에 대해 보다 광범위한 관점을 제시하기 위해 인간은 성차별적인 용어인 'man' 대신에 'person'으로 그리고 '사회(society)' 대신에 '환경(environment)'으로 수정하였었다. 여러 학자들은 이러한 개념과 같은 다양한 유사 개념을 제안하였는데(Stevens, 1979), 이런 학자들은 특히 인간 발달과 건강 및 안녕에 대해 연구하였던 간호 이론가들이었다. 또한 Kim(1987)은 간호학에서 이런 양상의 개념적 동의를 인정하였다. 용어(taxonomy)를 발달시키려는 움직임에 의해 자극을 받아, 간호 지식 개발을 위한 어떤 틀을 제안하려는 의도로 네 가지 영역 유형론(domain typology)을 구축하였다. 이 영역은 대상자(client), 대상자와 간호사의 상호작용(client & nurse interaction), 간호 실무(nursing practice), 및 환경(environment)이다.

간호의 핵심을 확인하고자 하는 이러한 시도들은 도널드슨과 크로울리(Donaldson & Crowley, 1978)의 지금은 고전이 된 논문에서 '우리 모두를 괴롭히는 문제, 즉 간호 연구의 본질을 확인하고, 확인 가능한 지식체에 일관성을 부여하는 일반적인 구성요소들과 그들 간의 관계를 확인하는 것'(p.113)이라고 했던 것을 해결하려는 초기 노력들과 일치하는 것이다.

더 나아가 도널드슨과 크로울리는 간호학이 '간호학에만 고유하며 널리 개념화된 명백한 지식보다는 묵시적인'(p. 113)것을 강조하는 경향이 있다고 하였다. 다시 말해서, 보다 더 직접적이고 명확하게 개발되고 명료화될 필요가 있는 간호학적 지식 기반과 관련된 내용이 핵심이 될 가능성이 있다는 것이다.

도널드슨과 크로울리는 학문 구축법의 틀을 제안하였다; 그것은 당시에 널리 유포되었던 Shermis(1962)와 Schwab(1964)의 교육 철학에서 도출한 것이었다. 이 접근법은 **학문의 계통적 배열과 학문의 실질적 구조**에 따라 각 학문을 구분한다. 그들이 학문을 구분하는 경계를 도출하려고 의도했던 것이 아니라는 것은 명백하다. 그들은 학문 간의 상호연계성과 한 학문이 다른 학문의 발달에 어떻게 관련성을 지니게 되는지에 대해 깊이 있는 논의를 하였다. 지식의 계층적 관점은 이런 아이디어에 다소 기여한 바 있는 콩트(Comte, 1953)와 논리 실증주의자들에 의해 지지되었다. 그럼에도 불구하고 도널드슨과 크로울리는 간호사들이 자신의 행동을 안내하는데 필요한 지식을 개발하려고 다른 학문에 의존하지 않았다는 것에 주목하였다. 대신에 그들은 연구자는 요구와 관련된 탐구를 하도록 준비되었으며, 학문에 적합한 지식 기반을 구축하는 데에는 간호학적 관점이 개입되어야만 한다고 주장했다.

이러한 토대 하에서 영역(domains)들은 간호학의 관련 관심사들을 지속적으로 반영하고 있다. 대충 보아도 간호학의 실질적 초점에 대한 이러한 견해들을 지속적으로 고수해야하는 중요한 이유들이 있다.

간호 전달체계에서나 실무 영역에서 이용 가능한 자원들이 제한적임에도 불구하고, 사람들과 더불어 일하는 간호사는, 치료적 관계를 확립하고 요구와 가능성을 사정하면서 인간 환경에 관한 정보를 반영시킨다.

과거를 넘어서려는 움직임과 간호학적 지식 기반과 잠재성을 확장하려는 것은 이러한 현재의 영역을 다시 숙고하려는 것처럼 보인다. 간호학은 특히 대상자와 환경의 개념을 확장시킬 필요가 있다. 일부 사례에서 간호사는 환경이 개인이나 집단보다 보다 더 중재에 적절할 수 도 있다는 것을 알게 되기도 한다.

간호사와 환경

간호사는 일반적으로 대상자의 안녕에 미치는 **환경**의 영향을 알고 있다. 노인 및 신체적 장애가 있는 사람은 자신의 환경을 이동하기 쉽고 안전하며 보다 쉽게 일할 수 있는 환경으로 변화시키는 법을 교육받아야 한다. 간호학에서 대기 오염과 폐기종 및 천식과 같은 호흡기 질환간의 연관성은 잘 알려져 있다. 또한 성인과 아동의 건강에 대한 간접 흡연의 폐해도 잘 알려져 있다. 호흡기 질환을 지닌 환자들은 기후와 오염 상태에 따라 활동을 조정하고, 업무나 생활공간에서 흡입하는 공기를 정화시키기 위해 공기 정화기나 청정기를 활용하며, 자신의 상황을 악화시킬 수 있는 유해한 자극들을 피하는 방법들을 배워야만 한다.

이러한 중재들은 간호사가 제공하는 적절하고 보편적인 간호의 일부분으로, 특정 상황에 처한 개인적인 삶에 영향을 미친다. 이런 사례들은 건강에 좋지 않은 환경의 대상자가 공기 정화기를 사용하고 그런 환경을 피하도록 하는데 간호 중재의 중점을 두는 법을 보여준다. 이런 제안들은 한 개인에게는 도움을 주지만, 보다 광범위한 지역사회와 환경의 문제인 실제적인 문제를 다루지는 않는다.

환경 문제는 유병율, 임금 상실, 건강 관리 비용, 조기 사망, 장애의 발생과 관련이 있다. 환경 문제는 공중 보건, 정치학 또는 환경 단체 등이 해결하도록 방관할 수 있는 것이 아니다. 간호사에게는 사회의 건강과 안녕을 증진시키고, 질병 이환율을 감소시키거나 삶의 질을 향상시키며, 대상자에 대한 관점을 확대하여 보다 건강한 생태학적 체계를 제공함에 있어 적극적인 역할을 할 수 있는 대단한 기회가 있다. 포괄적이며 증진된 건강이 간호의 목표이며, 여기에는 간호 실무의 중요한 구성 요인으로서 환경이 포함된다(글상자 14-2).

간호사들은 일반적인 환경적 위험을 사정하고, 보다 건강한 환경을 증진하기 위한 교육 프로그램을 제공할 이상적인 위치에 있다. 간호사는 문제를 확인하고, 위험 요인을 교육하며, 정치적 과정에서 정보와 증거를 제공하고, 대안을 확인하도록 도우며, 연구 결과를 해석할 수 있다. 어떤 생명체의 측면에서든 생태계의 균형을 유지하는 것에 초점을 둔 건강한 생태계가 건강과 안녕만큼이나 중요하다는 것이 명백해지고 있다. 식품의 안전성은 이러한 노력의 중요한 부분으로서 최근 상당한 관심을 받고 있다. 사실상, Health People Initiative는 환경적 질이 선도적인 건강 지표들 중 하나라고 확인하였다. 이러한 지표들은 미국에서 가장 중요하게 여겨지는 건강 관심사가 무엇인지를 반영한다. 지표에는 인간의 건강과 관련된 다양한 행위적, 사회적, 경제적 요인들이 포함된다(U.S. Department of Health & Human Service, 2000).

간호사는 물리적, 사회적, 경제적 환경들을 향상시키고, 인간 건강과 이러한 요인들 간의 관계에 대한 지식을 증가시키는데 있어 능동적인 역할을 할 수 있다. 간호학의 주요 초점은 대상자의 범위를 보다 넓혀 사람들이 어떤 이용 가능한 자원과 상황에서 살아가는지까지 보는 능력을 고취시키는 데에 있다. 그 결과, 간호사는 사람들과 지역사회가 건강한 습관과 생활양식을 채택하도록 돕고, 대상자가 자신의 개인적 목표를 보다 큰 지역사회 및 환경적 건강에 일치시키도록 돕는데 있어 중요한 요인이 되어야만 한다.

또한 환경에는 공기, 물, 살충제 사용 등에 영향을 미치는 쟁점들뿐만 아니라 더 큰 생태계가 포함된다. 최근의 역사에서 간호사는 인간을 대하는 자신의 총체론적 관점에 대해 자부심을 가지고 있다. 간호사가 이러한 관점을 더 광범위한 생태계로 확장시키는 것은 매우 타당하며 시기적절한 것이다. 지구상의 다른 요인들과 인간 간의 상호 관련성에 대한 의식이 증가함에 따라, 간호사는 이러한 총체론적 관점을 안녕의 핵심으로 주변의 환경에 상대적인 인간의 입장을 충분히 평가할 수 있도록 확장시킬 필요가 있다. 모든 삶의 상보적인 특성으로 인해, 환경에 대한 이러한 개념은 인간의 주변의 살아있는 것들에 주의를 기울여야 할 필요가 있다. 간호사는 간호 중재의 직접적인 수혜자로서 환경을 포함시키고, 건강 관리에서 생태학적 초점을 증진시키는데 자신의 관점과 범위를 확장시킬 굉장한 기회를 가지고 있다. 그러한 수준에서의 행동은 개인적 수준에서만의 행동보다 건강과 안녕에 훨씬 더 큰 긍정적인 영향력을 가질 수 있다.

21세기 초반은 간호사가 이렇게 보다 넓은 수준으로 잠재력을 확장시킬 적절한 시기라고 하겠다. 의학적 치료와 의료 보장은 끊임없이 변화하고 있으며 만성 질환 및 생활양식과 관련된 문제들이 증가하고 있다. 일반적인 안녕과 예방을 강조하는 것은 더 이상 시기적절한 것이 될 수 없다. 간호사들이 급성 간호 환경 이외에 확장된 역할과 기회들을 추구하기 때문에, 보다 확장된 대상자 개념 및 환경 영역을 강조하는 보다 더 총체론적이고 생태학적인 모형은 미래의 간호와 일반 대중에게 잘 적용될 수 있다.

글상자 14-2 환경 영역에서의 간호 초점의 예

- 간호중재 초점으로서의 환경
- 건강한 생태체계의 유지
- 식품의 안전
- 사회문제
- 경제적 장벽

철학적 자각의 확장

또한 미래에는 국제적인 건강과 간호에 관한 관심이 증대될 것으로 기대된다. 국가 간 교류는 학생과 교사 모두에게 일반적인 것이 되고 있으며, 세계의 여러 지역에서는 간호모형으로서 서구식 전문가를 필요로 하고 있다. 학술지는 점차 국제적이 되어가고 있으며 발표된 논문들은 여러 국가에서의 건강에 대한 쟁점을 반영하고 있다.

인간이 살아가고 상호 작용하고 있는 더 큰 체계의 보다 넓은 관심 사항을 포함하기 위해 간호학의 비전을 확장시킬 필요가 있다. 이렇게 확장된 관점을 환경에 적용하는 것과 같이 다양한 문화권과 상황에도 적용할 수 있다. 미래에 이렇게 넓은 관점으로부터 혜택을 얻을 수 있도록 지식 발달의 기회를 구조화시킬 필요가 있다. 지식의 국제화에서 있을 수 있는 위험 중 하나는, 우세한 문화의 관점이 적합하지 않는 여타 지역에 전파될 수 있다는 것이다. 예를 들어 서구식 세계에서 형성된 건강관리와 간호가 너무 우세하여 세계의 여러 지역 간호현장에서 서구의 가치관과 실무를 사용하게 할 수 있다. 그 결과, 다른 문화권의 장점과 풍요로움이 평가절하 될 수도 있다. 서구와 다른 상황에서의 간호를 뒷받침하는 건강 원칙들과 철학들을 학습한 간호사들이 효율적으로 교류될 수 있을 때, 간호 지식이 발달될 수 있다. 간호 지식과 실무 모형이 균질화되지 않도록 해야만 한다. 현재, 철학적 토대 없이 대안적인 간호 방식이 이식된 경우가 많다. 서양식 대증요법의 대안 모형으로 침술과 한약을 고려해 볼 만한 하다. 그러나 이러한 중재들은 건강과 인간 모두에 대해 뚜렷하게 다른 철학에서 파생된 것이다. 이러한 관련성을 인식하는데 실패하는 것은 치료의 성과를 잠식하며 간호 수혜자의 최대 이익을 박탈할 수도 있다. 그런 식의 접근은 현재의 건강 관리가 적절하다는 생각을 강화하고 새로운 접근법들을 완전히 통합하기보다는, 오히려 기존의 건강과 건강 관리 전달에 관한 모형을 영속시킨다.

건강 관리는 지속적으로 진보해 나가고 있다. 새로운 기술은 간호를 향상시키고 재정적 및 인간적 비용을 감소시키려는 노력을 통해 급속히 통합되고 있다. 동시에, 간호과 건강 관리는 간호에 대한 새로운 기대와 요구를 나타내며 계속 변화하고 있는 사회적 상황에 대처해야 한다. 최근 수년 동안에 가속화되고 있는 정보 확산으로 사람들은 이전보다 훨씬 더 높은 수준의 대안과 가능성들을 알 수 있게 되었다. 이러한 최근의 상황은 전반적으로 관련된 간호 지식의 발달을 요구하며, 다양한 철학적 입장에 기반을 둔 대안들을 의식하게 하고 있다. 자가치료(self-treatment)와 좀 더 최근의 자연 요법과 같이 최근 유행하는 많은 건강 관리 요법의 기저에는 동양과 인도의 철학이 존재하고 있다. 이러한 철학사상과 원칙 중 일부는 간호학의 총체론적 관점에 적합할 수도 있다. 간호 지식이 발달하려면, 서양 철학의 영역을 넘어서는 보다 넓은 관점으로부터 얻어질 수 있는 것을 고려하고, 대안 철학이 인식론적 기여를 할 수 있는 잠재성을 평가해야할 것이다.

글상자 14-3 방법론적 진보의 예

- '서양적'인 것이 아닌 철학에 근거한 방법
- 기존 방법의 정련화
- 수정되고 확장된 영역에 적합한 새로운 방법의 개발
- 탐구의 비경험적 방식
- 다양한 탐구방법의 질을 평가하는 기준의 개발

방법론적 진보

삶과 앎에 관한 철학이 변화하는 만큼, 방법론도 새로운 사상과 일치되어야 하며, 철학적 변화로부터 생성된 새로운 인식에서 장점을 취할 수 있어야만 한다. 간호 지식 발달은 다양한 질적 방법, '과학적' 및 전통적인 연구방식에 대한 대안적 해석, 지식을 개발하는 방법으로써 텍스트, 내러티브, 담론 등을 편입시키며 1980년대 이후로 계속 변화하고 있다. 아직도 탐구 방법을 확장시키고 성장시킬 수 있는 여지가 다분히 존재한다.

기존의 방법론은 진보하고 있는 철학에 맞추어 학문적 목표를 달성하기 위한 최상의 수단을 제공하는 접근법을 제공할 수 있도록 지속적으로 정련화될 필요가 있다. 간호학은 환경과 대상자 개념을 확장시킴에 따라, 새롭게 드러나는 현상과 이 현상을 나타내도록 창조된 새로운 개념들을 포착할 수 있는 새로운 접근법들을 필요로 하게 될 것이다.

모든 탐구는 본질적인 환원주의를 피하고 건강과 안녕에 영향을 미치는 복합적인 체계의 상호작용과 존재의 복합성을 포착하기 위한 연구 방법을 필요로 하게 될 것이다. 앎의 경험적인 영역에만 초점을 맞추게 되면, 본질적으로 감각적인 요소에 대한 지식 발달로만 제한하거나 비경험적인 속성을 경험적 수단을 통해 파악될 수 있는 것으로 변형시키려는 역사적 시도도 제약하게 된다.

아리스토텔레스(Aristotle)는 인간의 손으로 잡을 수 없는 것처럼 보이는 비경험적인 요소를 플라톤적인 방식(Platonic form)으로 다룰 때 발생하는 문제에 직면한 바 있다. 아리스토텔레스는 일상적인 사물에서 그런 비경험적인 요소들을 발견할 수 있는 방법과 이미 존재하고 있는 진리를 관찰함으로써 그런 비경험적 요소의 특성을 드러낼 수 있는 방법을 보여주려고 하였다. 그의 접근법은 논리적 사고에 감각적 자료를 결합시키는 독특한 것이었다. 그의 방법은 새로운 연구방법론을 개발하려는 간호학적 시도에 대한 궁극적인 답변을 제공해주지는 않지만, 사람들과 그들이 살고 있는 세계를 학습함에 있어 고려할만한 대안으로서의 잠재성이 있다.

간호 연구자는 탐구하고 표현하는데 있어 비경험적 방법론을 실험해 봄으로써 많은 것을 배울 수 있다. 이제 지식에 대한 이런 대안적 접근법의 잠재성을 탐구할 시기가 무르익은 것처럼 보인다. 표현 수단으로서 음악, 춤, 예술이 가치 있다는 것은 이미 확인되어 있으며, 일부 상황에서는 요법으로 사용되고 있다. 동작, 춤 및 소리 요법은 이미 확립된 중재 요법으로, 자기를 이해하고 표현하는 새로운 수단으로서 전문직간의 제휴를 통해 완성되었다. 만약 이러한 요법들을 자기 이해에 활용할 수 있다면, 간호학과 관련 있는 지식을 획득하는 방법으로서 그러한 접근법들을 고려해 보아야 할 것이다.

그러나 그러한 방법들을 적용함에 있어 탐구의 결과를 지지할 수 있는 기준을 개발해야하는 새로운 도전 과제들을 만들어내는 경향이 있다. 지식 실재에 대한 논쟁에서 확실한 증거는 가장 큰 비중을 차지한다. 그러나 간호사가 크게 관심을 두는 일부 요소들은 본질적으로 실체가 없는 것들이다. 세계를 알고 상호작용하는 많은 방식들의 이점을 최대한 이용하기 위해, 이러한 현상들을 포착하고, 지지하는 근거를 제시하며, 방어할 수 있는 주장을 구축하는 수단들을 연구할 필요가 있다.

결론

본 장에서 언급한 철학 중 일부는 문제 해결(Laudan, 1977), 계몽(Gadamer, 1975), 권력 차이(Foucault, 1972), 이야기와 행동(Ricoeur, 1981)과 같은 것에 초점을 둠으로써 미래에 방어할 수 있는 주장들을 구축하는 방식에 대한 유용한 통찰력을 제공한다. 이런 철학과 여타의 철학들을 이해하고, 철학에서 출현한 새로운 개념들을 의식함으로써 간호사는 성공적인 지식을 앞으로도 계속 개발하는데 필요한 기술들을 습득할 수 있다. 간호학은 현재 인간이 존재하는 곳에서의 간호사의 역할과 세계를 보는 방식을 확장시키는 수많은 지식 개발 기회를 가지고 있다. 추론(reasoning) 및 비판적 분석을 할 수 있는 확실한 기술과 미지의 것의 가능성에 대한 개방적인 마음으로, 간호학은 학문의 필요성을 충족시키고, 인간 탐구 중심의 지식과 긍정적 환경의 창조와 인간 건강 증진에 유의한 기여를 할 수 있는 잠재성을 지닌 지식 개발을 향해 전진해 나갈 것이다.

토의 과제

1. 인간, 간호, 건강 및 환경에 대한 견해와 이런 영역들이 미래의 간호학적 지식을 어떻게 발전시킬 수 있을 지에 대하여 논하시오.
2. 미래의 간호 지식 발전을 위한 비전을 개발하고 구체화시켜 보시오.
3. 간호에서 신봉되고 있는 존재론적 관점-실재의 본질에 관한 관점이 어떻게 지식을 지속적으로 개발하는 데에 영향을 미치는가를 서술하시오.
4. 간호의 수혜자를 인간 이상으로 확장한 간호 초점의 잠재력에 대해 논하시오.
5. 간호 지식의 국제적 발전과 관련된 쟁점과 영향에 대하여 논하시오.

참고문헌

Comte, A. (1953). *A general view of positivism.* (J. H. Bridges, Trans.). Stanford, CA: Academic Reprints.

Conway, M. E. (1985). Toward greater specificity in defining nursing's metaparadigm. *Advances in Nursing Science, 7*(4), 73–81.

Donaldson, S. K., & Crowley, D. M. (1978). The discipline of nursing. *Nursing Outlook, 26,* 113–120.

Fawcett, J. (1978). The what of theory development. In *Theory development: What, why, and how* (pp. 17–33). New York: National League for Nursing. (NLN Pub. No. 15-1708)

Foucault, M. (1972). *The archaeology of knowledge* (A. M. S. Smith, Trans.). New York: Pantheon Books.

Gadamer, H. (1975). *Truth and method* (G. Borden & J. Gumming, Trans.). New York: Seabury Press.

Hardy, M. E. (1978). Perspectives on nursing theory. *Advances in Nursing Science, 1*(1), 27–48.

Kim, H. S. (1987). Structuring the nursing knowledge system: A typology of four domains. *Scholarly Inquiry for Nursing Practice, 1*(2), 99–110.

Kim, H. S. (1989). Theoretical thinking in nursing: Problems and prospects. *Recent Advances in Nursing, 24,* 106–122.

Laudan, L. (1977). *Progress and its problems: Toward a theory of scientific growth.* Berkeley, CA: University of California Press.

Ricoeur, P. (1981). *Hermeneutics and human sciences: Essays on language, action and interpretation* (J. B. Thompson, Ed. and Trans.). New York: Cambridge University Press.

Schwab, J. (1964). Structure of the disciplines: Meaning and significances. In G. W. Ford & L. Pugno (Eds.), *The structure of knowledge and the curriculum.* Chicago: Rand McNally.

Shermis, S. (1962). On becoming an intellectual discipline. *Phi Delta Kappan, 44,* 84–86.

Stevens, B. (1979). *Nursing theory.* Boston: Little, Brown.

U.S. Department of Health and Human Services. (2000). *Healthy people 2010* (2nd ed.), 2 vols. Washington, DC: U.S. Government Printing Office.

Yura, H., & Torres, G. (1975). Today's conceptual framework within baccalaureate nursing programs In *Faculty, curriculum development. Part 3: Conceptual framework: Its meaning and function* (pp. 17–25). New York: National League for Nursing (NLN Pub. No. 15–1558).

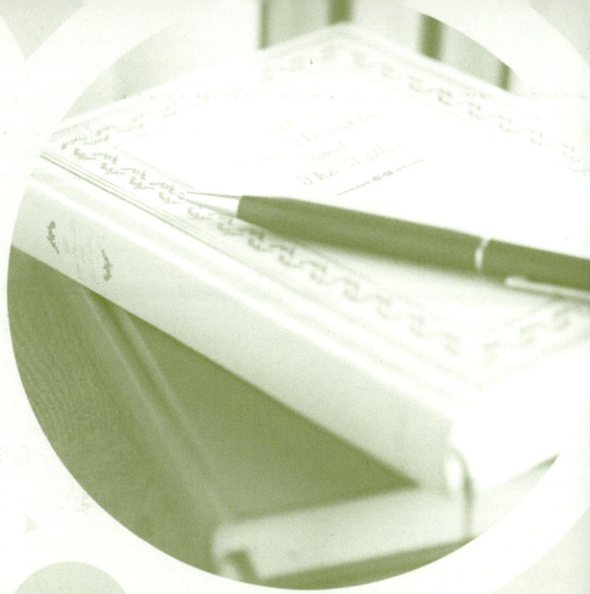

부 록

【부록 A】

철학 연대기

철학 연대기는 이 교과서에서 논의된 철학사조를 공부하는 데 도움을 준다. 열거된 사건들은 의미가 있거나 특히 독자들에게 친숙한 것을 선택하였다. 이 목록은 이러한 사건들이나 또는 열거되지 않은 어떤 사건들 중의 어떤 것에 대해서 상대적인 중요성을 나타내지는 않는다.

지식, 문헌, 예술 그리고 다른 어떤 창조물과 철학의 경우 이렇게 선택된 사건과 포함된 철학사조는 그 당시의 주요한 과학적, 사회적 그리고 문화적 경향을 제공하려고 의도하였다. 역사와 철학에 대한 추가 독서를 위해서 부록에 Internet Links를 제공하였다.

TIME	SIGNIFICANT PHILOSOPHY	SELECTED EVENTS
6th Century BCE	Thales, Anaximander, Anacimenes Pythagoras 581-497 BCE Confucius 557-479 BCE Heraclitus 540-460 BCE	Period of Ancient Greece Siddhartha (Gautama Buddha) born c. 563 BCE
5th Century BCE	Socrates 469-339 BCE Hippocrates c. 450-370 BCE	Persian Wars 500-451 BCE Peloponnesian War 450-401 BCE Parthenon completed 438 BCE Sophocles play, Oedipus, 429 BCE
4th Century BCE	Plato 428-347 BCE Aristotle 384-322 BCE Epicurus 340-271 BCE	Plato's Academy 380 BCE Aristotle's Lyceum 336 BCE
3rd-1st Cent. BCE	Stoicism Skepticism	Hellenistic Period (Golden Age of Greece) 360-340 BCE Roman Empire c. 146-380 BCE Greece conquered by Romans End of Chinese Classical Philosophy
1st-5th Cent. CE	Neo-Platonism Augustine 354-430 CE	Fall of Roman Empire c. 193-400 CE Rise of Christianity
6th-12th Cent. CE		Dark Ages 566-1100 Middle Ages 1000-1300 First crusade 1095 First universities founded: Bologna, 1113; Paris,1150; Oxford, 1167 Genghis Khan 1162-1227
13th-15th Cent. CE	William of Ockham 1285-1349 Erasmus 1465-1536	Magna Carta 1215 Renaissance 1304-1576 Black Death, Europe 1347-1351 Byzantine Era ends; Constantinople falls 1453 Columbus crosses Atlantic 1492 DaVinci 1451-1519 Michelangelo 1475-1564 Luther (1483-1536) and German Reformation

TIME	SIGNIFICANT PHILOSOPHY	SELECTED EVENT
16th-18th Cent. CE	Empiricism	Queen Elizabeth I crowned 1558
	Francis Bacon 1561-1626	Copernicus 1473-1543
	Locke 1632-1704	First microscope 1590
	Hume 1711-1776	First telescope 1600
	Berkeley 1685-1753	Kepler 1571-1630, discovered elliptical orbit of planets
		Philosophy written in native languages, not just in Latin
	Rationalism	
	Descartes 1596-1650	Harvey's study of circulation of blood 1628
	Spinoza 1632-1677	Galileo 1564-1642; inquisition 1633
		Newton 1642-1727
	Kantian Idealism	Watt 1738-1819, invents steam engine
	Kant 1724-1804	Mary Wollstonecraft 1759-1797
		US Independence 1776
	Idealism	
	Schleiermacher 1768-1834	
	Hegel 1779-1831	
	Schopenhauer 1788-1860	
19th Century CE	Positivism	Florence Nightingale 1820-1910
	Comte 1798-1857	Seneca Falls Convention 1848
		Crimean War 1854-1856
		Freud 1856-1939
		US Civil War 1862-1865
20th Century CE	Philosophy of Science	Margaret Mead 1901-1978
		Bohr's theory of hydrogen atom 1913
	Logical Positivism	WW I 1914-1918
	Schlick 1882-1936	Einstein's Relativity Theory 1915
	Mach 1838-1916	Women's suffrage movement 1916
	Carnap 1891-1970	Mussolini in Italy 1922
	Wittgenstein 1889-1951	Equal rights amendment for women first proposed 1923
	Historicism	Lindbergh solo flight to Paris 1927
	Kuhn 1922-1996	Economic depression 1929
	Laudan 1941-	Hitler takes power 1933
	Toulmin 1922-	Amelia Earhart lost during attempted around the world flight 1937
	Phenomenology	War of the Worlds radio broadcast 1938
	Husserl 1859-1938	WW II 1939-1945
	Merleau-Ponty 1908-1961	FCC standard for Black and White TV created 1941

TIME	SIGNIFICANT PHILOSOPHY	SELECTED EVENT
20th Century CE	Existentialism	Iron Curtain named 1946
	Heidegger 1889-1976	Bell Laboratories creates the transistor 1947
	Sartre 1906-1980	Sputnik Ⅰ and Ⅱ satellites launched 1957
		NASA established 1958
	Structuralism	Shepard's first US space flight 1961
	Levi-Strauss 1908-	Berlin wall 1961
		Cuban missile crisis 1962
	Critical Theory/	Thalidomide linked to birth defects 1962
	Critical Social Theory	US enters Vietnam 1962
	Marcuse 1898-1979	DDT banned in US 1969
	Adorno 1903-1969	First computer microprocessor 1971
	Habermas 1929-	Watergate break-in 1972
		Billie Jean King defeats Bobby Riggs in tennis 1973
	Hermeneutics	Microsoft founded 1975
	Gadamer 1900-2002	National Academy of Sciences links spray can gases to changes in ozone 1976
	Poststructuralism and	Fall of the Berlin wall 1989-1990
	Postmodernism	Breakup of the Soviet Union c. 1991
	De Saussure 1857-1971	
	Foucault 1926-1984	
	Derrida 1930-	
	Lyotard 1927-1998	
	Feminism	
	Elizabeth Cady Stanton 1815-1902	
	Simone de Beauvoir 1908-1986	
	Carol Gilligan 1936-	
	Sandra Harding 1935-	

【부록 B】

주요 철학자의 약력

다음은 이 책에 소개된 철학자들의 간결한 약력이다. 이 철학자들은 학문적 업적뿐만 아니라 그들의 다채로운 삶으로 인하여 관심을 불러일으킨다. 좀더 자세한 내용을 읽어 볼 수 있도록 약력 자료의 출처인 참고 문헌목록을 뒷부분에 제공하였다.

ARISTOTLE 384-322 BC

그는 그리스 북부 칼시디 반도의 스타게이로스에서 출생하였다. 그의 부친 니코마이코스는 마케도니아 왕의 전의였으며 그가 10세가 되던 해 사망하였다. 그는 소년시절 후견인 (아마도 숙부)에 의해 양육되었다. 이러한 배경으로 아리스토텔레스는 자연스럽게 의학과 생물학에 관심을 갖게 되었다. 그는 17세 때부터 플라톤이 죽을 때까지 20년 동안 플라톤의 아카데미아에서 공부하였다. 마케도니아의 필립대왕은 아리스토텔레스를 그의 아들 알렉산더 (대왕)의 스승으로 초빙한 것은 널리 알려진 사실이나 정확한 기간이 343 ~ 336 BC인지에 대해서는 논란이 있다. 아리스토텔레스는 그리스 아소스로 돌아가 제자들과 동·식물의 표본을 수집하였다. 335년 아리스토텔레스는 리케이온 *the Lyceum* 이라는 자신의 학원을 설립하였다. 알렉산더 대왕이 죽은 직후(323BC) 그는 불경죄로 고발당하였고, 소크라테스와 같은 운명이 되는 것을 두려워하여 칼키스로 피신하였다. 1년 후에 그곳에서 숨을 거두었다.

FRANCIS BACON 1561-1626

베이컨은 왕실과 인연이 깊은 명문가의 자손으로 영국 런던에서 태어났다. 1579년 아버지의 사망이후 베이컨은 가난 속에 남겨졌다. 1582년 그는 법학을 공부하여 변호사가 되었고, 1584년에는 하원의원이 되었다. 베이컨은 오랜 친구 에세스 백작을 기소하는 데 참여하였는데, 결국 그는 반역자로 사형을 당하였다. 베이컨은 제임스 1세 시기에 법무장관으로 활동하였고 기사작위를 받았다. 그는 거의 전 생애를 통하여 경제적인 문제로 고통을 당했는데, 결국 그는 수뢰 혐의로 고발당하였고, 런던 타워에 감금 당하였다가 의회로부터 추방당하였다. 종국에 그는 사면되었고 막대한 빚더미들 속에서 죽음을 맞이했다.

RENE DESCARTES 1596-1650 CE

데카르트는 프랑스의 투텐라에서 치안판사의 아들로 태어났다. 그는 예수회의 라 플레슈 학원에서 수학하였는데, 이곳의 전통적인 스콜라적 학문과 아리스토텔레스 철학에 흥미를 갖지 못했다. 그는 푸아티에 대학에서 민법과 교회법으로 학위를 받았다. 1618년, 데카르트는 네델란드의 바바리아 군대에 입대하여 유럽을 여행하였다. 1949년, 그는 스웨덴의 크리스티나 여왕의 초빙을 받고 그녀에게 철학을 가르쳤다. 1950년 그는 폐렴으로 사망하였는데, 아마도 스웨덴의 추운 날씨와 여왕의 과도한 스케쥴이 영향을 주었을 것으로 추측된다.

MICHEL FOUCALT 1926-1984 CE

프랑스 프아띠에서 유명한 외과의사의 아들로 태어난 푸코는 일반적으로 매우 고통스러웠지만 빛나는 삶이라고 평가되고 있다. 그는 프랑스 대학에서 여러 직함을 가지고 활동했다. 1969년에서부터 죽을 때까지 콜레주 드 프랑스의 사상사 교수를 역임하였다. 푸코는 정치적 활동에 적극적으로 참여했으며, 주로 소외된 집단의 옹호자 역할을 하였다. 그는 자주 미국 등 대학에서 객원교수나 강사로 활동하였고, 1983년에는 UC 버클리 대학에 교수로 협약을 하였다. 그러나 이듬해 푸코는 후천성 면역결핍 관련 질환으로 사망하였다.

HANS-GEORG GADAMER 1900-2002 CE

가다머는 독일의 마르부르크에서 약학 교수의 아들로 태어났다. 플라톤 학파의 나토르프 교수의 지도로 22세 때 첫 번째 박사학위를 받았다. 그는 몇 달 후 소아마비에 감염되어 집안에 머물러야만 하게 되었고, 이때 후설과 하이데거를 탐독하였다. 회복된 후, 그는 하이데거에게 수학하기 위해 프라이부르크 대학으로 갔고 1923년 그의 조교가 되었다. 하이데거의 지도하에 그는 플라톤에 관한 논문으로 두 번째 박사학위를 받았다. 그는 마르부르크 대학에서 고전철학 강의를 하였고, 1939년 라이프치히 대학으로 옮겨 7년 후 총장이 되었다. 그는 1947년 프랑크푸르트로 돌아갔고 그곳에서 1948년 까지 교수로 역임했다. 그 후 1968년 퇴임할 때까지 그는 하이델베르크에서 칼 야스퍼스에 의해 개최된 교수회 의장직을 수행하였다. 퇴임 후 그는 미국 등 많은 대학의 객원교수로 활동하였다.

JŰRGEN HABERMAS 1929 CE

하버마스는 뒤셀도르프에서 태어났고, 철학, 역사, 심리학, 인문학을 공부했다. 그는 본 대학에서 독일의 이상주의자 셸링에 관한 논문으로 박사학위를 받았다. 1956년 그는 프랑크푸르트 스쿨의 사회연구소 (Institute of Social Research)의 연구원으로 학자의 길을 시작했으며, 1964년에는 프랑크푸르트 대학의 교수가 되어 철학과 사회학을 강의하였다. 1971년에서 1981년까지 막스 프랑크 연구소의 원장을 역임하였다. 후에 그는 해마다 미국의 노스웨스턴 대학을 방문하였다.

CARL GUSTAV HEMPEL 1905-1997 CE

헴펠은 독일의 오라니엔부르크에서 출생하였고 베를린의 레알짐나지움에서 수학하였다. 1923년 그는 괴팅겐 대학에서 공부를 시작하였는데, 곧 하이델베르크 대학으로 옮겼고, 다시 베를린으로 가서 물리학, 수학, 철학을 공부했다. 하이델베르크에 있는 동안, 그는 라이헨바흐와 베를린 학파의 멤버들을 만나게 되었다. 1929년 그는 논리 실증주의자에 의해 조직된 1차 과학철학 총회에 참석하였는데 여기에서 카르납을 만났다. 그는 비엔나로 옮겨 카르납, 슐릭 등과 함께 수강하게 되었고 비엔나 학파의 미팅에 참석하였다. 1934년 헴펠은 박사 학위를 받았고, 그 후 벨기에로 이민을 갔다. 1937년 그는 시카고 대학의 연구 교수로 초빙을 받았다. 그는 잠시 벨기에로 돌아왔다가 미국의 저명 대학에 자리를 잡게 된다. 그는 뉴저지의 프린스턴 타운쉽에서 세상을 떠났다.

MATIN HEIDEGGER 1889-1976 CE

하이데거는 독일 바덴주의 메스크르히에서 태어났고, 초기에는 성직자가 되기 위해 신학을 공부하였다. 그는 후설과 밀접한 관계로 함께 공부하였고, 그의 역작인 *존재와 시간*을 후설에게 헌정하였다. 그는 프라이부르크 대학의 총장이 되었으나 사임하였다. 그는 독일 사회주의 운동의 지지자로 알려져 1951년까지 강단에 서는 것이 허락되지 않았다. 이로 인하여 그가 다시 강단으로 돌아온 후 출판된 후기 저술과 초기의 저술 사이에는 큰 차이가 있다.

DAVID HUME 1711-1776 CE

흄은 스코틀랜드의 에딘버러에서 태어났고, 대부분의 어린 시절을 스코틀랜드와 영국의 경계에 있는 마을 첸사이드에서 보냈다. 그는 에딘 버러대학을 3년간 다녔으나 학위를 마치지는 못했다. 그는 법학 공부를 염두에 두고 법률회사에서 근무를 시작하였지만, 법학이 자신에게 잘 맞지 않는다는 것을 알게 되었다. 그는 철학과 문학을 광범위하게 탐독하기 시작하였는데, 18세에는 신경쇄약으로 고통을 받았고, 회복된 후 잠시 상업에 종사하기도 하였다. 이후 그는 프랑스로 넘어가, 그곳에서 *인간의 본성에 관한 논고* (1979)를 저술하였다. 그의 철학은 스코틀랜드에서는 잘 수용되었지만, 그의 저서는 20세기가 될 때까지 칸트를 제외한 다른 사람들의 주목을 받지 못했다.

EDMUND HUSSERL 1859-1938 CE

후설은 오스트리아의 노라비아에서 태어났고 비엔나에서 교육을 받았다. 그는 라이프찌히 대학에서 수학과 물리학을 공부하였고 후에 베를린 대학에서 수학하였다. 그는 초기 저술에서 사실주의적 접근을 하였지만, 철학자로서의 자신의 능력에 적지 않은 회의에 빠지게 되었고, 현상학의 저술에서는 좀더 이상주의적 방향으로 기울게 되었다. 후설은 괴팅겐 대학, 프라이부르크 대학 등에서 교수를 역임하였고 프라이부르크 대학의 그의 자리를 하이데거에게 물려주었다. 후설의 많은 저술은 유대인 배경으로 인한 탄압을 피하기 위하여 독일을 떠나 은밀하게 이루어졌다.

IMMANUEL KANT 1724-1804 CE

칸트는 동프로이센의 쾨니히스베르크에서 가난하지만 깊은 신앙을 가진 가정에서 태어났다. 칸트는 모든 철학자 중에서 가장 이해하기 어려운 학자로 알려져 있다. 그는 가톨릭계 학교에서 교육을 받기 시작했는데, 조직화된 종교적 교육에 흥미를 느끼지 못하였다. 그는 16세에 쾨니히스베르크 대학에 입학했고 6년 후에 졸업했다. 그는 교수로 임용되지 못하여 부유한 가정에서 개인교수를 하며 지냈다. 1755년 대학으로 돌아왔고, 자연과학에 초점을 둔 논문으로 박사학위를 받았다. 그는 철학, 수학, 자연과학의 강사가 되었고 후에 교수가 되었다. 그는 사적으로는 독서와 저술에 몰두하였지만, 강단에서는 재치가 넘치고 열정적인 강의로 유명하였다. 그의 일상생활은 엄격하게 규칙적이었기 때문에, 사람들은 그가 산책하는 것을 보고 시계를 맞추었다는 일화가 있다.

THOMAS KUHN 1922- 1996 CE

쿤은 미국 오하이오 신시내티에서 태어났다. 그는 1949년 하바드 대학에서 물리학 박사학위를 받고 1956년 까지 동 대학에서 과학사 조교수를 역임하였으며, 그 후 1961년까지 UC버클리에서 교수를 역임하였다. 1964년에는 프린스턴 대학의 과학사와 철학의 M Taylor Pyne 교수직을 수락하게 되었고, 1979년 MIT 대학의 교수로 보스톤에 돌아올 때까지 그곳에 머물렀다. 쿤은 수많은 상을 수상하였으며 명예학위를 받았다. 그는 마사츄세스 케임브리지에서 암으로 사망하였다.

JOHN LOCKE 1632-1704 CE

로크는 영국의 윌링톤 주 섬머셋에서 출생했고, 당시의 조류에 따라 전통적인 스콜라적 학문과 형이상학에 초점을 둔 교육을 받았다. 초기에 그는 교회에서 직업을 구하려 했었지만, 결국 의학과 자연철학을 공부하게 되었다. 로크는 의사가 되기 위한 교육을 받았고 당대의 유명한 물리학자인 보일(Boyle)의 문하에서 공부하였다. 그는 1692년 옥스퍼드 대학에서 공부를 시작했는데, 초기에는 고전학을, 나중에는 의학과 실험과학을 공부했다. 1675년, 그는 건강문제와 당시의 정치적인 분위기로 인하여 프랑스로 이주하게 되었고, 다시 네델란드로 가서 1683 년에서 1688년까지 그곳에 머물렀다. 1689년, 영국의 정치적 상황이 우호적으로 바뀌자 영국으로 돌아왔고, 1696년에서 그가 병으로 은퇴하는 1700년까지, 무역 식민위원회 위원장으로 임명되어 관직을 수행하였다.

STEPHEN TOULMIN 1922 CE

툴민은 영국 런던에서 출생하였다. 그는 런던의 킹스 칼리지에서 물리학과 수학 학부를 마쳤고, 1948년 케임브리지 대학에서 박사학위를 취득했다. 툴민은 케임브리지 대학에서 비트겐슈타인과 친분을 갖게 되었고, 윤리의 비트겐슈타인적인 분석 (Wittgensteinian analysis) 으로 학위논문을 완성하였다. 그는 옥스퍼드 대학에서 과학 철학 강사로 강의를 시작하였고, 호주에서는 개원교수로 활동하였다. 후에 그는 교수가 되어, 리드 대학교 철학과 학부장을 역임하였다. 1959년에는 미국으로 이주하여 미국의 많은 유명 대학에서 탁월한 교수로 활동하였다.

추가 참고문헌

Aaron, R. I. (1971). *John Locke,* Clarendon Press.

Ackrill, J. L. (Ed.)(1981). *Aristotle the philosopher.* Oxford: Oxford Univwrsity Press.

Craig, E. (1999). *Concise Routledge encyclopedia of philosophy.* London: Routledge.

Farrington, B. (1949). *Francis Bacon, philosopher of industrial science.* New York: H. Schuman.

Grene, M. (1998). *Descartes*. Indianapolis: Hackett Publishing Company.

Honderich, T. (1995). *Oxford companion to philosophy*. Oxford University Press.

Inwood, M. (1997). *Heidegger*. Oxford: Oxford University Press.

Jolley, N. (1999). *Locke: His philosophical thought*. Oxford: Oxford University Press.

Kenny, A. (1993). *Descartes: A study of his philosophy*. St. Augustine.

Malpas, J., Arnswald, U., & Kertscher, J. (2002). *Gadamer's century*. Cambridge, MA: MIT Press.

O'Farrell, C. (1989). *Foucault: Historian or philosopher*? Macmillan.

Quinton, A. (1999). *Hume*. New York: Routledge.

Rasmussen, D., & Bernauer, J. (Eds). (1988). *The Final Foucault*. Cambridge, MA: MIT Press.

Scruton, R. (1983). *Kant*. Oxford: Oxford University Press.

Sharrock, W., & Read, R. (2002). *Kuhn: Philosopher of scientific revolution*. Malden, st

MA: Blackwell Publishers.

Velarde-Mayol, V. (2000). *On Husserl*. Belmont, CA: Wadsworth Publishing.

Walker, R. C. S. (1999). *Kant*. New York: Routledge.

【부록 C】

철학과 관련된 Internet Links

개인 철학자들과 철학적 운동은 그들 자신만의 추종자들이 있다. Google, Yahoo 또는 다른 Web 탐색이 특정한 철학자나 철학사조에 대하여 좀더 상세한 정보를 제공할 수 있다. 이 교과서에 도움이 될 수 있는 일반적인 사이트는 다음과 같다.

GENERAL PHILOSOPHY LINKS

Epipsteme Links: Electronic philosophy texts, philosopher info, and more
http://www.epistemelinks.com/

Open Directory Project: Philosopher index
http://dmoz.org/Society/Philosophy/Philosophers/

Internet Encyclopedia of Philosophy
http://www.iep.utm.edu/

Stanford Encyclopedia of Philosophy
http://plato.stanford.edu/contents-unabridged.html

World Wide Web Virtual Library: Philosophy
http://www.bris.ac.uk/Depts/Philosophy/VL/

Erratic Impact Philosophy Research Database
http://www.erraticimpact.com/

Internet History Sourcebook
(has philosophy information as well particularly regarding science)
http://www.fordham.edu/halsall/

Philosophy Page
http://www.philosophypages.com/hy/index.htm

TIMELINES

Timeline of Philosophy-Interactive
http://www.wadsworth.com/philosophy_d/special_features/timeline/timeline.html#

Radical Academy-Static timeline

http://radicalacademy.com/diahistphil.htm

ELECTRONIC TEXTS

Eserver-Electronic texts of all sorts including philosophy links

http://eserver.org/

The Internet Classics Archive

http://classics.mit.edu/

Kant's Critique of Pure Reason EText

http://www.arts.cuhk.edu.hk/Philosophy/Kant/cpr/

Institute for Learning Technologies, Columbia University

http://www.ilt.columbia.edu/publications/digitext.html

DICTIONARIES AND NOMENCLATURE

The Ism Book

http://www.saint-andre.com/ismbook/ism3.html

Philosophy Page- dictionary

http://www.philosophypages.com/dy/index.htm

인명 찾아보기

찾아보기

ㅇ

ㅎ

- 역자 약력 -

▶ **이은희** 서울대학교 간호대학 졸업
서울대학교 대학원 간호학 박사
현 강릉대학교 원주캠퍼스 간호학과 교수
(leeeh@wonju.ac.kr)

▶ **이명선** 서울대학교 간호대학 졸업
미국 버팔로 뉴욕주립대학교 간호학박사
현 서울대학교 교수
(donam@snu.ac.kr)

▶ **고문희** 서울대학교 간호대학 졸업
서울대학교 대학원 간호학 박사
현 초당대학교 간호학과 교수
(2anes@hanmail.net)

▶ **김주현** 서울대학교 간호대학 졸업
서울대학교 대학원 간호학 박사
현 강원대학교 간호학과 교수
(joohkim@kangwon.ac.kr)

▶ **정면숙** 서울대학교 간호대학 졸업
서울대학교 대학원 간호학 박사
현 경상대학교 간호학과 교수
현 Adjunct professor, 미국 University of Iowa, School of Nursing,
(msjung@nongae.gsnu.ac.kr)

간호 철학과 지식 개발

2007년 3월 2일 초판발행

저 자 **Beth L. Rodgers**
역 자 **이은희 · 이명선 · 고문희 · 김주현 · 정면숙**
발행인 **윤 진 영**
발행소 **도서출판 대학서림**

110-530
서울특별시 종로구 혜화동 78-2
전화 / (02) 745-1220, 763-1220
FAX / (02) 744-1210
등록 / 1965. 1. 20
번호 / 1-88

ISBN 978-89-8016-634-3 93510
값 16,000원